Osteopathie von A – Z

Haug

Osteopathie von A-Z

Herausgegeben von

Torsten Liem, Cristian Ciranna-Raab,
Tobias Dobler, Rüdiger Goldenstein,
Friederike Kaiser, Claudia Lenz,
Marie-Louise Seyen

Mit Beiträgen von

Angelina Böttcher, Tobias Dobler,
Marcus Fröhlich, Marina Fuhrmann,
Tim Gerdes, Claudia Hafen-Bardella,
Friederike Kaiser, Karolin Krell,
Tobias Krug, Jana Lehmann,
Torsten Liem, Marlene Maurer,
Robert Nier, Matthias Pieper,
Jan Porthun, Frank Römer,
Johanna Schabert, Marie-Louise Seyen,
Ralf Vogt

82 Abbildungen

Karl F. Haug Verlag · Stuttgart

Bibliografische Information der Deutschen Nationalbibliothek
Die Deutsche Nationalbibliothek verzeichnet diese Publikation in der Deutschen Nationalbibliografie; detaillierte bibliografische Daten sind im Internet über http://dnb.d-nb.de abrufbar.

Ihre Meinung ist uns wichtig! Bitte schreiben Sie uns unter: www.thieme.de/service/feedback.html

© 2015 Karl F. Haug Verlag in
MVS Medizinverlage Stuttgart GmbH & Co. KG
Oswald-Hesse-Str. 50
70469 Stuttgart
Deutschland
www.haug-verlag.de

Printed in Italy
Zeichnungen: Angelika Brauner, Hohenpeißenberg
Umschlaggestaltung: Thieme Verlagsgruppe
Satz: L42 Media Solutions, Berlin
Druck: LEGO S.p.A, Vicenza

ISBN 978-3-8304-7483-8   1 2 3 4 5 6

Auch erhältlich als E-Book:
eISBN (PDF) 978-3-8304-7484-5
eISBN (epub) 978-3-8304-7932-1

Wichtiger Hinweis: Wie jede Wissenschaft ist die Medizin ständigen Entwicklungen unterworfen. Forschung und klinische Erfahrung erweitern unsere Erkenntnisse, insbesondere was Behandlung und medikamentöse Therapie anbelangt. Soweit in diesem Werk eine Dosierung oder eine Applikation erwähnt wird, darf der Leser zwar darauf vertrauen, dass Autoren, Herausgeber und Verlag große Sorgfalt darauf verwandt haben, dass diese Angabe dem Wissensstand bei Fertigstellung des Werkes entspricht.
Für Angaben über Dosierungsanweisungen und Applikationsformen kann vom Verlag jedoch keine Gewähr übernommen werden. Jeder Benutzer ist angehalten, durch sorgfältige Prüfung der Beipackzettel der verwendeten Präparate und gegebenenfalls nach Konsultation eines Spezialisten festzustellen, ob die dort gegebene Empfehlung für Dosierungen oder die Beachtung von Kontraindikationen gegenüber der Angabe in diesem Buch abweicht. Eine solche Prüfung ist besonders wichtig bei selten verwendeten Präparaten oder solchen, die neu auf den Markt gebracht worden sind. Jede Dosierung oder Applikation erfolgt auf eigene Gefahr des Benutzers. Autoren und Verlag appellieren an jeden Benutzer, ihm etwa auffallende Ungenauigkeiten dem Verlag mitzuteilen.
Geschützte Warennamen (Warenzeichen ®) werden nicht immer besonders kenntlich gemacht. Aus dem Fehlen eines solchen Hinweises kann also nicht geschlossen werden, dass es sich um einen freien Warennamen handelt.
Das Werk, einschließlich aller seiner Teile, ist urheberrechtlich geschützt. Jede Verwendung außerhalb der engen Grenzen des Urheberrechtsgesetzes ist ohne Zustimmung des Verlages unzulässig und strafbar. Das gilt insbesondere für Vervielfältigungen, Übersetzungen, Mikroverfilmungen oder die Einspeicherung und Verarbeitung in elektronischen Systemen.

Vorwort

Seit vor gut 140 Jahren Andrew T. Still die Osteopathie begründet hat, hat sie sich stetig weiter entwickelt. Neues Wissen und neue Konzepte kamen hinzu. Im Zuge dessen entstand eine Vielzahl neuer Termini, die sich von denen der Medizin und der Physiotherapie unterscheiden, nicht zuletzt dadurch, das sie tief verwurzelt sind in der Tradition, der Geschichte und der Philosophie der Osteopathie. Somit haben Osteopathen ihre ganz eigene Fachsprache entwickelt.

Dieses Buch soll Klarheit in den Begrifflichkeiten schaffen. Da oftmals Definitionen nicht zutreffend benutzt oder falsch verstanden werden, hat es sich ein Team von Experten zur Aufgabe gemacht, die Ausdrücke, die für die Osteopathie spezifisch sind, aufzulisten, sie in eine systematische Ordnung zu bringen und sie zu erläutern. Hiermit liegt nun ein hilfreiches Nachschlagewerk für Osteopathen vor, ob praktizierend oder lernend.

Ein großer Dank gilt all den Kollegen, die sich neben ihrer engagierten Praxis- und Dozententätigkeit mit viel Eifer dieser Aufgabe gewidmet haben.

Leer, September 2015
Dr. med. Marie-Louise Seyen
für die Herausgeber

Anschriften

Herausgeber
Torsten **Liem**
Rabenberg 11
22391 Hamburg
Deutschland
E-Mail: tliem@osteopathie-schule.de

Cristian **Ciranna-Raab**
Via D. Cimarosa 10
20144 Milano
Italien
E-Mail: ciranna.raab@gmail.com

Tobias K. **Dobler**
3 501 Willow Lawn Drive
24503 Lynchburg, VA
USA
E-Mail: tdobler@protonmail.com

Dr. med. Rüdiger **Goldenstein**
Hospitalstr. 1
56410 Montabaur
Deutschland
E-Mail: biodynamicgol@googlemail.com

Friederike **Kaiser**
Flemmingstr. 11
12163 Berlin
Deutschland
E-Mail: friekaiser@osteopathie-jetzt.de

Christina **Lenz**
140 Parkside Estate Rutland Road
E9 7LA London
United Kingdom
E-Mail: clenz.osteopath@googlemail.com

Dr. med. Marie-Louise **Seyen**
Mühlenstr. 157
26789 Leer
Deutschland
E-Mail: info@osteopathie-leer.de

Mitarbeiter
Angelina **Böttcher**, B. Sc.
Praxis für Osteopathie
Eichenkamp 1
29640 Schneverdingen
Deutschland
E-Mail: info@heide-osteopathie.de

Marcus **Fröhlich**
Hohenfelder Str. 7-9
56068 Koblenz
Deutschland
E-Mail: gesundheitsteam-koblenz@t-online.de

Prof. Marina **Fuhrmann**, M. Sc. (USA), D.O., Doctor of Osteopathic Education (h. c.)/A.T. Still University of Health Science/USA
Oranienstr. 33
65185 Wiesbaden
Deutschland
E-Mail: fuhrmann@mail-osteopathie.de

Tim **Gerdes**, M. Sc.
Saarstr. 1
26121 Oldenburg
Deutschland
E-Mail: timgerdes@gmx.de

Claudia **Hafen-Bardella**, M. Sc., D.O., GDK
praxis für osteopathische medizin
Schmiedengasse 27
3400 Burgdorf
Schweiz
E-Mail: claudia.hafen@osteopathie-burgdorf.ch

Karolin **Krell**
3a Carminia Road
SW 17 8AJ London
United Kingdom
E-Mail: karolinkrell@gmail.com

Tobias Florian **Krug**
Praxis für Osteopathie
Ifflinger Str. 16
78655 Dunningen-Lackendorf
Deutschland
E-Mail: info@praxiskrug.de

Anschriften

Jana **Lehmann**
Gübser Weg 15a
39114 Magdeburg
Deutschland
E-Mail: lehmann-jana@t-online.de

Marlene **Maurer**
Fehlheimerstr. 23
64625 Bensheim
Deutschland
E-Mail: marlenemaurer@hotmail.de

Robert **Nier**
Kleine Seite 6
21635 Jork
Deutschland
E-Mail: robertnier@yahoo.de

Matthias **Pieper**
Praxis für Osteopathie
Bremer Str. 43
10551 Berlin
Deutschland
E-Mail: praxis@matthias-pieper.de

Ass. Prof. Jan **Porthun**, MMSc, D.O., DPO
Wiener Schule für Osteopathie (WSO) und Norwegian University of Science and Technology (NTNU)
Villefortgasse 13
8010 Graz
Österreich
E-Mail: jan@porthun.eu

Frank **Römer**
Institut für Fasziale Osteopathie
Bahnhofstr. 6
38300 Wolfenbüttel
Deutschland
E-Mail: info@institut-fasziale-osteopathie.de

Johanna **Schabert**
Hauptstr. 11
90587 Veitsbronn
Deutschland
E-Mail: johanna.schabert@gmx.de

Ralf **Vogt**, M. Sc., D.O.
Bahnhofstr. 5
89257 Illertissen
Deutschland
E-Mail: ralf@vogt-info.com

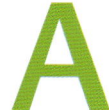

Abflussstörung f; engl.: Obstruction of fluid drainage
Kontext: Pathologie

Pathologisch z. B. bei Gallensteinen, die den Flüssigkeitsfluss von Galle zu Duodenum behindern. Osteopathisch werden funktionelle Einschränkungen, die in verringerter Beweglichkeit und/oder erhöhter Gewebespannung resultieren, als Ursache für verminderte Durchblutung und Drainage benachbarter oder auch weiter entfernter Gewebe gesehen.

Eine Abflussstörung kann u. a. zu Stauungssymptomen führen (z. B. lymphatisch), verzögerter Heilung (z. B. Nebenhöhlenentzündung) und zu Kompressionsstörungen (z. B. Thoracic-outlet-Syndrom).

Tobias Dobler

Absteigend engl.: Descending
Kontext: Dysfunktion, Kompensation

Eine Dysfunktion, die kranial bzw. proximal ihren Ursprung nimmt und kaudal bzw. distal zu Symptomen führt.

Beispielsweise geht eine kraniomandibuläre Dysfunktion nachfolgend mit einer eingeschränkten Beweglichkeit des Beckens einher.

Vgl. → Dysfunktion, kraniomandibuläre.

Tobias Krug

Abwehrreaktion f; engl.: Immune response
Kontext: Physiologie

Spontane Antwort gegen einen Angriff, beispielsweise Aktivierung des Immunsystems bei Erkennen von Krankheitserregern wie Bakterien, Viren, Pilzen etc.

Tobias Krug

Abwehrspannung f; engl.: Guarding reaction
Kontext: Physiologie

Reaktive Zunahme von Gewebespannung infolge einer → Abwehrreaktion.

Eine Abwehrspannung erfolgt, um die betroffenen Gewebe zu schützen.

Tobias Krug

Acetylcholin n; Etym.: lat. *acetum* „Essig", griech. *cholos* „Galle"; engl.: Acetylcholine
Kontext: Neurophysiologie, autonomes Nervensystem

Neurotransmitter im Nervensystem.

Das Acetylcholin ist der im menschlichen Nervensystem am weitesten verbreitete Neurotransmitter. Sein Abbau erfolgt durch das Enzym Cholinesterase. Acetylcholin liegt innerhalb des → autonomen Nervensystems sowohl im Sympathikus als auch Parasympathikus vor: Im parasympathischen System dient Acetylcholin prä- und postganglionär als Neurotransmitter, im sympathischen System nur präganglionär. Postganglionäre Transmitter im sympathischen Nervensystem sind → Adrenalin und v. a. Noradrenalin.

Literatur
Silbernagl S, Despopoulos A. Taschenatlas der Physiologie. 8. Aufl. Stuttgart: Thieme; 2012
Ulfig N. Kurzlehrbuch Neuroanatomie. Stuttgart: Thieme; 2008

Marie-Louise Seyen

Achtsamkeit f; engl.: Mindfulness, carefulness; Syn.: Aufmerksamkeit
Kontext: Philosophie

Achtsamkeit ist der bewusstere und intensivere Umgang mit sich selbst und anderen. Sie gilt als absichtsvolle → Aufmerksamkeit, die sich auf den gegenwärtigen Moment bezieht und nicht wertend ist.

Sie ist eine besondere Form der Aufmerksamkeit, gekoppelt mit Empathie und einem intensiven Wahrnehmungs- und Bewusstseinszustand. Sie ist eine trainierbare Persönlichkeitseigenschaft und eine Methode, die das Ziel der Verminderung von Leid verfolgt. Durch die empathische Betrachtung des eigenen Körpers und der Umwelt soll der Ausübende keiner weiteren Struktur unnötigen Schaden zufügen und so das Leiden seines Körpers und seiner Umwelt reduzieren.

Achtsamkeit kann sich auf den Umgang mit sich selbst, mit seinen Mitmenschen und der Tier- und Umwelt beziehen.

Historisch gesehen entstammt der Begriff Achtsamkeit der buddhistischen Lehre der Meditation. Therapeutisch eingesetzt wird Achtsamkeit v. a. in der Psycho- und Schmerztherapie. In der Osteopathie wird sie z. B. von → Robert C. Fulford als Basis für eine osteopathische Behandlung verstanden.

Literatur
Fulford RC. Puls des Lebens. 2. Aufl. Pähl: Jolandos; 2008
Gunaratana BH. Die Praxis der Achtsamkeit. Eine Einführung in die Vipassana-Meditation. Heidelberg: Kristkeitz; 2006

Kabat-Zinn J. An outpatient program in behavioral medicine for chronic pain patients based on the practice of mindfulness meditation: theoretical considerations and preliminary results. Gen Hosp Psychiatry 1982; 4: 33–47

Angelina Böttcher

Adaptation f; Etym.: lat. *adaptare* „anpassen"; engl.: Adaptation

Kontext: Physiologie

Funktionelle Anpassung des Organismus an äußere Einflüsse.

Ein Organismus muss sich ständig seiner Umgebung und den vorhandenen Verhältnissen anpassen, z. B. Temperaturschwankungen, Veränderungen von Luftdruck und -feuchtigkeit, Lichtverhältnissen etc.

Im Auge sorgen die Mm. dilatator und sphincter pupillae z. B. für eine Erweiterung der Pupille bei wenig Lichteinfall in das Auge oder eine Verengung der Pupille bei starkem Lichteinfall. Das Herz hat die Möglichkeit, über eine Anpassung des Pulses und des Blutdrucks auf veränderte Leistungsanforderungen des Organismus zu reagieren. Mit Hormonen wiederum kann auf mittel- bis langfristige Veränderungen seitens des Körpers gegengesteuert werden.

Osteopathisch kann man Gewebe an eine neue Situation anpassen. So müssen z. B. nach totalendoprothetischen Operationen oder nach Hysterektomie (Gebärmutterentfernung) die umliegenden Gewebe an die neue Situation in ihrer Gewebsspannung und Lage angepasst werden.

Im Vergleich zur → Kompensation, bei der die ursprüngliche Funktionsweise des Organismus durch einen Ausgleich aufrechterhalten werden kann, muss bei einer Adaptation eine funktionelle Anpassung des Organismus an seine Umwelt erfolgen.

Tobias Krug

Adaptationssyndrom n; Etym.: lat. *adaptare* „anpassen", griech. *sýn-* „mit, zusammen" u. *dromos* „Weg"; engl.: Adaptation syndrome

Kontext: Physiologie

Nach seinem Namensgeber Hans Selye wird es auch als Selye- oder Anpassungssyndrom bezeichnet.

Hierbei reagiert der Körper auf starke äußere Reize mit folgenden 3 Stadien:

1. Alarmreaktion: erhöhte Ausscheidung von adrenokortikotropem Hormon (ACTH) und Glukokortikoiden aus der vergrößerten Nebennierenrinde; Schock möglich
2. Widerstandsstadium: Erhöhung der Entzündung unter Zunahme des Ausscheidens von somatotropem Hormon (STH) und Mineralokortikoiden
3. Anpassungskrankheiten: Entstehung von z. B. Ulzerationen im Bereich des Magens oder Panarteriitis nodosa

Tobias Krug

Adaptationssyndrom, allgemeines n; Etym.: lat. *adaptare* „anpassen", griech. *sýn-* „mit, zusammen" u. *dromos* „Weg"; engl.: General adaption syndrome; Syn.: Selye-Syndrom

Kontext: Physiologie

Das von Hans Selye (*1907, †1982) in den 1930er-Jahren entwickelte Stressmodell beschreibt die → Reaktion des Körpers auf länger anhaltende Stressreize.

Selyes eingängige Theorie wird bis heute unterrichtet, obwohl später weitere Stressmodelle entwickelt wurden. Es beschreibt die ablaufenden physiologischen Reaktionen, wenn der Organismus einem Stressor ausgesetzt ist (z. B. Gefahr, starke physische und psychische Belastung). Selye unterscheidet folgende 3 Stadien der Stressantwort.

Alarmstadium: Das 1. Stadium beginnt mit Einsetzen des Stressors. Die Alarmreaktion dient der Bereitstellung von Energiereserven. Der Körper steigert seine Aktivität, Leistungsbereitschaft und Widerstandskraft. Es werden 2 Phasen unterteilt:

1. Schockphase („Schrecksekunde"): Der Körper erhöht kurz und massiv die Parasympathikusaktivität. Folge ist eine kurze Reaktionsunfähigkeit, die eine Einschätzung der Gefahr ermöglicht und der Sammlung von Energie dient.
2. Kampf- oder Fluchtphase (Gegenschockphase): Der Organismus wird auf kurzfristige Höchstleistung eingestellt und hemmt alle hierfür unwichtigen Körpervorgänge (Verdauung, Ausscheidung, Immunabwehr, Sexualfunktion etc.). Hypothalamus und Hypophysenhormone wirken auf die Nebennieren.

Katecholamine aus dem → Nebennierenmark bewirken eine massive Aktivierung des Sympathikus. → Adrenalin (stärker im Fluchtimpuls) verengt die Blutgefäße, setzt Blutzucker frei, fördert die Blutgerinnung und steigert die geistige Aktivität. Noradrenalin (stärker im Kampfimpuls) erhöht den Puls und Blutdruck und setzt Blutfette frei. Glukokortikosteroide aus der Nebennierenrinde (aus Cholesterin synthetisiert, z. B. Kortisol) hemmen die Tätigkeit des Immunsystems (Entzündungshemmung) und bewirken die längerfristige Bereitstellung von Blutzucker über einen Proteinabbau in Muskulatur, Knochen und Lymphgewebe. Dies führt zu freien Aminosäuren im Blut, die in der Leber zur Glukoseneubildung eingesetzt werden.

Die ausgeschütteten Hormone werden durch die darauf folgende körperliche Aktivität verbraucht. Unterbleibt diese, liegt eine Fehlsteuerung vor und der Erregungszustand bleibt bestehen.

Endet der Stressreiz, kann das System in der Rekonvaleszenzphase zurück in den Ruhemodus gelangen.

Folgen in kurzen Abständen weitere Stressoren, wächst das Erregungsniveau weiter an. Bei anhaltendem oder wiederholtem Stressreiz geht der Körper in das Widerstandsstadium über.

Widerstandsstadium: Die länger andauernde Stressbelastung versucht der Körper durch Anpassung seines hormonellen Gleichgewichts zu beantworten. Die Hypophyse stimuliert weiterhin die Nebennieren zur Hormonproduktion, ein dauerhaft erhöhter Kortisolspiegel sichert die Energieversorgung. Zudem ist der Organismus bemüht, den Stress auslösenden Reiz zu beseitigen oder zu vermeiden, um die ausgeschütteten Hormone wieder abzubauen und den Normalzustand wiederherzustellen. Zudem „spezialisiert" sich der Körper auf den lang anhaltenden Hauptstressor, auf weitere Stressoren reagiert er weniger intensiv. Insgesamt ist er im Widerstandsstadium zunehmend weniger belastungsfähig, es kommt zu entzündlichen Reaktionen (z. B. Magengeschwüren). Das Widerstandsstadium kann nur begrenzte Zeit aufrechterhalten werden.

Erschöpfungsstadium: Eine dauerhaft anhaltende Langzeitstressaktivierung kann der Körper nicht aufrechterhalten. Obwohl die zentrale Steuerung weiterhin die Hormonproduktion stimuliert, findet diese nicht mehr ausreichend statt. Das vegetative Nervensystem ist in seiner Funktion gestört. In der Folge können kognitive, emotionale und muskuläre Funktionen gestört sein. Es werden eine verminderte Leistungsfähigkeit, ineffiziente Handlungsweisen und Erschöpfung beschrieben. Zusätzlich setzen organische Veränderungen ein. So wurden Schrumpfungen der Nebennieren, von Lymphdrüsen und bei Kindern der Thymusdrüse beobachtet. Der Körper ist anfällig für Magen-Darm-Erkrankungen, Hautkrankheiten, Schlafstörungen, Depression, Burnout-Syndrom, Herz-Kreislauf-Erkrankungen und Infektionskrankheiten.

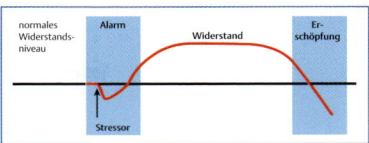

Allgemeines Adaptationssyndrom.

Literatur
Faltermaier T. Gesundheitspsychologie. Grundriss der Psychologie. Bd. 21. Stuttgart: Kohlhammer; 2005
Selye H. Stress and disease. Science 1955; 122: 625–631
Angelina Böttcher

Adaptationsvermögen *n*; *Etym.*: lat. *adaptare* „anpassen"; *engl.*: Adaptation skill
Kontext: Physiologie
Anpassungsfähigkeit des Körpers.
Der Körper kann sich an diverse Änderungen von äußeren und inneren Faktoren anpassen, allerdings nur bis zu einem bestimmten Grad. Wird die Grenze der Anpassungsfähigkeit überschritten, kann dies im ungünstigsten Fall zu Schäden am Gewebe führen, z. B. Verbrennungen oder Knochenbrüchen (Frakturen).
Durch die Fähigkeit zur Anpassung ist Leben überhaupt erst möglich.
Tobias Krug

Adhäsion *f*; *Etym.*: lat. *adhaesio* „das Anhängen, das Anhaften"; *engl.*: Adhesion
Kontext: Physiologie
Als Adhäsion bezeichnet man jegliche Form von Anheftung, z. B. von Thrombozyten an Zellwänden bei Arterien, was in der Folge zur Arteriosklerose führen kann, oder von Bakterien an Gewebe, die hier wiederum immunologische Reaktionen hervorrufen können.
Osteopathisch finden sich häufig Verklebungen der → Faszien beispielsweise im Bereich des Zusammentreffens mehrerer Muskelstränge (z. B. M. triceps surae) oder im Bereich von Sehnenscheiden (z. B. Sulcus intertubercularis mit der Sehne des Caput longum, M. biceps brachii). Ebenso können Verklebungen im Bereich zwischen Organen beobachtet und palpiert werden (z. B. Mediastinum oder Lig. latum uteri).
Tobias Krug

Adrenalin

Adrenalin *n*; *Etym.:* lat. *ad* „(hin)zu, bei", *ren* „Niere"; *engl.:* Adrenaline; *Syn.:* Epinephrin
Kontext: Neurophysiologie, autonomes Nervensystem

Biogenes Amin (Katecholamin), ein Neurotransmitter im Nervensystem.

Der Name dieses → biogenen Amins lässt auf den Herkunftsort schließen: Adrenalin wird in der Glandula adrenalis (Nebenniere) gebildet.

Die sympathischen präganglionären Fasern kommen ohne vorherige → Umschaltung an der Nebenniere an. Hier werden die elektrischen Nervenimpulse in hormonale Signale umgewandelt, indem das → Nebennierenmark Adrenalin und Noradrenalin ins Blut abgibt. Noradrenalin wird darüber hinaus in variköses Auftreibungen der postganglionären → Synapsen synthetisiert und gespeichert.

Die Regulation erfolgt über Feedbackmechanismen. Bei akuter Ausschüttung dieser Katecholamine (biogenen Amine) durch einen äußeren oder inneren Reiz wird die Synthese und Ausschüttung von Noradrenalin gehemmt. Das Verhältnis von Adrenalin zu Noradrenalin verändert sich dadurch im Blut deutlich zugunsten des Adrenalins, sodass auch Zellen in die Reaktion einbezogen werden, die eigentlich nicht sympathisch innerviert sind. Solche auslösenden Reize können sein: körperliche Anstrengung, starke Kälte oder Hitze, Hypoglykämie, → Schmerzen, Sauerstoffmangel, Blutdruckabfall, Angst, Ärger, Stress.

Vgl. → Fight-or-Flight-Response.

Literatur
Silbernagl S, Despopoulos A. Taschenatlas der Physiologie. 8. Aufl. Stuttgart: Thieme; 2012
Ulfig N. Kurzlehrbuch Neuroanatomie. Thieme; 2008
Marie-Louise Seyen

Afferenz *f*; *Etym.:* lat. *afferre* „hintragen, zuführen"; *engl.:* Afference
Kontext: Neurophysiologie, Reflexzonen

Aus der Neurophysiologie stammender Begriff, der zuführende Leitungen oder Zuflüsse als Informationsüberträger aus der Peripherie, d. h. über die zelluläre (Dendriten, Rezeptoren), regionale oder systemische Ebene, zum zentralen Nervensystem (ZNS) benennt.

Nervenfasern bzw. Neuronen sind Teil der Afferenzen. Es wird dabei zwischen sensiblen (s. u.) und viszeralen Afferenzen (Nervenendigungen aus den inneren Organen/→ autonomes Nervensystem) unterschieden. Im deutschsprachigen Raum wird das sensible System zusätzlich unterteilt in

a) sensorische Afferenzen: Nervenendigungen aus dem visuellen (Auge), olfaktorischen (Nase), auditorischen (Ohr) und gustatorischen (Zunge) Bereich.
b) sensible/somatosensible Afferenzen: Nervenendigungen und Rezeptoren der haptischen Wahrnehmung wie Schmerz- und Temperaturempfinden sowie Oberflächen- und Tiefenwahrnehmung.

Literatur
Wancura-Kampik I. Segment-Anatomie: Der Schlüssel zu Akupunktur, Neuraltherapie und Manualtherapie. 2. Aufl. München: Urban & Fischer in Elsevier; 2010
Robert Nier

AIL *m*

Vgl. → Angulus inferior lateralis.
Karolin Krell

Allostase *f*; *Etym.:* griech. *allo* „variabel" u. *stase* „stehend"; *engl.:* Allostasis
Kontext: Psychologie

Biopsychologisches Stressmodell von Peter Sterling und Joseph Eyer (1988), das auf dem Konzept der → Homöostase beruht.

Das Prinzip der Homöostase besagt, dass ein Körper in jeder Situation die Aufrechterhaltung eines inneren Gleichgewichts anstrebt. Die Theorie zur Allostase stellt eine Erweiterung dar, da sich komplexe Organismen auf veränderte Lebens- und Umweltbedingungen einstellen können. Das Gleichgewicht ist variabel. Dem bewussten Gehirn wird eine Schlüsselrolle zugeschrieben, da es kommende Belastungen antizipieren und komplexe Problemlagen bewerten kann.

Die individuellen Grundvoraussetzungen sowie die individuellen Verhaltensreaktionen werden im Modell der Allostase berücksichtigt und verändern die physiologischen Reaktionen. Es kann gezeigt werden, warum verschiedene Menschen unterschiedliche Stressresistenzen aufweisen und dass durch bewusste Verhaltenssteuerung das Stressniveau gesenkt werden kann.

Die im Körper ablaufenden Reaktionen werden v. a. über das hormonelle System der Hypothalamus-Hypophysen-Nebennieren-Achse übermittelt. Eine dauerhafte physiologische Aktivierung der Stressachse führt zu allostatischer Last und kann verschiedene Organsysteme schädigen.

Die stärksten Auswirkungen haben chronische Stressbelastungen auf die psychische Gesundheit und das Risiko für Herz-Kreislauf-Erkrankungen.

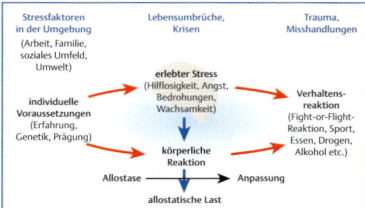

Allostase. (mod. n. McEwen BS. Stress, adaptation, and disease. Allostasis and allostatic load. Ann NY Acad Sci 1998; 840: 33–44)

Auch Funktionsstörungen des Immunsystems, des Stoffwechsels und des Muskel-Skelett-Systems werden begünstigt.
Vgl. → Fight-or-Flight-Response.

Literatur
McEwen BS, Wingfield JC. The concept of allostasis in biology and biomedicine. Horm Behav 2003; 43: 2–15
Sterling P. Principles of allostasis: optimal design, predictive regulation, pathophysiology and rational therapeutics. In: Schulkin J, ed. Allostasis, homeostasis and the costs of physiological adaptation. Cambridge: University Press; 2004: 17–64
Sterling P, Eyer J. Allostasis: A new Paradigm to explain arousal Pathology. In: Fisher S, Reason J, ed. Handbook of Life Stress, Cognition and Health. New York: Wiley & Sons; 1988: 631–651

Angelina Böttcher

American School of Osteopathy *f*; *Abk.:* ASO

Kontext: Osteopathische Organisationen, Geschichte

Die ASO wurde 1892 von → A. T. Still in Kirksville, Missouri, USA, gegründet.
Das erste Schulgebäude, ein einfaches Holzhaus mit einer Grundfläche von ca. 4,80 × 6,60 m², baute Still selbst und unterrichtete dort die ersten Studenten in Anatomie der Extremitäten.
Heute heißt die ASO Kirksville College of Osteopathic Medicine und unterhält außerdem das Still National Osteopathic Museum sowie das National Center for Osteopathic Research.

Literatur
Hartmann C, Hrsg. Das große Still-Kompendium: Autobiografie, Philosophie der Osteopathie, Philosophie und mechanische Prinzipien der Osteopathie, Forschung und Praxis. 2. Aufl. Pähl: Jolandos; 2013

Matthias Pieper

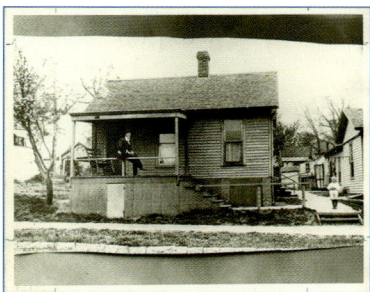

Erstes Schulgebäude der ASO. (Andrew Taylor Still seated on porch of First School of Osteopathy, n.d., Museum of Osteopathic Medicine, Kirksville, MO [1991.1402.02] | Museum of Osteopathic Medicine, Kirksville, MO)

Anamnese *f*; *Etym.:* griech. *anámnēsis* „Erinnerung"; *engl.:* Case history, anamnesis

Kontext: Diagnostik

Bei der Anamnese handelt es sich um eine Befragung des → Patienten, welche die Vorgeschichte seiner Erkrankung darlegt. Die aus einer Anamnese gewonnenen Informationen bilden die Voraussetzung für das Erstellen einer Diagnose und der daraus resultierenden Therapie.
Die Anamnese lässt sich in verschiedene Rubriken unterteilen. Dabei befasst sich der allgemeine Teil der Anamnese mit vorangegangenen oder bestehenden Erkrankungen aller Organsysteme sowie Operationen, → Traumata, beruflichen und sportlichen sowie sozialen Aktivitäten, bis hin zu Ernährungseinflüssen.
Die spezielle Anamnese umfasst die Befragung des aktuellen Beschwerdebildes. Dazu zählen beispielsweise folgende Parameter:
- genaue Schmerzbefragung
- begünstigende oder verschlechternde Maßnahmen
- eingeschränkte Bewegungen
- Tageszeit und weitere mögliche Einflüsse

Um familiäre Prädispositionen ebenfalls zu erfassen, sollte die Befragung nach häufigen oder typischen Erkrankungen innerhalb der Familie nicht fehlen.

Literatur
Dahmer J. Anamnese und Befund: Die symptomorientierte Patientenuntersuchung. 10. Aufl. Stuttgart: Thieme; 2006
Liem T, Dobler TK. Leitfaden Osteopathie: Parietale Techniken. 3. Aufl. München: Urban & Fischer in Elsevier; 2010

Jana Lehmann

Angulus inferior lateralis *m*; *Etym.:* lat. *angulus* „Ecke, Winkel"; *inferior* „tiefer, niedriger gelegen"; *lateralis* „seitlich"; *Abk.:* AIL
Kontext: Anatomie, Diagnostik, Befunderhebung
Klinische Bezeichnung des winkelartigen Anteils des inferioren lateralen Os sacrum.
Karolin Krell

Anpassung *f*
Vgl. → Adaptation.
Tobias Krug

Ansatz, vitalistischer *m*; *Etym.:* lat. *vita* „das Leben"; *engl.:* Vitalistic/biodynamic approach
Kontext: Biodynamik
Behandlungsansatz zur Lösung von Blockierungen, bei dem das Gewebe unter Wahrnehmung der primären Respiration aus dem Spannungsbereich in die bewegungsfreie Richtung bewegt wird, bis sich ein Spannungsgleichgewicht einstellt.
Vgl. → Biodynamik, → primärer Atmungsmechanismus.
Tobias Dobler

Anspannung, muskuläre *f*; *engl.:* Muscular contraction; *Syn.:* Kontraktion
Kontext: Behandlung, Krafttraining, Rehabilitation
Eine Anspannung bezeichnet die → Kontraktion von Muskeln, bei der sich das Muskelvolumen verkleinert und/oder sich die Muskellänge verändert.
Unterschieden werden folgende Formen:
- **isometrisch:** Muskelkontraktion, bei der keine Längenveränderung der kontrahierten Muskulatur stattfindet bzw. sich Ursprung und Ansatz nicht nähern
- **isolytisch:** klinische Bezeichnung aus der → MET, bei der eine exzentrische Muskelkontraktion (geführt vom Therapeuten) zur Auflösung von Muskelverhärtungen führen soll
- **isotonisch:** klinische Bezeichnung aus der MET, bei der eine konzentrische Muskelkontraktion (geführt vom Therapeuten mit dem Versuch einer kontinuierlich gleichbleibenden Kraft) zur Kräftigung der Muskulatur führen soll

Karolin Krell

ASO *f*
Vgl. → American School of Osteopathy.
Matthias Pieper

Asymmetrie *f*; *Etym.:* griech. *asymmetría* „Ungleichmäßigkeit"
Vgl. → Dysfunktion, somatische.
Jana Lehmann

Atemmechanik *f*; *engl.:* Respiratory mechanics; *Syn.:* Atemtätigkeit, Ventilation
Kontext: Physiologie
Erweiterung und Verkleinerung des Brustraumes, mit der die Lunge passiv gefüllt und entleert wird.
Die menschliche Atemmechanik ist eine kombinierte Muskelaktivität des Thorax (Brustkorb) und des → Zwerchfells (Brust- und Bauchatmung):
- → Inspiration: Das Thoraxvolumen wird durch die → Kontraktion der Atemmuskulatur (äußere Zwischenrippenmuskeln) und der Atemhilfsmuskulatur vergrößert. Es entsteht ein Unterdruck von (in Ruhe) 0,4 kPa bis 10–20 kPa (bei Belastung und Saugen), der sich über die Pleura parietalis (Rippenfell) auf die Plaura visceralis (Lungenfell) überträgt. Die Ausdehnung der Lunge ist die Folge. Hierbei ensteht ein Unterdruck in den Luftwegen, der Luft einströmen lässt.
- → Exspiration: Das Thoraxvolumen verringert sich durch Entspannung der Atemmuskulatur. Durch die elastischen Gewebekräfte kehrt der Brustkorb in die Atemruhelage zurück. Der entstehende Überdruck lässt die Luft aus den Atemwegen strömen. Durch den Einsatz von Exspirationsmuskulatur (innere Zwischenrippenmuskeln und Bauchdeckenmuskulatur) kann die Ausatmung forciert werden.

Überwiegt bei der Inspiration die Kontraktion der äußeren Zwischenrippenmuskeln, liegt Brust- oder Rippenatmung vor (auch thorakale Atmung oder kostale Atmung). Überwiegt die Kontraktion des Zwerchfells, spricht man von Bauch- oder Zwerchfellatmung (auch abdominale Atmung genannt). Bei der Zwerchfellatmung kann das Zwerchfell in seiner Gesamtheit gleichmäßig kontrahieren. Oft überwiegt jedoch ein Zwerchfellanteil (Pars costalis, lumbalis und/oder sternalis).

Literatur
Hebgen E. Viszeralosteopathie – Grundlagen und Techniken. 5. Aufl. Stuttgart: Haug; 2014
Helsmoortel J, Hirth T, Wührl P. Lehrbuch der viszeralen Osteopathie. Stuttgart: Thieme; 2002
Angelina Böttcher

Aufmerksamkeit *f*; *engl.:* Attention
Kontext: Behandlung

Aufmerksamkeit des Therapeuten während einer Behandlung und im Austausch mit dem → Patienten.

Grundlegend in der → Osteopathie ist die Fokussierung auf die → Gesundheit des Patienten, die sich trotz aller möglichen Symptome, Beschwerden und Krankheitsbilder auch im Körper und seinem Funktionieren ausdrückt. Wie → A. T. Still es ausdrückte: „Gesundheit zu finden sollte das Ziel des Arztes sein. Krankheit kann jeder finden."

Der Osteopath sollte zuerst sich selbst innerlich zentrieren, z. B. über die Atmung, um danach die Aufmerksamkeit auf den Patienten zu richten, um den Patienten herum (→ fluider Körper), auf den ganzen Raum, bis zum Horizont, ggf. noch weiter.

→ Palpation im Sinne einer Perzeption bedeutet: Je besser der Behandler die Palpation beherrscht oder je besser er diese zulassen kann, umso deutlicher kann Wahrnehmung über den Patienten, über das Gewebe des Patienten und den Ausdruck von Gesundheit darin „in seine Hände" und in seine Wahrnehmung gelangen.

Literatur

Liem T. Kraniosakrale Osteopathie: Ein praktisches Lehrbuch. 6. Aufl. Stuttgart: Haug; 2013
Still AT. Philosophy of Osteopathy. Kirksville: A. T. Still; 1899

Matthias Pieper

Aufsteigend *engl.:* Ascending
Kontext: Dysfunktion, Kompensation

Eine Dysfunktion, die kaudal bzw. distal ihren Ursprung nimmt und kranial bzw. proximal zu Symptomen führt, beispielsweise eine Dysfunktion der Leber mit nachfolgend eingeschränkter Beweglichkeit des rechten Os temporale und eventuellem Ohrgeräusch (Tinnitus).

Tobias Krug

Ausgangsstellung *f*; *engl.:* Starting/initial position
Kontext: Behandlung, Diagnostik

Die Ausgangsstellung beschreibt die Positionierung von Therapeut und Patient, welche vor der Durchführung einer Technik eingenommen wird.
Eine exakte Ausgangsstellung ist essenziell für die Umsetzung einer erfolgreichen Untersuchungs- und Behandlungstechnik.

Die Ausgangsstellung des → Patienten sollte der durchzuführenden Technik entsprechend komfortabel und entspannend sein sowie ggf. durch Lagerungsmaterial unterstützt werden. Die Ausgangsstellung des Therapeuten sollte über variabel gewählte Kontaktflächen, z. B. mit dem Boden, dem Hocker bzw. der Therapieliege, so ausgewählt werden, dass der Therapeut in der Lage ist, über ein sog. → Fulkrum die Konzentration und den Fokus über seine Hände auf die entsprechende Struktur im Körper des Patienten zu lenken.

Jana Lehmann

Ausschlusstest *m*; *engl.:* Test to exclude
Kontext: Diagnostik

Ein Ausschlusstest wird durchgeführt, um herauszufinden, ob eine anatomische Struktur ursächlich am Entstehen bestimmter Symptome oder Beschwerden beteiligt ist oder ob diese Beteiligung ausgeschlossen werden kann.

Beispielsweise kann das sog. Viererzeichen (Faber-, Patrick-Test) am Kniegelenk Hinweis geben auf eine Läsion des Innenmeniskus.

Viele Ausschlusstests sind für sich genommen wenig aussagekräftig und sollten mit anderen Tests kombiniert bzw. im Seitenvergleich durchgeführt werden.

Literatur

Liem T. Kraniosakrale Osteopathie: Ein praktisches Lehrbuch. 6. Aufl. Stuttgart: Haug; 2013
Still AT. Philosophy of Osteopathy. Kirksville: A. T. Still; 1899: 28

Matthias Pieper

Automatic Shifting Suspended Fulcrum
n; *Etym.:* engl. *automatic* „automatisch, unwillkürlich"; *shifting* „veränderlich, wechselnd"; *suspended* „hängend, aufgehängt"; lat. *fulcrum* „Drehpunkt"

Kontext: Kraniosakrale Osteopathie

Von → W. G. Sutherland in seinem kranialen Modell beschriebene Bewegung der Falx cerebri und des → Tentorium cerebelli während der → Flexion und → Extension der Schädelbasis (Synchondrosis sphenobasilaris, SSB).

In der Flexionsphase verkürzt und senkt sich die Falx, und das Tentorium wird breiter und flacht sich ab; in der Extensionsphase passiert das umgekehrte. Er beschrieb die beiden Hälften des Tentoriums als aufgehängt („suspended") an der Falx cerebri. Das → Fulkrum, also der → Drehpunkt, um den die beschriebene Bewegung von Falx cerebri und Tentorium cerebelli stattfindet, liegt laut Sutherland dort, wo sich die Falx cerebri dem Tentorium nähert (nicht, wo sie zusammentreffen), im Bereich des Sinus rectus.

Automobilisation

Sutherland beschreibt den Mechanismus anhand des Bildes einer Waage, deren Balken man an unterschiedlichen Punkten unterlagern kann, sodass die Bewegung des Balkens leicht unterschiedlich ist, aber immer noch stattfinden kann. Genauso verschiebt sich („shifting") der Drehpunkt (Fulkrum) im Laufe dieser Bewegung, um den die Bewegung von Falx cerebri und Tentorium cerebelli stattfindet, da es kein fester Punkt ist.

Harold I. Magoun Sr. prägte für das Automatic Shifting Suspended Fulcrum den Begriff „Sutherland-Fulkrum", um auf die Bedeutung dieser Entdeckung durch Sutherland aufmerksam zu machen.

Literatur
Hartmann C, Hrsg. Das große Sutherland-Kompendium: Die Schädelsphäre. Einige Gedanken. Unterweisungen in der Wissenschaft der Osteopathie. 2. Aufl. Pähl: Jolandos; 2013
Matthias Pieper

Automobilisation f; Etym.: griech. autós
„selbst, eigen, persönlich", franz. mobilisation „Einberufung, Einziehung, Mobilisierung, Rekrutierung"; engl.: Automobilization; Syn.: Selbstbehandlung, Mobilisationsübung
Kontext: Behandlung, Übungen

Als Automobilisation werden Übungen bezeichnet, die der Patient alleine (ohne Therapeut) durchführen kann, um bestimmte Körperregionen zu bewegen (→ Mobilisation).

Zusätzlich zu den Mobilisationsübungen des Bewegungsapparats und Bindegewebes (z.B. → Narben) können → Patienten auch zu Automobilisationen von Organen angeleitet werden.

Literatur
Brazzo M. Viszerale Automobilisation: Osteopathie für die inneren Organe. München: Urban & Fischer in Elsevier; 2004
Angelina Böttcher

Autonom n; Etym.: griech. autós „selbst", nómos „Gesetz"; engl.: Autonomous
Kontext: Neurophysiologie, autonomes Nervensystem

Bezeichnet den Zustand der Autonomie, definiert als Unabhängigkeit, Selbstverwaltung.

Bezogen auf das autonome Nervensystem (auch viszerales oder vegetatives Nervensystem genannt) bezeichnet es ein eigenständiges System der neuronalen Verschaltung, das wichtige Funktionen des Lebens reguliert. Die Hauptaufgabe des autonomen Nervensystems besteht in der Koordinierung der inneren Organe, der Durchblutung und der Drüsensekretion bei der → Anpassung an von außen eintreffende Reize, um Atmung, Kreislauf, Stoffwechsel, Körpertemperatur, Verdauung, Sekretion und Fortpflanzung in einem der Situation angemessenen Gleichgewicht zu halten. Die Vorgänge innerhalb des autonomen Nervensystems laufen unwillkürlich ab.

Im Bereich des peripheren autonomen Nervensystems finden sich als Besonderheit Nervengeflechte (Ganglien – am bekanntesten ist das Ganglion coeliacum = Sonnengeflecht), in denen die Reize umgeschaltet werden. Man unterscheidet je nach Lage vor oder nach der → Umschaltung prä- von postganglionären Neuronen. Das autonome Nervensystem wird eingeteilt in einen parasympathischen (hauptsächlich zu finden kranial und sakral) und einen sympathischen Anteil (hauptsächlich thorakolumbal in den Seitenhörnern des Rückenmarks), wobei die beiden Anteile antagonistisch wirken.

Während osteopathischer Behandlungen ist das autonome Nervensystem ein wesentlicher Ansatzpunkt, da viele Techniken, v. a. an Kopf und Rumpf, Einfluss auf Strukturen des autonomen Nervensystems nehmen, sodass es entweder zu einer Aktivierung oder Beruhigung des betroffenen Nervengebiets kommt. Um einige Beispiele zu nennen: Behandlungen der Brustwirbelsäule (BWS) und der Rippen wirken auf den sympathischen Grenzstrang, Sakrumbehandlungen auf parasympathische präsakrale Nerven, Techniken am Os occipitale und Os temporale am Foramen jugulare, die damit Einfluss auf den N. vagus nehmen.

Autonom

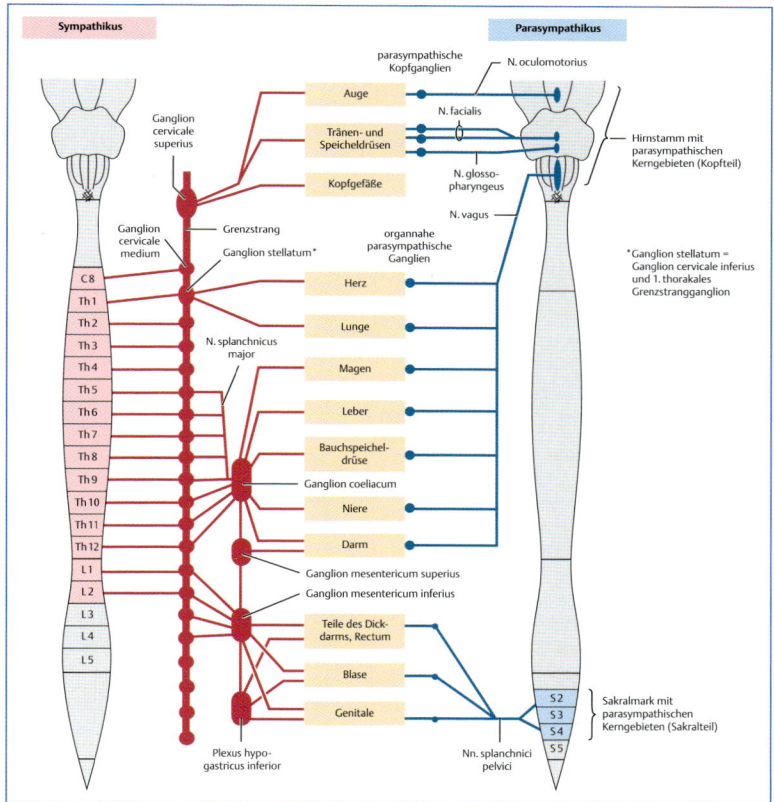

Autonomes Nervensystem. (Schünke M, Schulte E, Schumacher U. Prometheus. LernAtlas der Anatomie. Allgemeine Anatomie und Bewegungssystem. Illustrationen von M. Voll und K. Wesker. 3. Aufl. Stuttgart: Thieme; 2011: 94, A)

Literatur
Kahle W, Frotscher M. Taschenatlas der Anatomie. Bd. 3: Nervensystem und Sinnesorgane. 11. Aufl. Stuttgart: Thieme; 2013
Ulfig N. Kurzlehrbuch Neuroanatomie. Stuttgart: Thieme; 2008
Marie-Louise Seyen

Bahnung, Bahnungstechniken *f*; *engl.:* Priming

Kontext: Physiologie, Behandlung

In der Physiologie bezeichnet Bahnung ein Phänomen, bei dem wiederholte Reizungen eines Axons zu einer Erregbarkeitssteigerung des Neurons führen (sog. Summation).

Therapeutisch wird die gezielte (z. B. propriozeptive) Reizung von Gewebe verwendet, um über eine → Reaktion des Nervensystems eine „Freischaltung" fehlerhafter Nervenimpulse zu bewirken.

Tobias Dobler

Balanced Electrodynamic Tension *f*; *Abk.:* BET

Kontext: Kraniosakrale Osteopathie

Technik der → kraniosakralen Osteopathie, um einen ausgeglichenen Spannungszustand des elektromagnetischen Feldes herzustellen.

Wie sich an einem Gelenk ein ausgeglichener ligamentärer Spannungszustand einstellen lässt (→ Point of Balanced Ligamentous Tension), so lässt sich auch eine palpierte → Dysbalance in einem elektromagnetischen Feld im oder um den Körper einstellen. Gemäß dem Prinzip der → Balanced Tension können dann die autoregulativen Kräfte des Organismus wirken und einen Ausgleich herbeiführen.

Literatur

Liem T. Kraniosakrale Osteopathie: Ein praktisches Lehrbuch. 6. Aufl. Stuttgart: Haug; 2013

Matthias Pieper

Balanced Fluid Tension *f*; *Abk.:* BFT

Kontext: Kraniosakrale Osteopathie

Technik der → kraniosakralen Osteopathie, um einen ausgeglichenen Spannungszustand von Flüssigkeiten im Körper herzustellen.

Wie sich an einem Gelenk ein ausgeglichener ligamentärer Spannungszustand einstellen lässt, so kann man auch eine → Dysbalance in der Fluktuation der → Flüssigkeiten des Körpers und im → fluiden Körper palpieren und nach dem Prinzip der → Balanced Tension behandeln.

Der Behandler palpiert die fluiden Muster des → Patienten und begleitet sie in einen ausgeglichenen Zustand, in die Balanced Fluid Tension. Dort kann die Fluktuation eine Veränderung hin zu einem ausgeglicheneren Zustand bewirken.

Literatur

Liem T. Kraniosakrale Osteopathie: Ein praktisches Lehrbuch. 6. Aufl. Stuttgart: Haug; 2013

Matthias Pieper

Balanced Ligamentous Tension *f*

Vgl. → BLT.

Jana Lehmann

Balanced Membranous Tension *f*; *Abk.:* BMT

Vgl. → Point of Balanced Membranous Tension.

Jan Porthun

Balanced Tension *f*

Kontext: Kraniosakrale Osteopathie

Balanced Tension kann als ein allgemeines Behandlungsprinzip verstanden werden.

Die gesamten sog. → Sutherland-Techniken machen sich das Prinzip zu eigen, einen ausgeglichenen Spannungszustand im Körper herzustellen, der bei der → Balanced Ligamentous Tension (→ BLT) an den Gelenken und umgebenden Ligamente ansetzt. Man kann weiterhin unterscheiden in → Balanced Membranous Tension (→ BMT), → Balanced Fluid Tension (BFT) und → Balanced Electrodynamic Tension (BET).

Ziel ist es, die selbstkorrigierenden Kräfte des Organismus zu aktivieren, um die Dysfunktion aufzulösen.

Literatur

Liem T. Kraniosakrale Osteopathie: Ein praktisches Lehrbuch. 6. Aufl. Stuttgart: Haug; 2013

Matthias Pieper

Balancetest *m*; *Etym.:* lat. bilanx „zwei (Waag)schalen habend"; *engl.:* Balance test; *Syn.:* Inhibitionstest

Kontext: Diagnostik

Gleichgewichtstest durch → Inhibition.

Balancetests sind in der Medizin Tests, die die Gleichgewichtsfunktion des Körpers beurteilen. Sie geben Aufschluss über die Körperstabilität, die Reaktionsverarbeitungszeit und mögliche → Dysbalancen.

Im Mechanical-Link-Konzept wird der Balancetest genutzt, um die vorhandenen Läsionen im Körper über ein Ausschlussverfahren zu hierarchisieren. Dies hat zum Ziel, jene primäre/dominante Läsion (→ Läsion, primäre) zu finden, welche das Gleichgewicht (in Bezug auf die Funktion) am stärksten beeinträchtigt. Die Dominanz wird ermittelt, indem der → Provokationstest zweier Läsionen gleichzeitig durchgeführt wird. In dem

Moment, in dem 2 Läsionen an ihrer Elastizitätsgrenze sind, hebt sich die → Barriere der sekundären Läsion durch → Kompensation auf. Die Läsion, bei der die Barriere bestehen bleibt (positiver Provokationstest), wird als dominante Läsion beurteilt und erneut in Relation zu einer anderen Läsion gesetzt. Alle Läsionen werden gegeneinander ausbalanciert. Durch dieses Ausschlussverfahren wird die primäre/dominante Läsion bestimmt.

Vgl. → Inhibitionstest, → Läsion, osteopathische, → Mechanical Link.

Claudia Hafen-Bardella

Barber, Elmer D. (D.O.) *m*

Kontext: Geschichte, Philosophie

Elmer D. Barber (*1858, †1898).

Nach seiner Graduierung 1895 als Absolvent des 2. Jahrgangs der → ASO gründete er mit seiner Frau Helen die National School of Osteopathy in Kansas City und ignorierte das absolute Publikationsverbot der Unterrichtsinhalte von → A. T. Still, welcher aus Angst vor nicht sachgemäßer Praxis und Plagiaten selbst nie praktische Behandlungsanweisungen verfasste und jede Art der schriftlichen Fixierung seiner Praxis ablehnte. Barber gab 1896 das erste praktische und illustrierte Lehrbuch *Osteopathy – the New Science of Healing* heraus, das 2 Jahre darauf, 1898, in neuer und erweiterter Auflage unter dem Titel *Osteopathy Complete* erschien. Das Lehrbuch stützt sich teilweise wortgenau auf die Unterrichtsaufzeichnungen aus seinem Studium an der ASO.

Obwohl das Werk keineswegs dazu einlud, eine unsachgemäße osteopathische Behandlung ohne die Beachtung der osteopathischen → Prinzipien durchzuführen, verfolgte Still den Autor juristisch und gewann schließlich den Prozess. Aus Enttäuschung über die Ablehnung seines aus Verehrung für seinen Lehrer verfassten Lehrbuchs nahm sich Barber im Jahr 1898 das Leben. Sein Verdienst ist es, der Nachwelt einen Zugang zur tatsächlichen Behandlungspraxis von A.T. Still zu hinterlassen.

Literatur

Barber ED. Osteopathy: The New Science of Healing (1896). Newcastle upon Tyne: Cambridge Scholars Publishing; 2010

Friederike Kaiser

Barral, Jean Pierre (D.O., M.R.O.F.) *m*

Kontext: Geschichte, viszerale Osteopathie

Jean-Pierre Barral (*1944) ist ein durch seine Lehre und Forschung international bekannter Osteopath, den das *Time Magazine* (USA) unter die 100 bedeutendsten Forscher des 20. Jahrhunderts gewählt hat.

Sein Hauptverdienst ist die Wiederaufnahme der viszeralen → Manipulationen in das Repertoire der modernen → Osteopathie. Seine viszeralen Techniken werden weltweit an Osteopathieschulen gelehrt.

Er wurde 1944 in Grenoble geboren, wo er noch heute lebt und arbeitet. Nach seiner Ausbildung zum Physiotherapeuten graduierte Barral in den 1970er-Jahren an der European School of Osteopathy of Maidstone (ESO) in England. 1986 gründet er zusammen mit Tom Dummer (D.O.) das Collège International d'Ostéopathie in Saint Etienne, Frankreich, dessen Direktor er bis heute ist. Weltweit gibt er Seminare und veröffentlicht regelmäßig Fachbücher und Lehrvideos.

Er gründete das The Barral Institute gemeinsam mit Alain Croibier und die Barral Osteopathic Teaching Organization (BOTO) zur Verbreitung seiner osteopathischen Forschung und Lehre. Zudem ist er Leiter der Abteilung „Manipulation Viscerale" an der medizinischen Fakultät in Paris du Nord.

Auf Deutsch erschienen sind von ihm u. a. folgende Werke: *Lehrbuch der viszeralen Osteopathie* (Bd. 1 u. 2), *Traumatologie in der Osteopathie*, *Die Botschaften unseres Körpers*, *Die Sprache unserer Gelenke*, *Gelenke – ein neuer osteopathischer Behandlungsansatz*, *Manipulation kranialer Nerven*, *Manipulation peripherer Nerven*, *Manipulation viszeraler Gefäße*, *Viszerale Osteopathie in der Gynäkologie*, *Osteopathie für die Prostata*, *Manuelle Thermodiagnose*.

Literatur

Schmidt S. Interview mit Jean-Pierre Barral. Osteopathische Medizin 2008; 3: 22–25

Angelina Böttcher

Barriere *f*; *Etym.:* franz. *barrière* „Absperrung, Schranke"; *engl.:* Barrier

Kontext: Behandlung, Diagnostik

Als Barriere wird der Punkt bezeichnet, welcher die Bewegungsamplitude einer Artikulation begrenzt.

Jede Artikulation weist eine anatomische Barriere auf. Diese wird von der anatomischen Beschaffenheit des menschlichen Körpers vorgegeben. Der Punkt der physiologischen Barriere kann durch willkürliche Bewegung des → Patienten erreicht werden und weist eine weich elastische Gewebequalität (→ Gewebebeschaffenheit) auf.

Bauchbeschwerden, funktionelle

Restriktive Barrieren limitieren den Bewegungsumfang innerhalb der physiologischen Grenze. Die Ursache für eine Barriere kann im Bewegungssegment selber liegen oder von einer veränderten Gewebebeschaffenheit hervorgerufen werden. Sie charakterisiert sich durch eine veränderte pathologische palpatorische Eigenschaft und kann über die Qualität des → Endgefühls bei einer passiven Bewegungsprüfung genauer klassifiziert werden.

Vgl. → Bewegungsprüfung, passive.

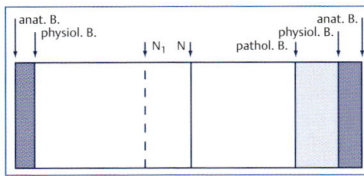

Barrierephänomen.
anat. B. = anatomische Barriere; physiol. B. = physiologische Barriere; pathol. B. = pathologische Barriere; N = Punkt der Neutralstellung des Gelenks; N_1 = Punkt der verschobenen Neutralstellung bei pathologischer Barriere. (Kraft K, Stange R. Lehrbuch Naturheilverfahren. Stuttgart: Hippokrates; 2009: 266, Abb. 17.2)

Literatur
Greenman PE. Lehrbuch der Osteopathischen Medizin. 3. Aufl. Stuttgart: Haug; 2005
Liem T, Dobler TK. Leitfaden Osteopathie: Parietale Techniken. 3. Aufl. München: Urban & Fischer in Elsevier; 2010
Schildt-Rudloff K, Sachse J. Wirbelsäule – Manuelle Untersuchungen und Mobilisationsbehandlung für Ärzte und Physiotherapeuten. 5. Aufl. München: Urban & Fischer in Elsevier; 2008
Jana Lehmann

Bauchbeschwerden, funktionelle *f*; *engl.*: Functional bowel disorders; *Syn.*: funktionelle Darmbeschwerden

Kontext: Innere Medizin

Symptomkomplex mit Bauchbeschwerden, der nicht auf organische Ursache zurückzuführen ist. Funktionelle Bauchbeschwerden werden aktuell klassifiziert nach den Rome-III-Kriterien (2006):

- auf den mittleren und unteren Gastrointestinaltrakt bezogene Beschwerden (Bauchschmerzen, Blähungen, Stuhlunregelmäßigkeiten, Durchfall, Verstopfung)
- unter Ausschluss anderer Krankheiten, die die Symptome ausreichend erklären
- erstmaliges Auftreten vor mindestens 6 Monaten, mit Beschwerden an mindestens 3 Tagen pro Monat während der letzten 3 Monate
- mindestens 2 der folgenden Zeichen:
  - Besserung durch Defäkation
  - Beginn mit Änderung der Stuhlfrequenz
  - Beginn mit Änderung von Stuhlkonsistenz und -aussehen

Arten funktioneller Darmstörungen:
- Reizdarmsyndrom
- funktionelle Blähungen
- funktionelle Verstopfung
- funktionelle Diarrhöe
- nicht näher spezifizierte funktionelle Darmstörung

Ätiologie: Funktionelle Darmbeschwerden lassen sich durch eine Wechselwirkung somatischer und psychosozialer Krankheitsfaktoren in Prädisposition, Auslösung und → Chronifizierung erklären. Die → Schmerzen setzen oft zusammenfallend mit Lebenskrisen, Verlusterfahrungen oder mit Erlebnissen sexueller oder körperlicher Gewalt ein oder treten beim Verlust an sozialer Unterstützung auf. Parallel dazu bestehen häufig auch Ängste und depressive Verstimmungen.

Epidemiologie: 20–25 % der Bevölkerung berichten über chronische oder rezidivierende Bauchbeschwerden. Nur bei einer Minderheit finden sich organische Ursachen.

Therapie: Schulmedizinisch eine Kombination von Psychotherapie, Entspannungstraining und medikamentöser Behandlung (Spasmolytika, Probiotika, Phytotherapeutika, eventuell auch Antidepressiva); osteopathisch eine befundbezogene viszerale Behandlung sowie Behandlung der Stressachse.

Literatur
Häuser W, Layer P, Henningsen P, Krui W. Funktionelle Darmbeschwerden bei Erwachsenen. Dtsch Arztebl Int 2012; 109: 83–93
Layer P, Andresen V, Pehl C, Allescher H, Bischoff SC, Classen M. Irritable bowel syndrome: German consensus guidelines on definition, pathophysiology and management. Z Gastroenterol 2011; 49: 237–293
Angelina Böttcher

Beckenbodenfunktion *f*; *engl.*: Pelvic floor function

Kontext: Biomechanik

Der bindegewebig-muskulöse Boden der Beckenhöhle hat in der osteopathischen Betrachtungsweise keine dauerhaft haltenden, sondern regulierende und verschließende Funktionen.

Die von kranial einwirkenden Drücke werden vom knöchernen, ligamentären, bindegewebigen und muskulären System des Beckens auf den Beckenring zu den unteren Extremitäten umgeleitet. Auf das kleine Becken wirken im Idealfall nur geringe Druckkräfte ein, die dann wiederum über das Bindegewebe so verteilt werden, dass der untere Beckenverschluss regulierend arbeiten kann.

Der Beckenboden hat folgende Funktionen:
- Sicherung und Lage der Bauch- und Beckenorgane
- Unterstützung des Verschlusses von Anus und Urethra
- reflektorisches Anspannen beim Husten, Niesen, Lachen etc.
- Loslassen bei Defäkation, Miktion, Teilen der Sexualfunktion sowie bei Geburten

Durch den Zug der Fascia thoracolumbalis und die Beckenposition kann sich in der tiefen Hocke der mechanische Verschluss des Beckenbodens am besten öffnen. Daher eignet sich diese Position besonders gut für Geburten und die Defäkation.

Angelina Böttcher

Beckenbodenschwäche *f*; *engl.:* Pelvic floor weakness; *Syn.:* Beckenbodeninsuffizienz, -hypotonie

Kontext: Biomechanik, Pathologie

Als Beckenbodenschwäche bezeichnet man eine erworbene Störung, bei der der Beckenboden seine Funktionen nicht mehr ausreichend ausführen kann (vgl. → Beckenbodenfunktion).

Eine Hypotonie des Beckenbodens tritt z. B. nach natürlichen Geburten, nach Operationen oder durch Schädigungen der versorgenden peripheren Nerven aus dem Plexus lumbosacralis auf. Übergewicht begünstigt eine Beckenbodenschwäche.

Eine Beckenbodenschwäche kann mit den Symptomen Inkontinenz oder Organptosen (vgl. → Ptose) einhergehen oder diese verursachen, es besteht jedoch keine grundsätzliche Kausalität. Bei Organptosen und Inkontinenz ist in der Regel eine erhöhte Spannung (Hypertonie) des Beckenbodens zu finden. Häufig ist er palpatorisch schmerzempfindlich.

Das intensive Training einer hypertonen Beckenbodenmuskulatur ist aus osteopathischer Sicht kontraindiziert. Die angemessene osteopathische Therapie bestünde in diesem Fall u. a. in der Verbesserung der Druckverteilung und Arbeit an den haltenden Strukturen der Organe.

Angelina Böttcher

Beckenfunktionsstörung *f*; *engl.:* Pelvic dysfunction

Kontext: Parietale Osteopathie

Kommt es innerhalb der gelenkigen Verbindungen unter den Knochen oder im Bereich des muskulären Beckenbodens zu Dysfunktionen, spricht man von einer Beckenfunktionsstörung.

Dies kann beispielsweise der Fall sein nach Entbindung, wenn sich das Becken nach der Schwangerschaft nicht optimal regenerieren kann und z. B. eine Blasenfunktionsstörung der Mutter zurückbleibt.

Das Becken wird gebildet aus dem Os coxae der einen Seite, bestehend aus Os ilium (Darmbein), Os ischium (Sitzbein) und Os pubis (Schambein), aus dem Os coxae der Gegenseite sowie dem Os sacrum (Kreuzbein), dem Os coccygis (Steißbein) und dem muskulären Beckenboden.

Vgl. → Iliumdysfunktionen, → Kreuzbeindysfunktionen.

Tobias Krug

Beckenpyramide *f*; *engl.:* Pelvic cylinder

Kontext: Biomechanik

Die Beckenpyramide bezeichnet den, unter physiologischen Druckverhältnissen, entlasteten Teil des kleinen Beckens.

Im skelettalen System wird der durch die Schwerkraft auf das Becken wirkende Druck über den Beckenring aufgefangen und über die Hüftgelenke in die untere Extremität weitergegeben. Im Idealfall ist das muskuläre System weitestgehend entlastet. Der obere Raum des Beckens wird auch als großes Becken bezeichnet. Der untere Anteil ist die Beckenpyramide.

Angelina Böttcher

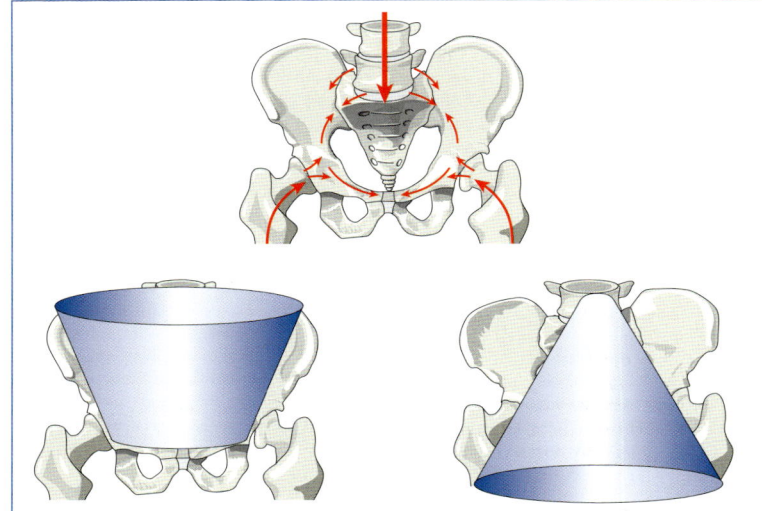

Beckenpyramide. (nach einer Vorlage von Prof. Renzo Molinari [GB])

Beckenschiefstand *m*; *engl.:* Pelvic malposition
Kontext: Parietale Osteopathie
Als Beckenschiefstand wird eine Abweichung der Symmetrie im Bereich der Beckenkämme (Cristae iliacae), der Tubera ischiadica oder der gelenkigen Verbindungen des Beckens (Iliosakralgelenk, ISG) bezeichnet.
Hierbei muss eine physiologische → Fehlhaltung des Beckens bzw. der unteren Extremitäten von einer anatomischen Fehlstellung des Beckens bzw. knöchernen Asymmetrie der unteren Extremitäten unterschieden werden (vgl. → Asymmetry).
Muskulär bedingte Fehlhaltungen, die eventuell aufgrund von → Kompensationsmustern entstehen, sind hierbei leichter reversibel als knöcherne Fehlstellungen, die z. B. durch Geburtstraumata oder Hüftdysplasien hervorgerufen wurden.
Tobias Krug

Beckenverwringung *f*; *engl.:* Pelvic torsion
Kontext: Parietale Osteopathie
Als Verwringung wird eine Verdrehung bezeichnet, in diesem Fall der einen Beckenseite gegen die andere. Die beteiligten Gelenke sind hierbei beide Iliosakralgelenke (Artt. iliosacrales) sowie die Symphyse (Art. symphysis).

Eine physiologische Verdrehung des Beckens besteht beim normalen Gangbild, wenn ein Bein während der Schwungbeinphase nach vorne gebracht wird (→ Flexion in einem Hüftgelenk, Art. coxae), während das andere Bein noch am Boden fixiert bleibt und sich im anderen Hüftgelenk in die → Extension bewegt. Hierbei findet eine Bewegung sowohl in den beiden Iliosakralgelenken wie auch in der Symphyse statt, welche beim nächsten Schritt umgekehrt wird.
Eine dysfunktionelle Beckenverwringung liegt vor, wenn die Asymmetrie (vgl. → Asymmetry) in Symphyse oder Iliosakralgelenk auch ohne Bewegungsänderung bestehen bleibt. Dies kann sowohl gelenkige, knöcherne wie auch muskuläre Ursachen haben und die umliegenden Organe beeinflussen, z. B. Blase oder Hüftbeuger (M. iliopsoas).
Tobias Krug

Becker, Rollin (D.O.) *m*
Kontext: Kraniale Osteopathie, biodynamische Osteopathie, SCTF
Rollin Becker (*1910, †1996) gilt als Begründer der biodynamischen Osteopathie.
Er wuchs in einem osteopathisch geprägten Umfeld auf. Sein Vater, Arthur D. Becker, hatte noch unter → A. T. Still als Lehrer gearbeitet. Er gradu-

ierte 1932 an der → ASO und praktizierte 13 Jahre in Michigan.

1944 traf Becker → W. G. Sutherland, in dessen Kursen er erstmalig 1948 kraniale Osteopathie unterrichtete. Als Mitarbeiter und Freund blieb er Sutherland bis zu dessen Tod 1954 eng verbunden. 1949 ließ sich Becker in Texas nieder, wo er bis 1989 arbeitete. 1962–1979 war er Präsident der → SCTF. Becker kann als einer der Begründer der biodynamischen Osteopathie bezeichnet werden (vgl. → Biodynamik).

In den Veröffentlichungen seiner Schriften durch Rachel Brooks *Leben in Bewegung* 2007 (*Life in Motion* 1997) und *Stille des Lebens* 2007 (*The Stillness of Life* 2000) werden die Grundbegriffe der kranialen und biodynamischen Osteopathie erläutert und das Ringen um ein Verständnis der Wirkkräfte einer nicht der klassischen Naturwissenschaft verpflichteten Osteopathie im politischen und philosophischen Kontext deutlich.

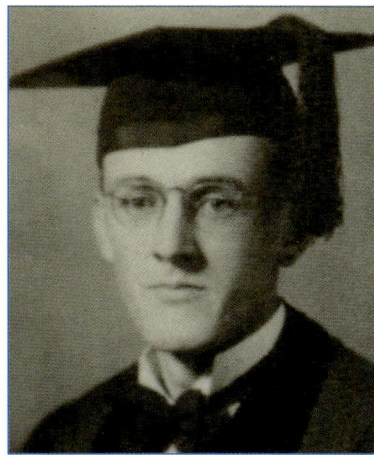

Rollin Becker D.O. (Rollin Becker [1934], Kirksville College of Osteopathy Museum of Osteopathic Medicine, Kirksville, MO [1994.60.06], image altered | Museum of Osteopathic Medicine, Kirksville, MO)

Literatur
Becker R. Leben in Bewegung & Stille des Lebens. Pähl: Jolandos; 2007
Friederike Kaiser

Befreiung, direkte/indirekte *f*; *engl.:* Release

Kontext: Techniken, Behandlung

Mit der Befreiung einer anatomischen Struktur wird das Lösen einer Blockierung, Dysfunktion oder allgemein die Aufhebung einer Bewegungseinschränkung beschrieben.

Bei der direkten Behandlung wird die Einschränkung entgegengesetzt zur Dysfunktionsrichtung, also in die eingeschränkte Richtung, gelöst. Das kann auch mit → Impuls geschehen (vgl. → HVLA, → Thrust).

Bei der indirekten Technik wird in die Richtung der freien Beweglichkeit, also in die Dysfunktionsrichtung, behandelt.

Vgl. → Release.
Matthias Pieper

Begleitreaktion, viszerosomatische *f*;

Etym.: lat. *reactio* „Rückhandlung"; *viscum* „Eingeweide", griech. *sōma* „Körper"; **engl.:** Side effect, viscero-somatic

Kontext: Viszerale Osteopathie

Im Zusammenhang mit einer viszeralosteopathischen Behandlung auftretende → Reaktionen des Stütz- und Bewegungsapparats, die entweder neurologisch über afferente Bahnen des → autonomen Nervensystems oder humoral über ausgeschüttete Botenstoffe vermittelt werden.

Eine viszerale → Afferenz kann durch Umschalten im lateralen Seitenhorn des Rückenmarks sowohl oligosegmental die motorische Efferenz der Haltungsmuskeln im Sinne eines → fazilitierten Segments auslösen als auch polysegmental komplexe somatische Reaktionen wie die Spannung der gesamten Bauchwandmuskulatur durch z. B. eine Appendizitis bedingen.

Parasympathische Begleitreaktionen können ebenfalls lokal begrenzt sein wie eine vagusbedingte Heiserkeit nach Ösophagusbehandlung, aber auch sehr komplex wie eine Änderung der Spannung der Gehörknöchelchen im Mittelohr durch den M. tensor tympani durch genau dieselbe Ösophagusbehandlung.

Kommt es im Rahmen einer → viszeralen Dysfunktion zu kompensatorischen somatischen Reaktionen, spricht man von → Motrizität. Neben der viszerosomatischen Begleitreaktion können auch viszerokutane Reaktionen (z. B. Schwitzen), viszerovaskuläre (die Durchblutung eines Gewebes betreffende) und viszeroviszerale (ein anderes Organ betreffende) Begleitreaktionen auftreten.

Vgl. → Reflex, viszerosomatischer.

Literatur

Trepel M. Neuroanatomie: Struktur und Funktion. 5. Aufl. München: Urban & Fischer in Elsevier; 2011

Ralf Vogt

Behandlung, minimale *f*; *engl.:* Minimal treatment

Kontext: Techniken, Behandlung

Beruhend auf dem → A. T. Still zugeordneten Zitat „find it, fix it, leave it alone" (finde sie, behebe sie, lasse sie in Ruhe – hierbei ist die Dysfunktion gemeint) wird ein minimalistisches Behandlungskonzept schon dem Begründer der Osteopathie zugeschrieben.

Innerhalb der Bandbreite der osteopathischen Vorgehensweisen finden verschiedene maximale bis minimale Konzepte Anwendung. So könnte z. B. das → General Osteopathic Treatment (→ GOT) als maximale, die → Specific Adjusting Technique (→ SAT) als minimale Behandlung bezeichnet werden.

Tobias Dobler

Behandlungsstrategie *f*; *engl.:* Management plan

Kontext: Diagnostik, Behandlung, Therapie

Sowohl innerhalb einer therapeutischen Sitzung wie auch für die kommenden Therapieeinheiten plant der Osteopath bestimmte Behandlungsabläufe.

So kann eine Behandlung beispielsweise wie folgt aufgebaut sein:
- → Anamnese
- Befund
- Behandlung
- Retest
- Managementplan

Der Managementplan beinhaltet die Behandlungsstrategie für die kommenden Therapieeinheiten (Behandlungshäufigkeit und -intervall). Hierbei muss die → Anpassung des Organismus berücksichtigt werden, die bereits innerhalb einzelner Behandlungen einen Strategiewechsel erforderlich machen kann.

Tobias Krug

Beinlängendifferenz *f*; *engl.:* Leg length discrepancy

Kontext: Anatomie

Eine Beinlängendifferenz beschreibt eine funktionelle oder strukturelle Beinlängendiskrepanz, die erworben bzw. angeborenen Ursprungs sein kann.

Die strukturelle Längendifferenz ist gekennzeichnet durch eine tatsächliche Längendifferenz, hervorgerufen durch Verkürzung oder Verlängerung skelettärer Abschnitte.

Zur klinischen Bestimmung der Differenz kann der Abstand zwischen vorderem Beckenkamm (Spina iliaca anterior superior, SIAS) und dem lateralen Malleolus beider unteren Extremitäten verglichen werden. Weiterhin werden Röntgen- und CT-Verfahren (Computertomografie) hierfür eingesetzt.

Literatur

Diehl N, Grün U, Steimer O. Beinlängendifferenz < M 21.79 > . Homburg: Klinik für Orthopädie und Orthopädische Chirurgie, Uniklinikum Saarland; 2005

Karolin Krell

Bent Twigs *m*; *Etym.:* engl. *bent* „gebogen, gekrümmt"; *twig* „(dünner) Ast"

Kontext: Philosophie

→ W. G. Sutherland beschreibt als Bent Twigs die → Kompression einer oder beider Okziputkondylen bzw. die Blockierung der Atlantookzipitalgelenke und die damit einhergehenden Asymmetrien (vgl. → Asymmetry).

Er führt aus, dass diese bei Säuglingen und Kleinkindern geburtsbedingt oder bei Erwachsenen aufgrund späterer → Traumata auftreten können. Nach Sutherland können sie als → Anpassung Dysfunktionsmuster wie Torsion oder Sidebending-Rotation an der Synchondrosis sphenobasilaris (SSB) verursachen. Vgl. → Rotation, → Seitneigung, → Torsionsbewegung.

Das Bild der krumm gewachsenen Zweige verwendete Sutherland in seinem Buch *Teachings in the Science of Osteopathy* (1990), das unter dem deutschen Titel *Unterweisungen in der Wissenschaft der Osteopathie* im Jahr 2004 erschienen ist.

Literatur

Hartmann C, Hrsg. Das große Sutherland-Kompendium: Die Schädelsphäre. Einige Gedanken. Unterweisungen in der Wissenschaft der Osteopathie. 2. Aufl. Pähl: Jolandos; 2013

Sutherland WG, Wales AL, Hrsg. Teachings in the Science of Osteopathy. Portland, OR: Rudra Press; 1990

Matthias Pieper

Bewegungsgrenze *f*; *engl.:* Range of movement barrier

Kontext: Diagnostik, Behandlung

Diese begrenzt Bewegungen von Geweben und Strukturen (z. B. Gelenken). Unterschieden werden folgende Formen:

Physiologische Bewegungsgrenze: Gelenkbewegungen werden durch die Zunahme der Spannung elastischer Gewebe (Muskeln, Bänder, Kapsel) begrenzt. Die physiologische Bewegungsgrenze eines Gelenks befindet sich innerhalb dieser sog. elastischen Zone. Das durch diese Spannung begrenzte aktive Bewegungsausmaß ist hierbei meist geringer als das passive Bewegungsausmaß.

Anatomische Bewegungsgrenze: Sie liegt im Bereich zwischen physiologischer Bewegungsgrenze und sog. plastischer Zone. Die plastische Zone bezeichnet den Bereich, in dem Gewebe bei Belastung über die physiologische Bewegungsgrenze hinaus Schaden erleidet (durch Verformung, Risse etc.).

Pathologische Bewegungsgrenze: Durch Gewebeveränderung auftretende abnormale Bewegungsgrenze, testbar z. B. durch Seitenvergleich. Weitere Bewegung an dieser Grenze führt meist zur Schmerzprovokation.

Tobias Dobler

Bewegungspalpation f

Vgl. → Bewegungstest.

Tobias Dobler

Bewegungsprüfung, aktive f; *engl.:* Active movement examination

Kontext: Diagnostik

Die aktive Bewegungsprüfung ist ein grundlegendes diagnostisches Verfahren zur Erfassung der aktiven, vom → Patient selbst erbrachten → Mobilität eines Gelenks oder einer Funktionskette (z. B. vom Arm oder Rumpf).

Der Patient bewegt induziert durch willkürliche Muskelkraft das Gelenk innerhalb der physiologischen → Barrieren. Die anatomische Barriere kann aktiv nicht erreicht werden. Bei der aktiven Bewegungsprüfung ist zu beachten, dass alle möglichen Bewegungsparameter des Gelenks in die → Untersuchung einbezogen werden. Der Therapeut erhält somit Auskünfte über folgende Eigenschaften:

- Bewegungsfähigkeit (neuromuskuläre Situation)
- Bewegungsbereitschaft (kann bei → Schmerz gehemmt sein)
- Bewegungsumfang (Gelenksituation)
- Bewegungsqualität

Literatur
Bartrow K. Untersuchen und Befunden in der Physiotherapie. Berlin, Heidelberg: Springer; 2012

Dölken M. Physiotherapie in der Orthopädie. 2. Aufl. Stuttgart: Thieme; 2009
Greenman PE. Lehrbuch der Osteopathischen Medizin. 3. Aufl. Stuttgart: Haug; 2005

Jana Lehmann

Bewegungsprüfung, passive f; *engl.:* Passive movement examination

Kontext: Diagnostik

Die passive Bewegungsprüfung ist ein diagnostisches Verfahren zur Erfassung der passiven → Mobilität eines Gelenks.

Der Therapeut führt eine passive Bewegung aus. Dabei richtet er den palpatorischen Fokus auf die Qualität der Bewegung, insbesondere auf das Bewegungsende. Dadurch soll der Therapeut in der Lage sein, ein physiologisches von einem pathologischen → Endgefühl zu unterscheiden. Diagnostiziert werden können einerseits Bewegungseinschränkungen, andererseits der Zustand der → Hypermobilität. Mit einer passiven Bewegungsprüfung können sowohl die Funktionsbewegungen als auch das → Joint Play der Gelenke untersucht werden. Die passive Bewegungsprüfung schließt nicht nur den Bewegungsumfang der aktiven Bewegung ein, zusätzlich wird der Bewegungsumfang zwischen der physiologischen und anatomischen → Barriere untersucht.

Bei der passiven Bewegungsprüfung auftretender → Schmerz führt immer zu einer erhöhten Muskelspannung und kann somit das Ergebnis der passiven → Untersuchung stark beeinflussen.

Literatur
Greenman PE. Lehrbuch der osteopathischen Medizin. 3. Aufl. Stuttgart: Haug; 2005
Lewit K. Manuelle Medizin bei Funktionsstörungen des Bewegungsapparates. 8. Aufl. München: Urban & Fischer in Elsevier; 2007
Schildt-Rudloff K, Sachse J. Wirbelsäule – Manuelle Untersuchungen und Mobilisationsbehandlung für Ärzte und Physiotherapeuten. 5. Aufl. München: Urban & Fischer in Elsevier; 2008

Jana Lehmann

Bewegungstest m; *engl.:* Motion testing

Kontext: Diagnostik

Mit Bewegungstests lässt sich die freie bzw. eingeschränkte Beweglichkeit eines Gelenks testen. Bewegungstests können aktiv (durch Bewegung des → Patienten; vgl. → Bewegungsprüfung, aktive) oder passiv (Osteopath führt die Bewegung aus, Patient lässt locker; vgl. → Bewegungsprüfung, passive) durchgeführt werden. Zusätzlich wird getestet, wie sich das Gewebe am Bewegungsende anfühlt (vgl. → Endgefühl).

Matthias Pieper

Bindegewebselastizität

Bindegewebselastizität f; **Etym.:** griech. *elastós* „getrieben, dehnbar"; **engl.:** Connective tissue elasticity; **Syn.:** Gewebeelastizität, -verformbarkeit

Kontext: Diagnostik, Physiologie

Verformbarkeit des Bindegewebes auf einen Reiz hin.

Die Elastizität des Gewebes ist abhängig vom Elastingehalt. Elastin gehört zu den Strukturproteinen, weil es in seiner Funktion für Formgebung und Halt verantwortlich ist. Insbesondere sorgt es für die Dehnungsfähigkeit großer Blutgefäße wie der Aorta. Elastin ist auf Dehnung oder → Kompression vorbereitet und ermöglicht die Verformbarkeit des Gewebes auf einen Reiz hin. Der Verlust dieser Fähigkeiten führt zur Überlastung des Gewebes, wodurch sich Läsionen ergeben können.

In der Osteopathie kann durch verschiedene Tests (z. B. Dehnungs- und Kompressionstests) die Elastizität und damit die Verformbarkeit des Gewebes beurteilt und ggf. wiederhergestellt werden.

Vgl. → Elastizität, → Läsion, osteopathische. *Claudia Hafen-Bardella*

Biodynamik f; **Etym.:** griech. *bíos* „lebens-, das Leben betreffend" u. *dynamikós* „vermögend, wirksam, mächtig, stark"

Kontext: Historische Bedeutung

Die Substantivierung des Adjektivs „dynamisch" fand zunächst bei Leibniz 1692 als „Lehre von der Dynamik" ihre Anwendung. Gängig wurde der Begriff Dynamik in der 2. Hälfte des 18. Jahrhunderts in Deutschland als „Lehre von der Bewegung der Körper durch Krafteinwirkung".

Der englische Begriff „biodynamics" umfasst ohne ideologische Wertung die Kräfte, die bei der Entstehung und Entwicklung von lebendigen Wesen wirken. Im deutschsprachigen Raum hingegen wurde die Biodynamik zu Beginn des 20. Jahrhunderts als kritische Gegenbewegung ins Leben gerufen, die der üblichen Lehrmeinung, die Entwicklung lebendiger Wesen lasse sich ausschließlich auf genetisch gesteuerte physikalische und chemische Kräfte zurückführen, widersprach. Gesucht wurde die Existenz anderer Wirkmechanismen, die Erklärungen für Phänomene boten, die durch nicht materiell nachweisbare, also metaphysische, Kräfte verursacht wurden. Daraus entstanden alternative Modelle sowohl zum Verständnis und zur Behandlung von Krankheiten als auch in der Landwirtschaft.

Kontext: Biodynamische Psychologie, Körperpsychotherapie

Die biodynamische Psychologie von Gerda Boyesen (*1922, †2005) hat ihre Wurzeln u. a. in den Konzepten von Wilhelm Reich und Carl Gustav Jung. Es wird die These vertreten, dass es keine Trennung von → Körper, → Geist und → Seele gibt. Gefühle werden verkörpert, d. h., es gibt diesem Konzept zufolge keine vom Körperempfinden losgelöste Psyche.

Therapeutische → Interventionen beinhalten Berührung, Massagen, auch des Darms, Arbeit mit Bildmaterial und Gespräche. Das Ziel besteht darin, im Körper eingeschlossene Gefühle ausdrücken zu können, zu verdauen und damit die Lebenskraft wieder ins Fließen zu bringen. Verspannungen in allen Körpergeweben werden gelöst und angstgesteuerte neurotische, im Körper gespeicherte Haltemuster abgebaut. Ähnlich wie in der Osteopathie besteht die therapeutische Haltung darin, dass die Klienten → Selbstheilungskräfte besitzen, die durch die Interventionen nur angestoßen und im Verlauf des Prozesses unterstützt werden.

Die therapeutische Arbeit kann ohne Sprache erfolgen und ist daher geeignet, auch Spannungen zu bearbeiten, die in der vorsprachlichen Phase (im 1. Lebensjahr) entstanden sind.

Kontext: Biodynamische, anthroposophische Landwirtschaft

Abkürzung des Begriffs: biologisch-dynamische Landwirtschaft. Die Grundsätze, nach denen biodynamischer Landbau, Viehzucht, Saatgutproduktion und Landschaftspflege betrieben werden, entspringen einer Sammlung von Vorträgen, die Rudolf Steiner 1924/25 hielt. Als Folge der immer schlechter werdenden Qualität der Lebensmittel im Rahmen der sich ausweitenden Massenproduktion lenkte die anthroposophisch orientierte biodynamische Landwirtschaft ihr Augenmerk auf eine mehr geistige Sichtweise bei der Herstellung von Lebensmitteln.

Die Idee eines ganzheitlichen „landwirtschaftlichen Organismus", eine „wesensgemäße" Erkenntnis der physischen Stoffe, die verwendet werden, und deren Aufgabe als „Träger geistiger Kräfte" bilden eine Orientierung für lebendige, die Lebenskraft unterstützende Produkte. Die Marke „Demeter" steht bis heute in der Tradition dieses Gedankenguts.

Kontext: Osteopathische Diagnose- und Therapiemodelle

Geschichte: In der osteopathischen Literatur wird u. a. → Robert C. Fulford (D.O.) als Pionier der biodynamischen Osteopathie bezeichnet. Anstatt bei der Befunderhebung auf grobmotorische Bewegungsdefizite zu achten, lenkte er sein Augenmerk auf einen Mangel an „subtle motions", sog. feine, energetische, von der Lebenskraft initiierte Bewegungen.

Hauptsächlich jedoch wird → Rollin Becker als Begründer des biodynamischen Konzepts in der Osteopathie angesehen. Er entwickelte als Mitglied der → SCTF die zusammen mit → W. G. Sutherland erarbeiteten Forschungsergebnisse in der kranialen Osteopathie weiter. Die Verwendung von Begriffen wie → Tide, → Potency, → Fulkrum lässt sich auf ihn zurückführen.

Die heute im deutschsprachigen Raum verbreitete biodynamische Osteopathie basiert auf einem Konzept der Biodynamik, das an das embryologische Entwicklungskonzept des deutschen Anatomen Erich Blechschmidt (*1904, †1992) angelehnt ist. Dieser vertrat die Überzeugung, dass die Gestaltungskräfte, die neben dem genetischen Code bei der Embryogenese wirken, einem biodynamischen, überindividuellen Einfluss entspringen und so ein Mensch in seiner frühesten Entwicklung schon von dem morphogenetischen Umfeld geprägt wird.

Therapiekonzept: Ein biodynamisch arbeitender Osteopath behandelt demzufolge weniger die Gewebestruktur eines → Patienten als vielmehr sein morphogenetisches Feld. Dabei sieht sich der Therapeut nicht als Akteur, sondern befindet sich gemeinsam mit dem Patienten in einer dynamischen Balance, und versteht sich als Fulkrum, d. h. Stützpunkt, zwischen dem Feld und Patienten. Auf diese Weise ist eine Lösung für das an der biomechanischen Osteopathie immer wieder kritisierte ethische Problem gefunden, dass das Krankheitsverständnis des Therapeuten die Dysfunktion des Patienten überhaupt erst konstituiert: Der Therapeut überträgt nicht sein persönliches Konzept von → Gesundheit auf den Patienten, sondern er lässt die Gesundheit des Patienten zu.

Dies ist insbesondere von Bedeutung bei der Behandlung von Kindern, deren System als sehr sensibel angesehen wird (vgl. → Kinderosteopathie). Die Organe werden in ihrer embryologischen Entwicklung betrachtet, Störungen auch auf Einflüsse der vorgeburtlichen Phase zurückgeführt und über die vorsichtige und respektvolle Betrachtung und Balancierung der Bewegung des → primären Atmungsmechanismus (PAM) gelöst. Als Akteur der Heilung bei einer biodynamischen Behandlung wird die → Potency (→ Lebenskraft) oder der Atem des Lebens → (Breath of Life) angesehen.

Kritische Betrachtung: Die biodynamische Osteopathie wird häufig als spirituelle, esoterische Behandlungsform und damit als unwissenschaftlich kritisiert. Es besteht zu Recht die Frage, ob Osteopathie als manuelle Behandlungsmethode nicht tatsächlich den Einsatz biomechanischer → Mobilisationen erfordert. Andererseits erlaubt die moderne Biophysik für beide Konzepte eine wissenschaftliche Erklärung ihrer Wirkung und der Streit könnte damit beigelegt werden, dass sowohl biodynamische als auch biomechanische Behandlungen erfolgreiche Osteopathie versprechen.

Literatur
Becker R. Leben in Bewegung & Stille des Lebens. Pähl: Jolandos; 2007
Möckel E, Mitha N, Hrsg. Handbuch der pädiatrischen Osteopathie. 2. Aufl. München: Urban & Fischer in Elsevier; 2009
Oschman JL. Energiemedizin: Konzepte und ihre wissenschaftliche Basis. 2. Aufl. München: Urban & Fischer in Elsevier; 2009
Friederike Kaiser

Biogen *Etym.:* griech. *bíos* „Leben" u. *génos* „Geschlecht, Abstammung, Herkunft"; *engl.:* Biogenic, biogen

Kontext: Philosophie

Biogen wird als Adjektiv in der modernen deutschen Sprache im Kontext der Verfahrenstechnik oder Abfallverwertung verwendet, um die Herkunft bestimmter Stoffe als „aus der Natur stammend" zu kennzeichnen (z. B. biogene Kompoststoffe, biogene Amine).

In der klassischen osteopathischen Philosophie verwendet → A. T. Still den Begriff als Adjektiv und Substantiv in einem naturphilosophischen Kontext. Er widmet das Kapitel XI seines Buches *Philosophy and Mechanical Principles of Osteopathy* (PMPO) der Erläuterung dieses Begriffs: Auf der Suche nach einem Verständnis der Elemente, die das Lebendige in der Natur ausmachen, findet er als irdischen Anteil Bewegung („motion") und Kraft („power"), als himmlischen Anteil Wissen („knowledge") und Weisheit („wisdom"). Erst die aktive Verbindung beider Anteile erschafft Lebendiges, „generiert" Leben. Dies ist für ihn eine mögliche Antwort auf die immer wiederkehrende Frage, welche Kraft die Transformation von auf der Erde verfügbaren materiellen Substanzen zu lebendigen Wesen, Menschen, Tieren, Pflanzen, möglich macht.

Still verwendet den Begriff als Adjektiv im modernen, oben genannten Sinn, der Gebrauch des Substantivs bietet allerdings einen Deutungsspielraum. Paul Lees Übersetzung „Bioplasma, Protoplasma" versucht beide Elemente, d. h. die materielle Bezugsebene der Zelle in einer pluripotenten Matrix sowie die metaphysische Bezugsebene der schöpferischen → Lebenskraft, zu verknüpfen.

"Life terrestrial has motion and power; the celestial bodies have knowledge or wisdom. Biogen is the lives of the two in united action, that give motion and growth to all things. Thus we have life terrestrial, or the power to move, and the wisdom from the celestial to govern all motions of worlds and beings, by union of the life of space and the life of matter." (Still 1902, S. 251)

Literatur
Still, AT. Philosophy and Mechanical Principles of Osteopathy. Kansas City: Hudson-Kimberly Publishing Company; 1902
Lee PR. Interface: Mechanisms of Spirit in Osteopathy. Portland, Orlando: Stillness Press; 2005
Friederike Kaiser

Biomechanik *f*; *Etym.:* griech. *bíos* „lebens-, das Leben betreffend" u. *mēchaniké* „die Kunst, Maschinen zu erfinden und zu bauen"; *engl.:* Biomechanics
Kontext: Medizinisches Fachgebiet, Biophysik
Biomechanik ist eine interdisziplinäre Wissenschaft, die sich mit den Bewegungsabläufen in biologischen Systemen auseinandersetzt.
Als interdisziplinäres Fachgebiet baut die Biomechanik auf den Kenntnissen von Biologie, Sportphysiologie, Mechanik, Neurophysiologie und Anatomie auf. Die beiden Teildisziplinen sind die äußere und die innere Biomechanik:
- Die äußere Biomechanik beschäftigt sich mit der Beobachtung, Darstellung und Beschreibung der mechanischen Prozesse und Eigenschaften.
- Die innere Biomechanik konzentriert sich auf physiologische, chemische, biochemische Mechanismen und regulatorische Aspekte von Bewegungsabläufen.

Jan Porthun

BLT *f*; *engl.:* BLT-technique; *Syn.:* Balanced Ligamentous Tension
Kontext: Techniken, Behandlung
Bei der BLT-Technik richtet sich der Fokus der Behandlung auf ligamentäre und artikuläre Strukturen.
Das Gewebe, welches behandelt werden soll, wird durch genaueste → Palpation des Therapeuten in einen Zustand der maximalen Entspannung (engl. „state of ease") gebracht. Dazu nutzt der Therapeut alle möglichen Bewegungsparameter des zu behandelnden Gelenks aus.
Über das → Stacking wird das Gelenk in allen Freiheitsgraden durch minimale passive Bewegungen in die Position der größten Freiheit eingestellt. Das bedeutet, es wird erst der → State of Ease zwischen → Extension und → Flexion eingestellt, dann zwischen → Rotation und Lateralflexion (→ Seitneigung) und anschließend zwischen → Traktion und → Kompression. Am Ende des Stackings sollte die Struktur am Punkt der größten Freiheit balanciert werden. Diese Position wird gehalten, bis eine vollständige Gewebeentspannung eintritt und sich der → PRM frei entfalten kann.

Literatur
Langer W, Hebgen E, Hrsg. Lehrbuch Osteopathie. Stuttgart: Haug; 2012
Strunk A. Fasziale Osteopathie: Grundlagen und Techniken. 2. Aufl. Stuttgart: Haug; 2015
Jana Lehmann

BMT *f*
Vgl. → Balanced Membranous Tension, → Point of Balanced Membranous Tension.
Jan Porthun

Body Sway *m*; *Etym.:* engl. *body* „Körper"; *to sway* „schwingen, schaukeln, schwanken, wiegen"; *Syn.:* Körperschwankung
Kontext: Körperhaltung, Balance, Diagnostik
Während der statischen Haltung sowie bei dynamischen Prozessen (z. B. beim Gehen) entstehende kleine Bewegungen, die dazu dienen, die Balance zu halten.
Diese sind messbar als Verlagerung des Massezentrums des Körpers über dem Bodenkontaktpunkt in einem bestimmten Zeitraum.
Die osteopathische → Diagnostik verwendet die Beobachtung des Body Sway (meist im aufrechten Stand), um Rückschlüsse auf die Gesamtbalance des Körpers zu ziehen.
Tobias Dobler

Bogensehne f; engl.: Bowstring
Kontext: Anatomie

Anteriore Faszienkette des Körpers, die ein Gegengewicht zur Spannung der dorsalen Ketten bildet.

Je nach Autor leicht abweichend werden folgende Strukturen dazugezählt:

- Fascia masseterica (und Mm. masseter und buccinator)
- Fascia submandibularis (und M. digastricus)
- Fascia cervicalis superficialis
- Sternum
- Lig. triangulare (sinistrum)
- Lig. teres hepatis
- Linea alba und Umbilicus
- Fascia praesacralis
- Beckenboden
- Tractus iliotibialis
- Membrana interossea cruris

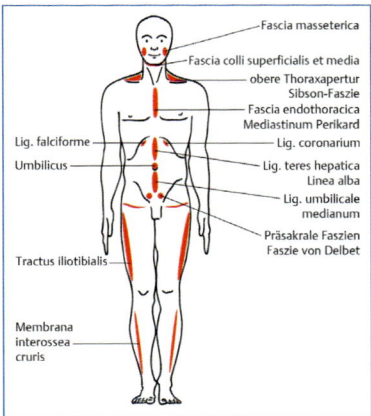

Bogensehne. (Strunk A. Fasziale Osteopathie: Grundlagen und Techniken. 2. Aufl. Stuttgart: Haug; 2015: 77, Abb. 6.47)

Literatur
Speece CA, Crow WT, Simons SL. Osteopathische Körpertechniken nach W. G. Sutherland: Ligamentous Articular Strain (LAS). Stuttgart: Hippokrates; 2003
Strunk A. Fasziale Osteopathie: Grundlagen und Techniken. 2. Aufl. Stuttgart: Haug; 2015
Matthias Pieper

Bonesetting n; Etym.: engl. bone „Knochen" u. setting „einrenken, positionieren, setzen, stellen, legen"; engl.: Bonesetting; Syn.: Chiropraktik
Kontext: Geschichte

Das Einrenken von Knochen.

Die Technik des Einrenkens von Knochen ist so alt wie die Fähigkeit von Menschen, manuell für → Gesundheit bzw. Beschwerdefreiheit zu sorgen. Es gibt in allen Kulturen der Welt Hinweise darauf, dass diese Technik praktiziert und an medizinisch Eingeweihte oder an Familienmitglieder weitergegeben wurde. Dies gilt sowohl für das Einrenken luxierter oder subluxierter Knochen der Extremitätengelenke, z. B. der Hüfte oder Schulter, als auch für das Wissen über generelle Zusammenhänge zwischen einer Fehlstellung von Rippen- und/oder Wirbelgelenken und organischen Erkrankungen oder vegetativen → Funktionsstörungen. Daniel David Palmer (*1846, †1913) gab diesem alten Wissen mit dem Begriff → Chiropraktik einen Namen und erhob damit einen Besitzanspruch auf die Vermarktung dieser Behandlungsmethode.

→ A. T. Still, der seine medizinische Praxis 1875 in Kirksville noch mit der Berufsbezeichnung „magnetischer Heiler" (magnetisches Heilen, vgl. → Magnetismus) eröffnete, begann ab ca. 1883 das Bonesetting in sein Repertoire aufzunehmen und warb ab diesem Zeitpunkt bis ca. 1890 mit dem Begriff „Lightning Bone Setter" (Blitzeinrenker) für seine Arbeit.

Literatur
Trowbridge C. Andrew Taylor Still, 1828–1917. 4. Aufl. Pähl: Jolandos; 2006
Friederike Kaiser

Bowles, Charles (D.O.) m
Kontext: Geschichte

Charles Bowles (*1903, †26.06.1984).

Der amerikanische Osteopath Charles Bowles (D.O.) ist einer der Entwickler der → funktionellen Techniken und gilt zusammen mit → Harold V. Hoover und → William Johnston als Pionier dieser indirekten Techniken. Seinen Abschluss machte er 1928 am Massachusetts College of Osteopathy. Durch Palpationstests und funktionelle Übungen verfeinerte und erweiterte er die Arbeiten von Hoover.

Literatur
Chaitow L. Positional Release-Techniken in der Manuellen Medizin und Osteopathie. München, Jena: Urban & Fischer; 2003
Jones LH. Strain-Counterstrain. Osteopathische Behandlung der Tenderpoints. 2. Aufl. München: Urban & Fischer in Elsevier; 2005
Robert Nier

Breath of Life, Atem des Lebens *m*;
Etym.: engl. *breath of life* „Atem des Lebens";
Abk.: BOL
Kontext: Kraniale Osteopathie, biodynamische Osteopathie
Ausdruck der Lebenskraft.
Der Breath of Life (BOL) wird von → W. G. Sutherland als ein Synonym für → Lebenskraft eingeführt und ist für ihn die Ursache und der Motor des → primären Atmungsmechanismus (PAM). Die uralte Erkenntnis, dass das Atmen der Grundausdruck des Lebendigen in einem Organismus darstellt, und die biblische Überlieferung, dass Gott dem aus Ton geschaffenen ersten Menschen Leben „einhaucht", sind historisch für die Assoziation von Atem als Lebenskraft verantwortlich.
Im osteopathischen Kontext wird die inhärente Bewegung des PAM mit Inspiration und Exspiration (Ein- und Ausatmung) beschrieben. Zwischen beiden Atmungsbewegungen liegt die → Stille. Die Lebenskraft und damit ihr heilendes Wirken wird in dieser Atmungsbewegung aktiv. Damit ist die primäre Atmung als Ausdruck der Lebenskraft auch ein Referenzparameter für die Anwesenheit von → Gesundheit im Organismus. Vgl. → Exspiration, kraniosakrale, → Inspiration, kraniosakrale.
→ Rollin Becker ersetzte den Begriff Lebenskraft durch → Potency.
Literatur
Becker R. Leben in Bewegung & Stille des Lebens. Pähl: Jolandos; 2007
Friederike Kaiser

British School of Osteopathy *f*; *Abk.:* BSO
Kontext: Osteopathische Organisationen, Geschichte
Die BSO wurde 1917 in London gegründet und ist somit die älteste Osteopathieschule in Europa. Einer der Mitbegründer der BSO war → John M. Littlejohn, welcher selbst an der → ASO bei → A. T. Still studierte und gleichzeitig auch Physiologie lehrte.
Seit 2008 bietet die BSO den Abschluss M. Ost (Masterabschluss in Osteopathie) an. Außerdem werden Aufbaustudiengänge für Postgraduierte angeboten. Unter dem Dach der BSO befindet sich zudem die größte osteopathische Klinik. Schirmherrin ist Prinzessin Anne, Princess Royal des britischen Königshauses.
Matthias Pieper

Burns, Louisa (D.O.) *f*
Kontext: Geschichte, Philosophie
Louisa Burns (*1870, †1958).
Louisa Burns arbeitete als Lehrerin, bis sie an spinaler Meningitis erkrankte und durch eine erfolgreiche osteopathische Behandlung wieder gesundete. Daraufhin besuchte sie das Pacific College of Osteopathy und graduierte 1903. Anschließend unterrichtete und forschte sie dort lange Jahre als Professorin für Physiologie. Es folgte der Abschluss Master of Science am Borden Institute of Indiana.
Ab 1908 begann eine langjährige und erfolgreiche Zusammenarbeit mit dem A. T. Still Research Institute, während der sie u. a. das Konzept der osteopathischen Läsion untersuchte (vgl. → Läsion, osteopathische). Ihre Versuche an Tieren bewiesen den Zusammenhang von organischen Störungen und Schädigungen bestimmter Wirbelsäulensegmente. Als einer der führenden Köpfe der osteopathischen Forschung gründete sie später ein eigenes Forschungslabor in Los Angeles. Gegen Ende ihres Lebens, 1950, widmete sie sich vermehrt der Forschung durch Einzelfallstudien („human case studies").

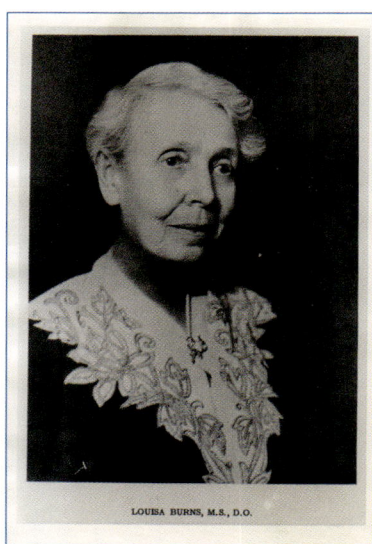

Louisa Burns D.O. (Louisa Burns, n.d., Museum of Osteopathic Medicine Biographic Files. | Museum of Osteopathic Medicine, Kirksville, MO)

Sie war Mitglied der American Osteopathic Association, veröffentlichte 5 Bücher und mehrere wissenschaftliche Aufsätze.

Vgl. → Tierversuch.

Literatur

Burns L. Value of human case reports. Clinical Osteopathy 1950; 46: 546–551

California State Library. May 2013 Women's History Calendar – Louisa Burns (1870–1958). Im Internet: http://www.library.ca.gov/calhist/calendar5–4.html, Stand: 25.04.2015

Frymann VM. Die gesammelten Schriften von Viola M. Frymann, DO: Das Erbe der Osteopathie für Kinder. Pähl: Jolandos; 2007

Gevitz N. The DOs: Osteopathic Medicine in America. 2nd ed. Baltimore, London: Johns Hopkins University Press; 2004

Friederike Kaiser

Buskirk, Richard van (D.O.) m

Kontext: Geschichte

Dr. Richard van Buskirk (D.O.) ist Neurowissenschaftler und Osteopath.

Er verfasste zahlreiche Artikel über Nozizeption und zur → somatischen Dysfunktion und schrieb das Buch *Foundations for Osteopathic Medicine*. Die auf ihn zurückzuführenden → Still-Techniken sollen der Arbeitsweise bzw. den Techniken von → A. T. Still am nächsten kommen.

Literatur

Chaitow L. Positional Release-Techniken in der Manuellen Medizin und Osteopathie. München, Jena: Urban & Fischer; 2003

Robert Nier

Cannon-Böhm-Punkt *n*; *Etym.:* benannt nach Gottfried Böhm (*1880, †1952); *engl.:* Cannon-Böhm point
Kontext: Neuroanatomie, autonomes Nervensystem

Morphologisch nicht klar abgegrenzter Punkt im letzten Drittel des quer verlaufenden Kolons, der den Übergang vom kranialen zum sakralen Parasympathikus darstellt.

Der Cannon-Böhm-Punkt ist benannt nach Gottfried Böhm (*1880, †1952), Röntgenologe aus München, und bezeichnet einen Punkt, der im letzten Drittel des Colon transversum angesiedelt ist. Hier endet die parasympathische Innervation durch den N. vagus. Distal davon wird die parasympathische Versorgung durch die Nn. splanchnici pelvici geleistet. Da sich beide Innervationsgebiete überlappen und es individuelle Unterschiede gibt, ist der Cannon-Böhm-Punkt keine festgelegte anatomische Struktur. Embryologisch endet am Cannon-Böhm-Punkt der Mitteldarm und beginnt der Enddarm.

Literatur
Kahle W, Frotscher M. Taschenatlas der Anatomie. Bd. 3: Nervensystem und Sinnesorgane. 11. Aufl. Stuttgart: Thieme; 2013
Ulfig N. Kurzlehrbuch Neuroanatomie. Thieme; 2008
Marie-Louise Seyen

Cant Hook *m*; *Etym.:* engl. cant hook „Kanthaken"; *engl.:* Pivot technique, Cant Hook technique
Kontext: Kraniosakrale Osteopathie, Techniken
Technik der → kraniosakralen Osteopathie.

Ursprünglich bezeichnet Cant Hook ein Werkzeug, das aus einer Holzstange mit einem beweglichen Metallhaken am unteren Ende besteht. Es wurde zum Greifen und Bewegen von Stämmen in der Holzgewinnung eingesetzt.

In Anlehnung daran wurden bestimmte Techniken in der kraniosakralen Osteopathie als Cant-Hook-Techniken bezeichnet, z. B. zur Behandlung der Sutura sphenofrontalis. Dabei wird einer der zu mobilisierenden Knochen zwischen Daumen und Zeige- bzw. Mittelfinger gehalten, der Daumen befindet sich dabei an der Gegenseite der zu behandelnden Sutur. Das → Disengagement

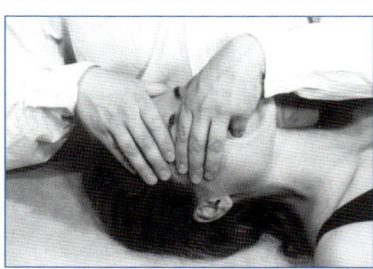

Cant-Hook-Technik für die Sutura sphenofrontalis rechts. (Liem T. Praxis der Kraniosakralen Osteopathie. 3. Aufl. Stuttgart: Hippokrates; 2010: 36, Abb. 2.6)

an der Sutur erfolgt um den Daumen wie um einen → Drehpunkt herum.

Literatur
Liem T. Praxis der Kraniosakralen Osteopathie. 3. Aufl. Stuttgart: Haug; 2010
Matthias Pieper

Chaitow, Leon (D.O.) *m*
Kontext: Geschichte
Leon Chaitow (*07.12.1937).

Leon Chaitow, geboren in Pietersburg (heute: Polokwane), Northern Transvaal, South Africa, ist Osteopath, Akupunkteur und Naturopath (M.R. O., N.D.). Er wurde als Erster von der Regierung in England offiziell als Osteopath anerkannt und ist Autor von über 70 Büchern zu Themen wie → PRT, myofasziale Triggerpunkte (→ Triggerpunkt, myofaszialer), → MET und anderen neuromuskulären Techniken. Die → integrierte neuromuskuläre Inhibitionstechnik (INIT) als eine Kombination klassischer osteopathischer Verfahren wurde durch ihn entwickelt.

Literatur
Chaitow L. Positional Release-Techniken in der Manuellen Medizin und Osteopathie. München, Jena: Urban & Fischer; 2003
Robert Nier

Challenge *f*; *Etym.:* engl. challenge „Herausforderung"
Kontext: Behandlung, Diagnostik, Kinesiologie
Technik, bei der Gewebe provoziert wird, um eine → Reaktion zu erhalten, die diagnostisch oder therapeutisch verwendet werden kann.

Der Begriff stammt ursprünglich aus der angewandten Kinesiologie. Dort werden diagnostische → Muskeltests, die nach der Anwendung einer Provokation oder Applikation ausgeführt werden, Challenge genannt.

Literatur
Frost R. Applied Kinesiology: A Training Manual and Reference Book of Basic Principles and Practices. Berkeley, CA: North Atlantic Books; 2013
Tobias Dobler

Chapman, Frank (D.O.) m

Kontext: Geschichte, Reflexe

Frank Chapman (*05.05.1871, †02.01.1931), Arzt und Osteopath.

Dr. Frank Chapman entdeckte die neurolymphatischen Reflexpunkte (sog. Chapman-Punkte).
Er stellte empirisch fest, dass sich → Funktionsstörungen der inneren Organe in klar definierten Bereichen am Körper widerspiegeln können. 1920 beschrieb er erstmals bestimmte Verquellungszonen in der Oberflächenfaszie, die sich bei → Palpation oftmals hirsekornartig oder wie verhärtete Stränge anfühlen. Es folgten systematische Untersuchungen und klinische Forschungen seiner Beobachtungen für diagnostische und therapeutische Zwecke. 1937 wurden seine Erkenntnisse über diese → Reflextheorie von Charles Owens zusammengetragen und veröffentlicht.
Vgl. → Reflexpunkt, neurolymphatischer.

Literatur
Weber KB, Bayerlein R. Neurolymphatische Reflextherapie nach Chapman und Goodheart: Anwendung in Manueller Medizin, Osteopathie und Ortho-Bionomy. 3. Aufl. Stuttgart: Haug; 2014
Robert Nier

Chauffour, Paul (D.O.) m

Kontext: Geschichte, Mechanical Link

Paul Chauffour (*05.03.1940) ist ein französischer Osteopath, der durch die Entwicklung des Therapie- und Behandlungskonzepts → Mechanical Link international bekannt wurde.

Seine osteopathische Grundausbildung erhielt er an der European School of Osteopathy (ESO) in Maidstone, England. Er praktiziert in Lyon, Frankreich.

Bereits 1978 begann P. Chauffour die Grundelemente des Mechanical Link zu verstehen, in seiner Praxis ausschließlich mit dieser Methode zu arbeiten und an den ersten Osteopathieschulen zu unterrichten. Ab 1990 entwickelte und erweiterte er zusammen mit Eric Prat (D.O.), die → Diagnostik und Behandlung nach dem Mechanical Link. Seit 2012 ist das Mechanical-Link-Konzept, das heute international gelehrt wird, in Frankreich und Deutschland auch Teil der Grundausbildung an Ganztagsschulen.

Chauffour veröffentlichte diverse internationale Publikationen, u. a. *Le Lien Mécanique Ostéopathique, substrat anatomique de l'homéostasie* im Jahr 1985 (Koautor: Dr. Jean Marie Guillot). Weitere Publikationen folgten gemeinsam mit Eric Prat.
Claudia Hafen-Bardella

Chiropraktik f; Etym.: griech. *cheír* „Hand" u. *prâxis* „Tätigkeit"; engl.: Chiropractic

Kontext: Geschichte

Therapeutisches Konzept zur Behandlung der Gelenke.

Die Chiropraktik ist eine der Osteopathie verwandte Behandlungsmethode, deren Konzept darauf beruht, durch die Wiederherstellung der normalen Gelenkbeweglichkeit speziell der Wirbelsäulensegmente nicht nur Beschwerden des Bewegungsapparats, sondern auch der inneren Organe zu heilen.

Der Begründer der Chiropraktik, Daniel David Palmer (*1846, †1913), war ursprünglich ebenso wie → A. T. Still ein magnetischer Heiler (→ Magnetismus, magnetisches Heilen). Er kam 1893 als Patient nach Kirksville. Nach einigen Behandlungen kehrte er zurück nach Iowa und begann 2 Jahre später, seine „Entdeckung" Chiropraktik zu veröffentlichen. Andere Quellen führen seine Technik auf Jim Atkinson zurück. Palmer rühmte sich damit, der Erste zu sein, der die Dorn- und Querfortsätze der Wirbel als → Hebel für die Reposition verwendete.

1898 gründete Palmer die 1. Schule für Chiropraktik. Von Osteopathen wurde dies als Konkurrenz zur Osteopathie aufgefasst, da sich angeblich die chiropraktischen kaum von den osteopathischen Techniken unterscheiden ließen.

Nach Deutschland kam die Chiropraktik erstmals 1927 durch einen vorübergehend in den USA lebenden Pastor, Gustav A. Zimmer. Er gründete in Dresden eine Ausbildungsstätte für Chiropraktik und Osteopathie, die allerdings in der Zeit des Nationalsozialismus verboten wurde. Sein Nachfolger, der Nürnberger Heilpraktiker Willi Schmidt, führte die Ausbildung nach dem Krieg ab 1959 in der Arbeitsgemeinschaft für Chiropraktik und Osteopathie weiter.
Friederike Kaiser

Chronifizierung f; Etym.: griech. *chrónos* „die Zeit"; engl.: Chronification

Kontext: Pathologie, Diagnostik

Bestehen von Krankheiten und Pathologien, die sich langsam entwickeln und lange andauern.

Laut → WHO liegt eine Chronifizierung vor, wenn einer oder mehrere der folgenden Punkte zutreffen:

a) Vorliegen einer dauerhaften Krankheit
b) Behinderung, die nach Erkrankungen andauernd besteht
c) Vorliegen einer nicht rückgängigen krankhaften Veränderung nach einer Erkrankung
d) Erkrankungen benötigen spezielle Therapien für den Rehabilitationsprozess bzw. es ist wahrscheinlich, dass Erkrankungen eine länger andauernde Beobachtung verlangen.

Weiterhin bezeichnet Chronifizierung den Prozess von vorübergehenden zu persistierenden Erkrankungen und Beschwerden.

Karolin Krell

Clara-Schema *n*

Kontext: Neurophysiologie, Reflexzonen, Dermatome

Ein von M. Clara erarbeitetes Dermatomschema. Wie auch bei Braus und Elze sind dies → Dermatome, die durch Freilegung bzw. Präparation der Spinalnerven bis zur Subkutis definiert wurden. Sie sind von Epidermisdermatomen (z. B. nach Head oder Hansen und Schliack), welche durch die klinischen Untersuchungen entstanden sind, abzugrenzen. Vgl. → Head-Zonen.

Literatur
Wancura-Kampik I. Segment-Anatomie: Der Schlüssel zu Akupunktur, Neuraltherapie und Manualtherapie. 2. Aufl. München: Urban & Fischer in Elsevier; 2010

Robert Nier

Übersicht über die segmentale Versorgung der inneren Organe

Organe	Rückenmarkssegmente			
	Sympathikus	N. vagus	Nn. pelvici	N. phrenicus
Herz und Aorta ascendens	Th_1–Th_4 (Th_5)	C_2, Gesicht		(C_2) C_3, C_4 (C_5)
Lunge und Bronchien	(Th_1) Th_2–Th_5 (Th_6–Th_9)	C_2, Gesicht		(C_2) C_3, C_4 (C_5)
Ösophagus	Th_4, Th_5 (Th_6)	C_2, Gesicht		
Magen — Kardia	(Th_5) Th_6, Th_7	C_2, Gesicht		(C_2) C_3, C_4 (C_5)
Magen — Korpus	Th_7, Th_8			
Pylorus	Th_8, Th_9			
Dünndarm und Colon ascendens Appendix	(Th_9) Th_{10}–L_1 (T_{12}, L_1 rechts)	C_3, Gesicht		
Colon descendens und Rektum	L_1–L_3		S_2–S_5	
Leber und Gallenblase	(Th_7) Th_8–Th_{11}	C_2, Gesicht		(C_2) C_3, C_4 (C_5)
Pankreas	Th_8 (links)			
Niere	Th_{10}–L_1			
Ureter	(Th_8) Th_9–L_2			
Harnblase	Th_{11}–L_1 (L_2, L_3)		S_2–S_5	
Hoden und Nebenhoden	(Th_{11}) Th_{12}–L_3			
Ovarium und Adnexe	(Th_{12}) L_1–L_3			
Uterus	(Th_{12}) L_1–L_3		S_2–S_5 (?)	
Mamma	Th_4–Th_6			

Clara-Schema. (Barop H. Lehrbuch und Atlas Neuraltherapie. 2. Aufl. Stuttgart: Haug; 2014: 103, Abb. 11.1)

Clinical Reasoning *n*; *Etym.:* engl. *clinical* „klinisch"; *reasoning* „Argumentation, Beweisführung"
Kontext: Diagnostik, Behandlung, Therapie
Clinical Reasoning beschreibt den Prozess der Denk- und Entscheidungsprozesse während der Diagnosestellung und im Verlauf der Therapie, die durch medizinisches Fachpersonal genutzt werden.
Zentrale Elemente des Clinical Reasoning sind:
- Wissen: fachspezifisches Wissen, klinische Erfahrung
- Kognition: Aufstellen von Hypothesen, die z. B. durch klinische Testverfahren bestätigt oder verworfen werden
- Metakognition: Reflexion eigener Gedanken und Handlungen während der Beweisführung

Literatur
Klemme B, Siegmann G. Clinical Reasoning. Therapeutische Denkprozesse lernen. 2. Aufl. Stuttgart: Thieme; 2014
Karolin Krell

Continuum Distorsion *f*; *Etym.:* engl. *continuus* „zusammenhängend"; lat. *distorsio* „Verdrehung"; **Abk.:** CD; **engl.:** Continuum Distortion
Kontext: Fasziendistorsionsmodell (FDM), manuelle Therapie nach Typaldos
Distorsionstyp, basierend auf faszialen Störungen.
Bei der CD kommt es zu einer Störung der Übergangszone zwischen → Faszie und Knochen. Die sog. Übergangszone ist härter als die Faszie, jedoch gleichzeitig flexibler als der Knochen. → Patienten berichten über einen stechenden, punktuellen → Schmerz und deuten mit einem Finger auf die Distorsion. Die Behandlung besteht aus großem Druck auf die CD, bis diese sich aufgelöst hat.
Es sind 2 Arten bekannt:
- **Evertierte Continuum Distorsion** (engl.: everted Continuum Distortion; Abk.: eCD): Bei Distorsionen kann die Faszie einen Teil der Übergangszone „herausziehen".
- **Invertierte Continuum Distorsion** (engl.: inverted Continuum Distortion; Abk.: iCD): Wenn der fasziale Anteil in der Übergangszone größer ist, handelt es sich um eine „invertierte CD". Bei dieser besteht für den Therapeuten zusätzlich die Möglichkeit einer Manipulationsbehandlung (→ Manipulation).

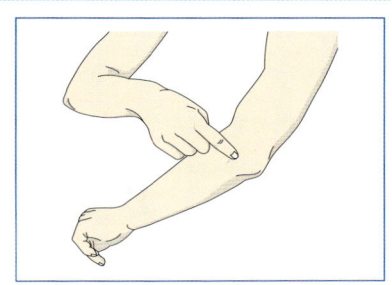

Körpersprache bei Continuum Distorsion.

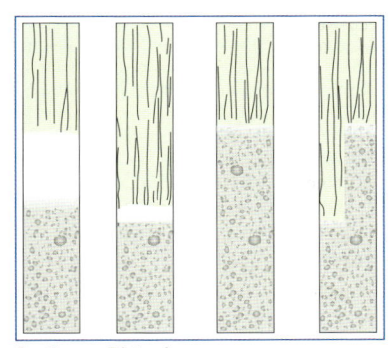

Continuum Distorsion.
oben: Faszie, Mitte: Übergangszone, unten: Knochen.

Literatur
Römer F. Praktisches Lehrbuch zum Fasziendistorsionsmodell. Wolfenbüttel: Institut für Fasziale Osteopathie; 2011
Typaldos S. Fasziendistorsionsmodell. Klinische und theoretische Anwendung des Fasziendistorsionsmodells in der medizinischen und chirurgischen Praxis. 4. Aufl. Wolfenbüttel: Institut für Fasziale Osteopathie; 2011
Frank Römer

Core *m*; *Etym.:* engl. *core* „Zentrum, Mitte"
Kontext: kraniale Osteopathie
Generelle Bezeichnung der Körpermitte.
Innerhalb der kranialen Osteopathie definiert als die Verbindungen der sog. reziproken duralen Spannungsmembran, die nach → Sutherland die kraniale inhärente unwillkürliche Bewegung auf das Kreuzbein überträgt.
Vgl. → Core Link, → Spannungsmembran, reziproke.
Tobias Dobler

Core Link m; *Etym.:* engl. *core* „Kern, Kernstück"; *link* „Verbindung, Bindeglied"
Kontext: Kraniosakrale Osteopathie, Techniken
Als Core Link wird die Dura mater spinalis bezeichnet.
Sie ist die Kernverbindung bzw. bedeutsamstes Bindeglied zwischen Schädel (Os occipitale) und Kreuzbein innerhalb des Konzepts der → kraniosakralen Osteopathie. Laut → Sutherland ist das Sakrum durch die intraspinale reziproke Spannungsmembran (die Kernverbindung zwischen Schädel- und Beckenschale) mit dem Os occipitale verbunden. Auf diese Weise können traumatische Ereignisse, die das Becken betreffen, den kraniosakralen Mechanismus stören und Einfluss haben auf den Schädel und letztlich auf den gesamten Körper und dort Störungen hervorrufen.
Ob die spinale Dura mater durch ihren Füllungszustand (→ Liquor cerebrospinalis) so sehr gespannt ist, dass sie die Mikrobewegungen des → PRM vom Os sacrum zum Os occipitale und damit auf den Schädel übertragen kann, wird kontrovers diskutiert und ist bislang nicht belegbar.
Vgl. → Spannungsmembran, reziproke.

Literatur
Liem T. Praxis der Kraniosakralen Osteopathie. 3. Aufl. Stuttgart: Haug; 2010
Liem T. Kraniosakrale Osteopathie: Ein praktisches Lehrbuch. 6. Aufl. Stuttgart: Haug; 2013
Magoun HI. Osteopathy in the Cranial Field. Kirksville: Journal Printing Co.; 1951
Sutherland WG. Contributions of Thought. 2nd ed. Fort Worth: Sutherland Cranial Teaching Foundation; 1967
Matthias Pieper

Counternutation f
Vgl. → Gegennutation.
Tobias Krug

Cranial Rhythmic Impulse m; *Abk.:* CRI
Kontext: Kraniosakrale Osteopathie, Techniken
Der CRI wurde 1961 von J. M. Woods und R. H. Woods, beides Psychiater und osteopathische Ärzte, geprägt, um den Ausdruck des → PRM am Schädel zu bezeichnen.
Ursprünglich bezog er sich auf Bewegungen mit einer → Frequenz von 10–14 pro min. Es sollte damit nicht osteopathisch arbeitenden Ärzten die Möglichkeit gegeben werden, die Bewegungen des PRM am Schädel zu palpieren, ohne mit dem kraniosakralen Konzept von → Sutherland vertraut zu sein.

Literatur
Liem T. Kraniosakrale Osteopathie: Ein praktisches Lehrbuch. 6. Aufl. Stuttgart: Haug; 2013

Woods JM, Woods RH. A physical finding related to psychiatric disorders. J Am Osteopath Assoc 1961; 9: 983–993
Matthias Pieper

Craniomandibuläre Dysfunktion f; *Abk.:* CMD; *engl.:* Craniomandibular disorder/dysfunction
Vgl. → Dysfunktion, kraniomandibuläre.
Karolin Krell

Creep n; *Etym.:* engl. *to creep* „kriechen" u. *creep* „Widerling, Fiesling, Ekel, Spion, Leisetreter"
Kontext: Viszerale Osteopathie
Fühlbares Nachgeben einer Struktur im Sinne der → Viskoelastizität.
Feststoffe zeigen Kriechverhalten, wenn die Zugkraft den elastischen Widerstand des Kristallgitters überwindet und Verformung zulässt. Es bezeichnet die zeit- und temperaturabhängige plastische Verformung unter Last.
In der Osteopathie ist hiermit meist eine wahrnehmbare Spannungsänderung im Gewebe, z. B. bei indirekten Balancetechniken, gemeint, die häufig mit einem Gefühl der Verformung oder des „schmelzenden" Widerstands einhergeht. Es gibt bisher nur wenig validierte Studien zum Creep-Verhalten biologischer Gewebe, außer im Bereich der Bindegewebs- bzw. Faszienforschung, bei der mit speziellen Messinstrumenten (z. B. Ultraschall-Elastografie, Myoton) die Eindringtiefe im Verhältnis zur Fläche und der aufgewandten Kraft gemessen wird. Creep könnte auch eines der Release-Zeichen bei Anwendung membranöser Balancetechniken sein (vgl. → Release).

Literatur
Winkler J, Aurich H. Taschenbuch Technische Mechanik. 8. Aufl. München: Carl Hanser; 2005
Ralf Vogt

Crowding f; *Etym.:* engl. *crowding* „Engstand"
Kontext: Positional Release Techniken, Behandlung
Der fazilitierende Anteil einer FPR-Technik (→ fazilitierter Positional Release).
Nach der Einstellung der Gewebe in eine gelöste Position wird das Irritationszentrum zusätzlich durch eine Annäherung der beteiligten Gewebe komprimiert.

Literatur
Chaitow L. Positional Release-Techniken in der Manuellen Medizin und Osteopathie. München, Jena: Urban & Fischer; 2003
Robert Nier

Deflexion *f*; *Etym.:* lat. *deflectere* „abbiegen, ablenken"; *engl.:* Deflection
Kontext: Allgemeine Medizin
Ein Wegbiegen aus der natürlichen Position findet sich beim Ungeborenen in einer Bewegung des Kinns weg von der eigenen Brust, wodurch der Fötus in eine Streckhaltung gelangt.
Die Deflexion mündet schlussendlich entweder in einer Vorderhaupts-, Stirn- oder Gesichtslage, je nachdem, wie stark diese ausgeprägt ist und welcher Schädelanteil somit zuerst bei der Geburt durch den Geburtskanal tritt.
Tobias Krug

Dekoaptation *f*; *Etym.:* lat. *de-* „gegen, von … weg" u. *cooptare* „hinzuwählen, ergänzen"; *engl.:* Traction, decoaptation
Kontext: Techniken, manuelle Therapie
Mit Dekoaptation wird in der Osteopathie wie auch in der manuellen Medizin die Separation der Gelenkflächen eines Gelenks bezeichnet, die z. B. während einer → Traktion oder einer → Manipulation geschieht.
Der gegenteilige Begriff der Koaptation bezeichnet demgegenüber das Zusammenfügen getrennter Strukturen, z. B. das Einrichten der Knochenenden nach einer Fraktur.
Matthias Pieper

Dekompensation *f*; *Etym.:* lat. *de-* „gegen, von … weg" u. *compensare* „ausgleichen"; *engl.:* Decompensation
Kontext: Dysfunktion
Hierunter versteht man eine Wegbewegung von einer Ausgleichsreaktion (→ Kompensation), wenn eine Dysfunktion durch den Organismus nicht mehr ausgeglichen werden kann.
Beispielsweise kann eine kardiale Dekompensation erfolgen, indem sich durch Arteriosklerose der Blutdruck erhöht, der wiederum zu einer erhöhten Belastung des Herzmuskels führt. Das Herz kann diese Dysfunktion anfangs durch eine Verstärkung der Muskulatur kompensieren, wird aber zu einem bestimmten Zeitpunkt an die Grenze seines → Adaptationsvermögens stoßen, wodurch einige Gewebe zu wenig über das Blut versorgt werden oder es zur Ödembildung aufgrund des verlangsamten Blutstromes kommt.

Eine Dekompensation im Bereich des Verdauungstraktes liegt z. B. vor, wenn die fasziale Gleitfläche des Darms auf den → Faszien des M. iliopsoas als Folge eines entzündlichen Prozesses beeinträchtigt wird. Da der Darm in seiner Beweglichkeit eingeschränkt ist, wird seine Funktion behindert und es kommt zu einer sog. Malabsorption, einer schlechten Verwertung der aufgenommenen Speisen und Flüssigkeiten. Der Darm kann diesen Zustand eine Weile mit erhöhtem Muskeltonus kompensieren, was jedoch einen erhöhten Energieverbrauch nach sich zieht und somit schlussendlich in einer Hypoaktivität des Verdauungssystems mündet.
Tobias Krug

Dekompression *f*; *Etym.:* lat. *de-* „gegen, von … weg" u. *compressio* „das Zusammendrücken"; *engl.:* Decompression
Kontext: Techniken, Behandlung
Technik zur Lösung komprimierter, gestauchter bzw. bewegungseingeschränkter Strukturen.
Dekompressionen können durch → Traktionen an Extremitätengelenken oder Traktionstechniken an der Wirbelsäule erfolgen. Auch die Behandlung zur Dekompression der Synchondrosis sphenobasilaris (SSB) zählt dazu.

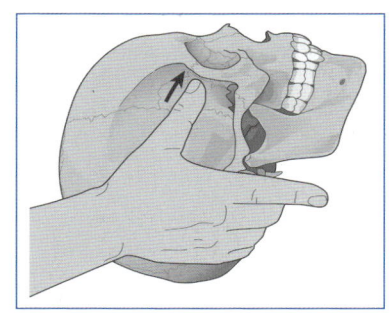

Dekompression der SSB. (Liem T. Kraniosakrale Osteopathie: Ein praktisches Lehrbuch. 6. Aufl. Stuttgart: Haug; 2013: 556, Abb. 20.10)

Literatur
Liem T. Praxis der Kraniosakralen Osteopathie. 3. Aufl. Stuttgart: Haug; 2010
Matthias Pieper

Denslow, J. Stedman (D.O.) *m*
Kontext: Geschichte, Physiologie
J. Stedman Denslow (*1906, †1982) machte sich einen Namen als der erste osteopathische For-

scher, dessen Ergebnisse in einem wissenschaftlich anerkannten Journal publiziert wurden.

Als Absolvent des Chicago College of Osteopathy verschrieb er sich Ende der 1930er-Jahre der osteopathischen Grundlagenforschung. Auf der Suche nach Geldgebern kam er in Kontakt mit einflussreichen Wissenschaftlern der Rockefeller Foundation, die ihn zwar nicht finanziell, aber methodologisch und bei der Publikation seiner Ergebnisse unterstützten.

Er entwickelte ein eigenes elektromyografisches Gerät zur Messung des Tonus im Bereich der paravertebralen Muskulatur. Anders als → Louisa Burns reduzierte er seine Forschungsfragen auf kleine wissenschaftlich nachweisbare Aspekte und erreichte so, dass er und sein Forschungsteam am Forschungszentrum in Kirksville die segmentale muskuläre Tonuserhöhung als neurophysiologische Wirkung einer osteopathischen Dysfunktion an 30 freiwilligen Probanden nicht nur messen und nachweisen konnten, sondern auch die Ergebnisse zwischen 1941 und 1943 im *Journal of Neurophysiology* und *American Journal of Physiology* vorstellen durften.

Nach dem 2. Weltkrieg wurde sein Forschungsteam in Kirksville durch → Irwin M. Korr erweitert. Zusammen konnten sie 1947 nachweisen, dass durch eine Dysfunktion → fazilitierte Segmente schneller und auf kleinere Reize hin kontrahieren als nicht irritierte Segmente.

Literatur

Denslow, JS. Soft tissues in areas of osteopathic lesion. Journal of the American Osteopathic Association. 1947; 46. In: Beal MC, ed. Selected Papers of JS Denslow, DO. 1993 Year Book. Indiana, IN: American Academy of Osteopathy; 1993: 144–149

Gewitz N. The DOs: Osteopathic Medicine in America. 2. Aufl. Baltimore, London: Johns Hopkins University Press; 2004: 104–106

Lewis JR. Wer waren eigentlich Denslow und Korr? DO 2013; 3: 35–38

Friederike Kaiser

Depression *f*; **Etym.:** franz. *dépression* „Niederdrückung, Senkung"; **engl.:** Depression
Kontext: Dysfunktion

Hierbei gilt es zu unterscheiden zwischen der psychologischen Definition einer Depression, auf die hier nicht näher eingegangen werden soll, und einer als Depression bezeichneten Bewegung, z. B. der Rippen.

Bei jeder Ausatembewegung der Lunge (→ Exhalation/→ Exspiration) werden die Rippen kaudalwärts geführt, bei der Einatembewegung (→ Inhalation/→ Inspiration) kranialwärts. Während die Bewegung der Rippen nach kranial als → Elevation bezeichnet wird, bezeichnet man ihre kaudalgerichtete Bewegung als Depression.

Tobias Krug

Dermalgiereflex *m*; **Etym.:** griech. *dérma* „Haut" u. *álgēsis* „Schmerz"; lat. *reflexus* „das Zurückbiegen"

Vgl. → Jarricot-Punkt.

Tobias Dobler

Dermatom *n*; **Etym.:** griech. *dérma* „Haut" u. *tomē* „(Ab-)Schnitt"; **engl.:** Dermatome
Kontext: Neurophysiologie, Reflexzonen, Segmentlehre

Ein Dermatom ist ein abgegrenztes Hautgebiet, welches einem bestimmten Rückenmarkssegment bzw. Spinalnerv zugeordnet ist und von diesem sensibel versorgt wird.

Es gibt bei den Dermatomen eher Überlappungen als deutliche Trennungslinien. Weil Dermatome meist von 2 oder 3 Rückenmarkssegmenten innerviert werden, tritt bei der Irritation eines Spinalnervs kein kompletter Befall im betreffenden Dermatom auf. Es wurden epidermale Dermatome (z. B. → Head-Zonen) skizziert, welche aus klinischer Untersuchung entstanden sind, und subkutane Dermatome (z. B. → Clara-Schema), welche durch Präparation des Spinalnervs bis zur Subkutis festgelegt wurden. Daraus ergeben sich die unterschiedlichen Kartografien.

Entstehung: Die Segmentierung aller Wirbeltiere entsteht bereits bei deren embryonaler Entwicklung. Hierbei entstehen aus dem paraxialen (achsennahen) Mesoderm zunächst die → Somiten (Urwirbel). Deren seitlich-dorsaler Bereich bildet wiederum das Dermatom bzw. die Haut aus. Da sich die Segmentanteile bei der embryologischen Entwicklung verschieben, finden sich die Dermatome vom ursprünglichen Rumpf und den Somiten auch auf den Extremitäten wieder.

Klinische Relevanz: Dermatome werden zur Sensibilitätsprüfung herangezogen. Schädigungen in den Segmenten bzw. der Spinalnerven können sich im dazugehörigen Dermatom etwa in Form von Missempfindungen, Taubheit oder → Schmerz äußern.

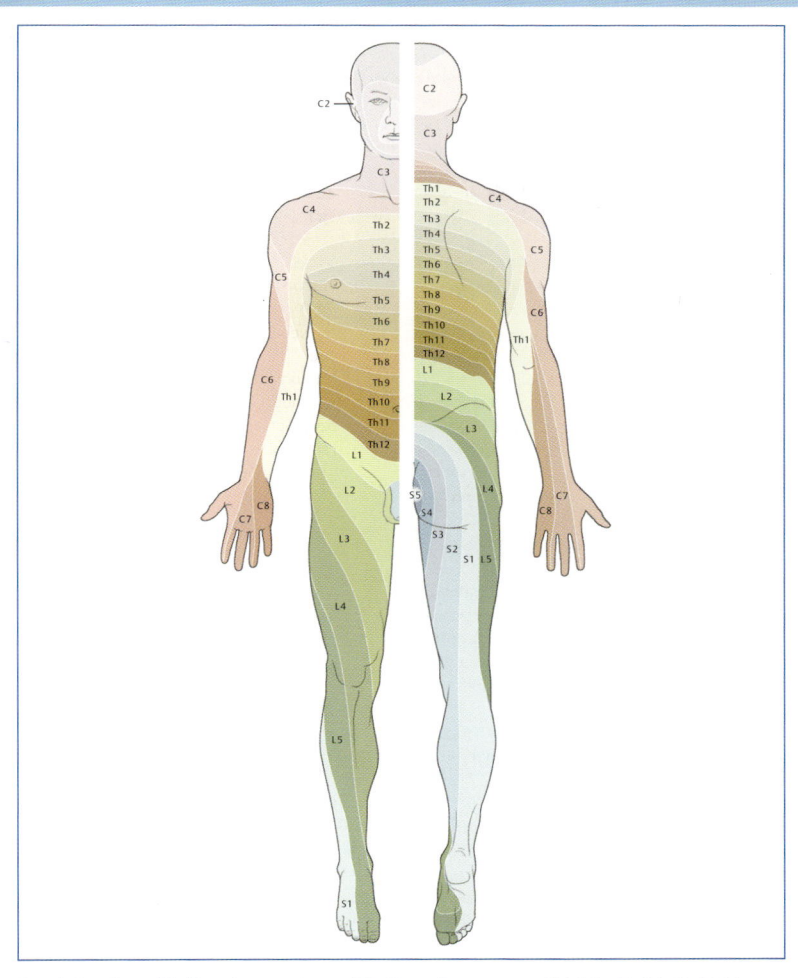

Projektion der radikulären Innervation auf die Haut: Dermatome. (Schünke M, Schulte E, Schumacher U. Prometheus. LernAtlas der Anatomie. Kopf, Hals und Neuroanatomie. Illustrationen von M. Voll und K. Wesker. 3. Aufl. Stuttgart: Thieme; 2012: 452, B)

Literatur
Wancura-Kampik I. Segment-Anatomie: Der Schlüssel zu Akupunktur, Neuraltherapie und Manualtherapie. 2. Aufl. München: Urban & Fischer in Elsevier; 2010
Robert Nier

Deviation *f*; *Etym.:* lat. *deviare* „vom Weg abweichen"; *engl.:* Deviation
Kontext: Dysfunktion

In der Medizin eine Abweichung der Richtung, z. B. von einem Knochen nach Frakturheilung. Genauso ist eine Richtungsabweichung in einem Bewegungsablauf als Deviation zu betrachten,

Diagnostik

z. B. beim Painful Arc („schmerzhaften Bogen"). Hierbei ist aufgrund struktureller Veränderungen im Schulterbereich eine Abduktion nicht mehr einwandfrei durch den → Patienten ausführbar, und es kommt im Bereich zwischen 60° bis 120° zu einer nach anterior gerichteten Ausweichbewegung, um → Schmerz zu vermeiden. Deviationen können somit für den Osteopathen von großem Interesse bei der Befundung sein.

Tobias Krug

Diagnostik *f*; *Etym.:* griech. *diá* „durch" u. *gnósis* „Erkenntnis, Urteil"; *engl.:* Diagnostic
Kontext: Behandlung

Die Diagnostik ist fester Bestandteil einer jeden Behandlung, bei der aufgrund vorliegender Befunde eine Diagnoseerhebung erfolgt.

Auch wenn eine Diagnostik vor, während und meist auch nach einer Behandlung durch jeden Behandler durchgeführt wird, so ist es in Deutschland nur einem Arzt oder Heilpraktiker gestattet, die daraus gewonnenen Erkenntnisse in einer Diagnose münden zu lassen.

Eine Diagnostik kann hierbei visuell, manuell oder mittels Apparatemedizin (Röntgen, Magnetresonanztomografie [MRT], CT, Szintigrafie, Endoskopie) erfolgen. Die Diagnostik ist somit eingebunden in den Prozess der → Anamnese, Befundung und Behandlung und kann nicht von den einzelnen Prozessen getrennt betrachtet werden.

Tobias Krug

Diagnostikverfahren *n*; *Etym.:* griech. *diá* „durch" u. *gnósis* „Erkenntnis, Urteil"; *engl.:* Methods of (manual) diagnosis
Kontext: Diagnostik

Die osteopathische → Diagnostik nimmt im Rahmen einer Behandlung viel Raum ein. Sie bedient sich sehr vieler, sehr unterschiedlicher Vorgehensweisen und Testverfahren, um → Patienten zu untersuchen und zu einer möglichst umfassenden Gesamtschau seiner Anamnese, Beschwerden und deren Verlauf usw. zu kommen.

Dazu können folgende Verfahren zählen:

- → Anamnese
- Sichtbefund (→ Inspektion)
- → Bewegungstests, → Ausschlusstests, spezielle Tests
- → Palpation (auf Beweglichkeit, Spannung, → Elastizität, Symmetrie, Gewebedichte, lokalen Druckschmerz)
- Palpation inhärenter Rhythmen, Palpation der → Fluida, Palpation der → Potency
- Hörtest (→ Listening, → Ecoute-Test), um fasziale → Spannungsmuster zu palpieren
- Testung der duralen Spannung
- Thermodiagnostik (nach → Barral)
- Palpation elektromagnetischer Felder (vgl. → Magnetismus)

Literatur
Liem T. Kraniosakrale Osteopathie: Ein praktisches Lehrbuch. 6. Aufl. Stuttgart: Haug; 2013
Liem T, Dobler TK. Leitfaden Osteopathie: Parietale Techniken. 3. Aufl. München: Urban & Fischer in Elsevier; 2010

Matthias Pieper

Diaphragma *n*; *Etym.:* griech. *diáphragma* „Zwischen-, Scheidewand"; *engl.:* Diaphragm
Kontext: Techniken, Behandlung

Im engeren anatomischen Sinne werden horizontal verlaufende Muskel-Sehnen-Platten als Diaphragmen bezeichnet, welche die Körperhöhlen abschließen bzw. voneinander trennen. Das sind das Diaphragma pelvis (Beckenboden) und das thorakolumbale Diaphragma (→ Zwerchfell).

Die Hypophysengrube im Os sphenoidale wird vom sog. Diaphragma sellae überspannt, das durch Fasern des → Tentorium cerebelli gebildet wird.

Im osteopathischen Sinne werden noch weitere horizontal verlaufende, bindegewebige Strukturen als Diaphragmen angesehen:

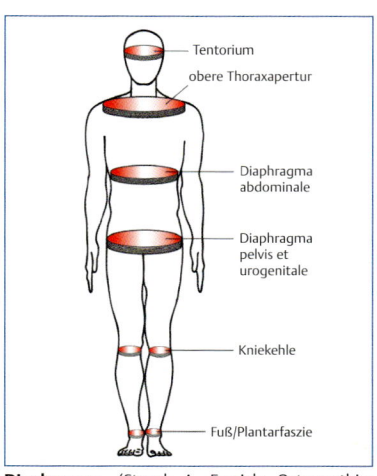

Diaphragma. (Strunk A. Fasziale Osteopathie: Grundlagen und Techniken. 2. Aufl. Stuttgart: Haug; 2015: 75, Abb. 6.46)

- Plantarfaszie
- Diaphragma der Kniegelenke (Fascia poplitea und Bänder)
- obere Thoraxapertur
- Os hyoideum
- zervikookzipitaler Übergang (C 0/C 1)
- Tentorium cerebelli

Literatur
Strunk A. Fasziale Osteopathie: Grundlagen und Techniken. 2. Aufl. Stuttgart: Haug; 2015
Matthias Pieper

Diaphyse *f*; *Etym.:* griech. *diá* „durch" u. *physis* „Wuchs, Wachstum"; *engl.:* Diaphysis
Kontext: Anatomie, Knochen
Knochenschaft.
Die Diaphyse ist der mittlere Teil eines Röhrenknochens und grenzt an seinen beiden Enden an die Metaphysen (Wachstumszonen).
Vgl. → Läsion, intraossäre der Diaphyse.
Claudia Hafen-Bardella

Diastase, artikuläre *f*; *Etym.:* griech. *diastasis* „auseinanderstehend"; lat. *articularis* „die Gelenke betreffend"; *engl.:* Diastasis
Kontext: Diagnostik, Läsionstyp
Eine artikuläre Diastase ist eine Gelenkdivergenz infolge einer anatomischen Gewebeveränderung (irreversible Läsion), die eine Instabilität nach sich zieht.
Aus osteopathischer Sicht handelt es sich um eine Einschränkung der Konvergenz mit einer Veränderung des Bindegewebsverhaltens (reversible Läsion), welche zu einer → Hyperlaxität führt.
Die Diastase ist ein Läsionstyp im osteoartikulären System, der im Kontext des → Mechanical Links beschrieben, diagnostiziert und behandelt wird. Eigenschaften einer Diastase sind das paradoxe Auftreten von → Hypermobilität, negativen klassischen osteopathischen Tests, selten starken → Schmerzen, weit entfernt liegender Kompensationsebene und eine Verschlimmerung durch → Manipulationen sowie eine Verbesserung durch Druck und Stützen.
Durch das Lösen der Konvergenzrestriktion ist es möglich, die Hyperlaxität zu behandeln. Artikuläre Diastasen findet man z. B. bei dem Sakroiliakalgelenk, der Symphyse, dem distalen Tibiofibulargelenk etc.
Vgl. → Verschlimmerung, passagere.

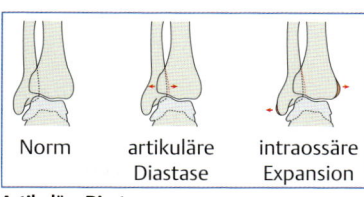

Artikuläre Diastase.

Literatur
Michaud J, Chauffour P, Prat E. Mechanical Link: Osteopathic Lesions of Bones. Vannes, France: Sully; 2012
Claudia Hafen-Bardella

Dichtetest *m*; *engl.:* Palpation of density
Kontext: Kraniosakrale Osteopathie
→ Palpation mit geringer Kraft kann genutzt werden, um die Dichte von Körpergeweben zu beurteilen.
Verhärtungen, Bereiche mit erhöhter Dichte können einen Hinweis auf ältere Verletzungen, Vernarbungen etc. geben. Dort ist die → Elastizität von Geweben dann eingeschränkt.

Literatur
Liem T. Kraniosakrale Osteopathie: Ein praktisches Lehrbuch. 6. Aufl. Stuttgart: Haug; 2013
Matthias Pieper

Dickey, Jerry L. (D.O.) *m*
Kontext: Osteopathische Organisationen, Geschichte
Dr. Jerry L. Dickey (*1946) setzt sich für die Bewahrung der ursprünglichen Techniken, wie sie schon → A. T. Still ausgeführt hat, ein.
Dickey stammt aus einem osteopathisch geprägten Umfeld und ist bereits in 3. Generation Osteopath. Sein Großvater beendete vor über 100 Jahren und sein Vater 1911 das Studium an der Osteopathic School of Medicine in Kirksville, Missouri. Dickey nahm dort 1970 sein Studium auf und graduierte 1975. Er blieb nach seinem Abschluss zuerst als Assistent und später als Vorsitzender in Kirksville.
1987 wurde er Vorsitzender der Abteilung für „Osteopathic and Manipulative Medicine" an der University in Forth Worth, Texas. Dort blieb er 22 Jahre bis zu seinem Ruhestand im Jahr 2008.
Im März 2012 wurde er mit der A. T. Still-Ehrenmedaille ausgezeichnet. Dies ist die höchste Ehrung der American Academy of Osteopathy (AAO).
Während seiner 37-jährigen Dozententätigkeit hat Dickey sich unentwegt dafür eingesetzt, dass osteopathische Techniken so original wie mög-

lich unterrichtet werden. Es geht ihm dabei in erster Linie um die Bewahrung des Erbes von Still. Für dieses Ziel brachte er 1986 eine Neuauflage von A. T. Stills Werk *Philosophy and Mechanical Principles of Osteopathy* heraus, welches 1902 erstmals publiziert wurde.
Johanna Schabert

Differenzialdiagnose *f*; *Etym.*: lat. *differentia* „Verschiedenheit", griech. *diá* „durch" u. *gnosis* „Erkenntnis, Urteil"; *engl.*: Differential diagnosis
Kontext: Diagnostik
Bezeichnet den Prozess der Unterscheidung ähnlicher Krankheitserscheinungen und die am meisten wahrscheinliche Zuordnung einer Diagnose. Hierfür werden → Anamnese, klinische → Untersuchung und weitere Tests verwendet.
In der → Osteopathie erfolgt die weiterführende Differenzialdiagnose auch unter Verwendung des sog. osteopathischen Siebs. Hierbei werden z. B. die Gewebearten verschiedenen Ursachen oder anamnestischen Informationen zugeordnet. Da Gewebe unterschiedlich auf (Über-)Beanspruchung und Krankheit reagiert, kann hierüber das wahrscheinlich betroffene Gewebe bestimmt werden (s. S. 43).
Tobias Dobler

Disengagement *n*; *Etym.*: engl. *to disengage* „lösen, entlasten, auskuppeln"; *engl.*: Disengagement
Kontext: Techniken, Behandlung
„Auseinanderziehen" zweier Gelenkpartner, z. B. eines Extremitätengelenks, oder zweier Schädelknochen, die zusammen eine Sutur bilden, um deren Beweglichkeit zu verbessern.
Literatur
Liem T. Kraniosakrale Osteopathie: Ein praktisches Lehrbuch. 6. Aufl. Stuttgart: Haug; 2013
Matthias Pieper

Distension *f*; *Etym.*: lat. *distendere* „ausdehnen"
Kontext: Dysfunktion
Erweiterung oder Dehnung bestimmter Gewebe. Dies kann beispielsweise eine Banddehnung beschreiben oder auch die Dehnung des Abdomens (z. B. durch Blähungen).
Tobias Krug

Distorsionstrauma *n*; *Etym.*: lat. *distorsio* „Verdrehung", griech. *traûma* „Wunde"; *engl.*: Distortion trauma
Kontext: Dysfunktion
Hierbei handelt es sich um eine Verstauchung durch äußere Einwirkung, die zur Verletzung führt.
Distorsionstraumata treten immer dort auf, wo Gelenke im Moment einer von außen auf sie einwirkenden Kraft in ihrem eigentlichen Punctum mobile fixiert sind wie beim Supinationstrauma (Umknicken des Fußes im Sprunggelenk, z. B. auf der Treppe) oder einer Unhappy Triad (gleichzeitige Ruptur des Meniscus medialis, Lig. collaterale mediale und Lig. cruciatum anterius, z. B. bei einem Skiunfall). Hierbei können die Gewebestrukturen noch weitestgehend intakt bleiben oder rupturieren (Bänder) bzw. frakturieren (Knochen).
Tobias Krug

D.O. *m*
Kontext: Geschichte, Begriffsbestimmung
Während in den USA die Abkürzung D.O. auch heute noch für „Doctor of Osteopathy" steht, bezeichnete diese in England vor der Akademisierung der Ausbildung das „Diploma in Osteopathy".
In Deutschland wird die Buchstabenfolge von Absolventen einer Ausbildung in Osteopathie von mindestens 1300 Stunden verwendet, die zusätzlich eine wissenschaftliche Thesis erstellt haben.
Tobias Krug

Drehpunkt *m*; *engl.*: Pivot; *Syn.*: Pivot-Punkt
Kontext: Kraniosakrale Osteopathie, Biomechanik
Als Dreh- oder → Pivot-Punkt werden Punkte bzw. Abschnitte im Bereich von Suturen genannt, an denen sich die Überlappungsrichtung der artikulierenden Knochenkanten umkehrt.
Dadurch entsteht hier ein Drehpunkt, um welchen herum die biomechanische Bewegung des Knochens bzw. durch welchen die Bewegungsachse verläuft. Die Kenntnis dieser Punkte ist in der → kraniosakralen Osteopathie von Bedeutung, um die Suturen zu behandeln oder um die Knochen als → Hebel für die Behandlung der intraspinalen Duralmembran zu benutzen.
Pivot-Punkte gibt es im Bereich der Suturae occipitomastoidea, sphenosquamosa, coronalis und lambdoidea.
Literatur
Liem T. Kraniosakrale Osteopathie: Ein praktisches Lehrbuch. 6. Aufl. Stuttgart: Haug; 2013
Matthias Pieper

Drehpunkt

Zuordnung Gewebe zu Ursache (erweiterbar um Gewebe und Ursachen).

	traumatisch	degenerativ	funktional	infektiös	entzündlich	erblich	autoimmun	neoplastisch	metabolisch
Muskel									
Ligament									
Sehne									
Kapsel									
Knorpel									
Knochen									
Bindegewebe									
Nerven									
Arterien/Venen									
Organe									

Zuordnung Gewebe zu anamnestischer Information (erweiterbar um Gewebe und Reaktionen).

	Lokalisation	Art des Schmerzes	Beginn	Verschlimmerung/Verbesserung durch	Weitere Symptome	Verlauf	Tagesverlauf
Muskel							
Ligament							
Sehne							
Kapsel							
Synovium							
Knorpel							
Knochen							
Bindegewebe							
Nerven							
Arterien/Venen							
Organe							

D

Duraspannung f; *engl.:* Dural tension
Kontext: Kraniosakrale Osteopathie

Nach → W. G. Sutherland ist die Dura mater cranialis (Falx und Tentorium) eine reziproke Spannungsmembran.

Das bedeutet, dass sie immer gespannt ist, sowohl in der Inspirations- als auch in der Exspirationsphase des → PRM. Sutherland zufolge ist dies der 2. Grundsatz von 5 Merkmalen des PRM. Er benutzt das Bild vom Tauziehen zwischen 2 Gruppen, sodass das Seil dazwischen immer straff gespannt bleibt.

Palpatorisch lassen sich erhöhte Spannungszustände oder Fixationen der Dura mater cranialis und spinalis erkennen. Diese können durch Geburtstrauma, andere → Traumata oder z. B. durch hohe muskuläre bzw. fasziale Spannung auf die Dura mater übertragen werden. Im Rahmen der osteopathischen Behandlung gilt es, diese zu berücksichtigen.

Die spinale Duralmembran ist relativ beweglich innerhalb des Spinalkanals und kann sich dadurch den Bewegungen der Wirbelsäule anpassen. Ob sie durch ihren Füllungszustand (→ Liquor cerebrospinalis) so sehr gespannt ist, dass sie die Mikrobewegungen des PRM vom Schädel auf das Kreuzbein übertragen kann, wird kontrovers diskutiert.

Vgl. → Exspiration, kraniosakrale, → Inspiration, kraniosakrale, → Spannungsmembran, reziproke.

Literatur

Hartmann C, Hrsg. Das große Sutherland-Kompendium: Die Schädelsphäre. Einige Gedanken. Unterweisungen in der Wissenschaft der Osteopathie. 2. Aufl. Pähl: Jolandos; 2013

Liem T. Kraniosakrale Osteopathie: Ein praktisches Lehrbuch. 6. Aufl. Stuttgart: Haug; 2013

Matthias Pieper

Dynamic Balanced Tension f; *Abk.:* DBT
Kontext: Kraniosakrale Osteopathie

Die Dynamic Balanced Tension ist eine Möglichkeit, die Wirkungsweise der fluiden Kräfte im Gewebe leicht zu verstärken.

Dazu wird ein → Point of Balance eingestellt, und die → Aufmerksamkeit des Behandlers liegt auf dem ungehinderten Ausdruck des → PRM. In der Inspirationsphase wird dann eine minimale Verstärkung des dysfunktionellen Musters vom Behandler eingestellt, in der Exspirationsphase wird den Gewebespannungen wiederum nur passiv gefolgt. Dies wird so lange wiederholt, bis ein spontanes, nicht vom Behandler verursachtes → Disengagement auftritt. In der Regel geht es mit einem Automatic Shifting einher.

Vgl. → Automatic Shifting Suspended Fulcrum, → Exspiration, kraniosakrale, → Inspiration, kraniosakrale.

Literatur

Liem T. Kraniosakrale Osteopathie: Ein praktisches Lehrbuch. 6. Aufl. Stuttgart: Haug; 2013

Matthias Pieper

Dysbalance f; *Etym.:* griech. *dys* „weg, auseinander", franz. *balance* „Gleichgewicht"; *engl.:* Unbalance
Kontext: Dysfunktion

Gerät etwas aus dem Gleichgewicht, spricht man von einer Dysbalance.

Hierbei können verschiedene Ungleichgewichte gemeint sein, z. B. eine muskuläre Dysbalance, bei der im Seitenvergleich eine Muskelgruppe durch verstärkte Aktivität ausgeprägter ist als die Gruppe auf der anderen Seite (z. B. M. erector spinae); Gleiches gilt für Agonist und Antagonist. Unausgewogenheiten betreffen auch den Energiehaushalt des Körpers und die Ernährung, ebenso wie sensorische oder sensitive Qualitäten. So kann die Wahrnehmung von Berührung auf einer Seite im Vergleich zur anderen Seite nach Apoplex (Schlaganfall) stark voneinander abweichen, oder eine Beeinträchtigung des Innenohres zur gesteigerten Infektanfälligkeit führen.

Liegt eine Läsion im Gewebe vor, ist nach osteopathischem Verständnis die Selbstheilung des Gewebes gestört und die Regulation aus dem Gleichgewicht geraten. Bei der osteopathischen Behandlung geht es darum, diese Dysbalancen zu finden und zu korrigieren.

Tobias Krug

Dysfunktion, craniomandibuläre f
Vgl. → Dysfunktion, kraniomandibuläre.

Karolin Krell

Dysfunktion, intraossäre f
Vgl. → intraossäre Dysfunktion.

Jan Porthun

Dysfunktion, kraniomandibuläre f;
Etym.: griech. *dys* „schlecht", lat. *functio* „Tätigkeit, Verrichtung, Geltung"; griech. *kraníon* „Kopf", spätlat. *mandibula* „Kinn(lade)"; *Abk.:* CMD; *engl.:* Craniomandibular disorder/dysfunction; *Syn.:* craniomandibuläre Dysfunktion, temporomandibuläre Störung

Kontext: Kieferorthopädie, Diagnostik, Behandlung

Störungen im kraniomandibulären System.

Das kraniomandibuläre System setzt sich zusammen aus den Zähnen, der Kaumuskulatur und den Kiefergelenken. Eine Dysfunktion kann sich durch psychische, strukturelle, funktionelle und biochemische Einflüsse entwickeln.

Häufig anzutreffende Symptome einer CMD sind Kaumuskulatur- und Kiefergelenkschmerzen. Aber auch Beschwerden im Gesichts-, Nacken-, Hals-, Schulter- und Rückenbereich werden zum Symptomkomplex der CMD gezählt.

Karolin Krell

Dysfunktion, somatische *f*; *Etym.:* griech. *dys* „schlecht", lat. *functio* „Tätigkeit, Verrichtung, Geltung"; griech. *sõma* „Körper"; *engl.:* Osteopatic lesion/somatic dysfunction; *Syn.:* Funktionsstörung, osteopathische Läsion

Kontext: Manuelle Therapie

Die somatische Dysfunktion stellt in der strukturellen osteopathischen → Untersuchung einen signifikanten Befund dar.

Sie weist eine veränderte Funktion von zusammengehörenden Körpersystemen, also skelettalen, myofaszialen und artikulären Strukturen, inklusive der damit verbundenen lymphatischen, vaskulären und nervalen Verbindungen, auf. Sie charakterisiert sich über folgende Kardinalzeichen:

- erhöhte Empfindlichkeit/→ Schmerz (→ Tenderness)
- Asymmetrie (→ Asymmetry)
- eingeschränkte Beweglichkeit (→ Restricted range of motion)
- veränderte → Gewebebeschaffenheit (→ Tissue texture changes)

Vgl. → STAR, TART.

Somatische Dysfunktionen können Pathologien repräsentieren, aber auch Indikator für Krankheitsprozesse in viszeralen Organen sein.

Literatur

Greenman PE. Lehrbuch der Osteopathischen Medizin. 3. Aufl. Stuttgart: Haug; 2005

Liem T, Dobler TK. Leitfaden Osteopathie: Parietale Techniken. 3. Aufl. München: Urban & Fischer in Elsevier; 2010

Jana Lehmann

Dysfunktion, viszerale *f*; *Etym.:* lat. *dys* „dagegen gerichtet, Gegenteil" u. *functio* „Tätigkeit, Verrichtung, Geltung"; *viscus* „Eingeweide"; *engl.:* Visceral dysfunction

Kontext: Viszerale Osteopathie

Im osteopathischen Gebrauch eine Funktionseinschränkung der inneren Organe im Sinne einer → somatischen Dysfunktion.

→ J. P. Barral entwickelte in der → viszeralen Osteopathie die Idee einer Art → viszeralen Gelenks, das über den ligamentären Aufhängeapparat und/oder seine → Gleitfähigkeit gegenüber Nachbarorganen in seiner → Mobilität eingeschränkt werden kann.

Darüber hinaus wird jedoch noch eine atemunabhängige Eigenbewegung der Organe im Sinne eines der embryologischen Wachstumsrichtung entsprechenden zyklischen An- und Abschwellens angenommen, die → Motilität. Diese ist im Sinne der von → W. G. Sutherland postulierten fluiden Bewegungen im Körper ein Maß für die Vitalität (→ Lebenskraft) und deren Einschränkung ebenfalls eine → viszerale Dysfunktion.

Außerdem wird v. a. im französischen Raum die Idee der → Tension von J. Weischenk betrachtet, die sich als Summe aus Wandspannung und Inhaltsdruck eines Organs äußert. Sowohl ein Zuviel als auch ein Zuwenig, also Hyper- und Hypotension, werden demgemäß als Dysfunktion betrachtet und streng genommen als einzig korrektes viszerales Kriterium, da die Mobilität eine fasziale oder ligamentäre Einschränkung ist. Ähnliches gilt in diesem Zusammenhang für die möglichen → Kompensationen viszeraler Dysfunktionen durch Strukturen des Stütz- und Bewegungsapparats (z. B. Probleme der Halswirbelsäule [HWS] durch das Perikard), die unter den Begriff der → Motrizität fallen.

Literatur

Barral JP. Lehrbuch der viszeralen Osteopathie, Bd. 1 u. 2. 2. Aufl. München: Urban & Fischer in Elsevier; 2005

Helsmoortel J, Hirth T, Wührl P. Lehrbuch der viszeralen Osteopathie. Stuttgart: Thieme; 2002

Liem T, Dobler T, Puylaert M, Hrsg. Leitfaden viszerale Osteopathie. 2. Aufl. München: Urban & Fischer in Elsevier; 2013

Ralf Vogt

Dysfunktionskette *f*; *Etym.:* griech. *dys* „schlecht" u. *functio* „Tätigkeit, Verrichtung, Geltung"; *engl.:* Chain of dysfunction

Kontext: Dysfunktion

Dysfunktionen, die Einfluss nehmen auf weitere Körperabschnitte und/oder -systeme.

Treten im Körper fehlerhafte Ausführungen einer Aufgabe auf, so hat dies meist auch Konsequenzen für benachbarte Gewebe oder nachfolgende Syntheseschritte. So gibt es z. B. → Muskelketten, die Fehlfunktionen in ihren einzelnen Gliedern so lange kompensieren, bis sie selber nach und nach dysfunktional werden. Einfluss auf die Dynamik der Bewegung des Körpers haben gelenkige Abschnitte oder Organe, die aufgrund einer Dysfunktion im Bereich ihrer Synergisten ebenfalls dysfunktional arbeiten.

Beispiele hierfür sind die kraniomandibuläre Dysfunktion, die in ihrer Folge zu Schulter- oder Hüftproblemen führen kann (vgl. → Dysfunktion, kraniomandibuläre), oder eine Linksherzinsuffizienz, welche durch Ödembildung im Bereich der Lungen zu einem verminderten Gasaustausch des Blutes in den Alveolen beiträgt.

Tobias Krug

E

Ecoute-Test *m*; *Etym.:* franz. *écouter* „(aufmerksam) zuhören"; *Syn.:* Global Listening
Kontext: Osteopathische Diagnostik
Der Ecoute-Test dient dem Auffinden von dysfunktionalen Regionen.
Der Test kann in verschiedenen Ausgangspositionen durchgeführt werden (Stand, Sitz, Liegen). Getestet wird z. B. mit einer Hand des Therapeuten auf dem Kopf, während die andere Hand Kontakt mit dem Sakrum hat. Der Körper des → Patienten wird in die Richtung der größten faszialen Spannung gezogen.
Besonders geeignet ist der Test bei jüngeren Kindern, da er nonverbal durchgeführt werden kann und kaum von der Compliance des Patienten abhängt. Der Ecoute-Test ist sehr von der palpatorischen Fähigkeit des Therapeuten abhängig (→ Palpationsfähigkeit).
Vgl. → Listening, → Global-Listening-Test.
Jan Porthun

Einheit, funktionelle *f*; *Etym.:* lat. *functio* „Verrichtung; Geltung"; *engl.:* Functional Unit
Kontext: Anatomie, Triggerpunkte
Ein Zusammenschluss agonistischer und antagonistischer Muskeln, die als eine Einheit agieren.
Funktionelle Einheiten können nacheinander oder gleichzeitig tätig werden. Früher als myotatische Einheit bezeichnet.
Vgl. → Funktionseinheit.
Literatur
Simons DG, Travell JG, Simons LS. Handbuch der Muskel-Triggerpunkte. Bd. 1: Obere Extremitäten, Kopf, Thorax; Bd. 2: Untere Extremität und Becken. München: Urban & Fischer in Elsevier; 2014
Robert Nier

Ektoderm *n*; *Etym.:* griech. *ektós* „außen" u. *dérma* „Haut"; *engl.:* Ectoderm
Kontext: Neurophysiologie, Embryologie, Dermatome, Segmentlehre
Das Ektoderm ist das äußere/obere und erste der 3 embryonalen Keimblätter des Embryoblasten, das sich bei der Embryogenese ausbildet.
Es entsteht beim Vorgang der Gastrulation. Dabei geht von der einschichtigen Blastula durch Zelleinwanderung und Umstülpung die aus Ektoderm und → Entoderm bestehende Gastrula her-

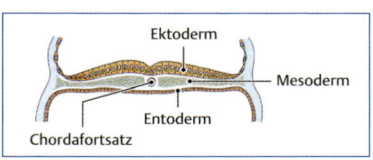

Ektoderm. (Ulfig N. Kurzlehrbuch Embryologie. 2. Aufl. Thieme; 2009)

vor. Aus dem Ektoderm bilden sich später Oberflächenstrukturen wie Haut und Hautanhangsorgane, Zahnschmelz, das Nervensystem und viele Sinnesorgane.
Literatur
Rohen J, Lütjen-Drecoll E. Funktionelle Embryologie: Die Entwicklung der Funktionssysteme des menschlichen Organismus. 4. Aufl. Stuttgart: Schattauer; 2011
Wancura-Kampik I. Segment-Anatomie: Der Schlüssel zu Akupunktur, Neuraltherapie und Manualtherapie. 2. Aufl. München: Urban & Fischer in Elsevier; 2010
Robert Nier

Elastizität *f*; *Etym.:* griech. *elastós* „getrieben, dehnbar"; *Syn.:* Dehnbarkeit, Spannkraft, Federkraft, Fedrigkeit
Kontext: Physik, Physiologie
Elastizität ist die Eigenschaft eines Körpers, unter Krafteinwirkung seine Form zu verändern und bei Wegfall der einwirkenden Kraft in die Ursprungsform zurückzukehren (Beispiel: Sprungfeder).
Man unterscheidet dabei

- das linear-elastische Verhalten, das durch das Hooke'sche Gesetz beschrieben wird,
- das nicht linear-elastische Verhalten (Gummielastizität), bei dem die Spannung nicht linear von der Deformation abhängt,
- die elastische Hysterese, bei der nach Entfernen der Kräfte eine Auslenkung bleibt.

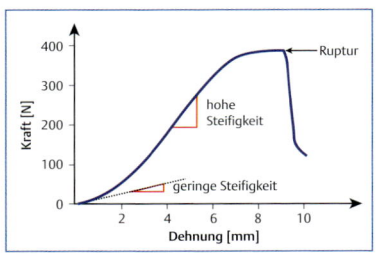

Elastizität.

Elastizitätstest

Bei allen Geweben gibt es eine Grenze des Elastizitätsbereichs, jenseits derer ein unelastisches bzw. plastisches Verhalten beobachtet wird.
Die Elastizität von Geweben wird über → Provokationstests ermittelt.
Claudia Hafen-Bardella

Elastizitätstest *m*; *engl.:* Elasticity test; *Syn.:* Provokationstest
Kontext: Diagnostik
Im Konzept zum → Mechanical Link wird mit dem Elastizitätstest die Gewebereaktion an der Grenze der → Elastizität beurteilt.
Vgl. → Provokationstest.
Claudia Hafen-Bardella

Elevation *f*; *Etym.:* lat. *elevare* „aufheben, hochheben"
Kontext: Diagnostik, Befunderhebung
Eine Elevation beschreibt das Anheben einer Extremität über 90° zur vertikalen Ebene.
Weiterhin wird die Bewegung der Skapula und Klavikula nach superior als Elevation bezeichnet.
Karolin Krell

Embryologie *f*; *Etym.:* griech. *embryon* „ungeborenes Leben" u. *lógos* „Wort, Lehre, Sinn, Rede, Vernunft"; *engl.:* Embryology
Kontext: Allgemeine Medizin, Behandlung
Die Lehre des ungeborenen Lebens richtet sich hauptsächlich auf die Entwicklung des im Mutterleib heranwachsenden Kindes während der ersten 12 Schwangerschaftswochen (SSW). Danach wird der Embryo bis zur Geburt in der 40. SSW als Fetus bezeichnet.
Im Unterschied zum Embryo, bei dem die Organogenese von der befruchteten Eizelle (Oozyte) bis hin zum komplett angelegten Menschen im Vordergrund stehen, geht es beim Fetus um die Ausreifung der Organe, sodass das Kind ab der 24. SSW nach heutigem Stand der Medizintechnik überlebensfähig geboren werden kann.
Für die Osteopathie ist die Embryologie eine wesentliche Bereicherung der Lehre, da hierdurch der Therapeut nicht nur die Entstehung der Organe und ihre Beziehung zueinander verstehen, sondern dies auch für seine Therapie nutzen kann. So wird davon ausgegangen, dass → Traumata, die während der Schwangerschaft erlebt wurden, in ein → Release (eine Auflösung) geführt werden können.

Es gibt verschiedene prä- bzw. postnatale Traumata, die den funktionellen Zustand einer Struktur verändern können, z. B. Kompressionskräfte auf Schädel und Wirbelsäule, → Kompression und → Dekompression von Weichteilen der kardiovaskulären und pleuroperitonealen Höhlen, frühe Infektionen mit Entzündungen und dadurch bedingte Gewebeveränderungen, Medikamenten- oder Alkoholkonsum der Schwangeren, Unfälle in der Schwangerschaft oder Operationen, z. B. Sectio caesarea (Kaiserschnitt).
Genauso bleiben physiologische Muster, welche während der Embryogenese im Zuge von Flexions- und Extensionsbewegungen des Embryos entstehen, sowie → Torsionsbewegungen während des natürlichen Geburtsvorgangs ein Leben lang im Organismus gespeichert und sollen durch die osteopathische Behandlung gefördert werden.

Literatur

van den Heede P. Die Interaktion von Struktur und Funktion in der pränatalen Musterbildung. In: Liem T, Schleupen A, Zweedijk R, Hrsg. Osteopathische Behandlung von Kindern. 2. Aufl. Stuttgart: Haug; 2012: 91–95
Tobias Krug

Endgefühl *n*; *engl.:* End feel
Kontext: Manuelle Therapie
Das Endgefühl stellt das entscheidende, vom Therapeuten palpatorisch erfasste Kriterium zur qualitativen Beurteilung einer passiven Bewegungsprüfung dar (vgl. → Bewegungsprüfung, passive).
Am Ende der maximalen Amplitude einer passiven Bewegung entsteht durch die anatomische Form eines Gelenks ein physiologisches Endgefühl. Dies beruht auf den biomechanischen Grundlagen des Spannungs-Dehnungs-Verhaltens der jeweiligen anatomischen Struktur.
Die Beurteilung der Qualität des Endgefühls einer Bewegung spielt beim Aufspüren von Dysfunktionen eine entscheidende Rolle. In dysfunktionalen Bereichen verändert sich das physiologische, weich elastische Endgefühl, und es entsteht ein sog. pathologisches Endgefühl. Um die Ursache der Dysfunktion zu benennen, werden an dieser Stelle verschiedene Klassifizierungen vorgenommen.

Klassifizierungen nach Liem u. Dobler (2010).

Qualität des Endgefühls	Ursache
schwammiges Endgefühl	intraartikuläre Ödeme
elastisches Endgefühl vor der physiologischen → Bewegungsgrenze	hypertone Muskeln, myofasziale → Restriktionen
fest-elastisches Endgefühl mit abruptem Bewegungsende	Fibrosen von Kapsel- und Bandstrukturen
festes, nicht elastisches Endgefühl mit hartem Stopp	knöcherne degenerative Veränderung

Literatur
Hüter-Becker A, Dölken M. Untersuchen in der Physiotherapie. 2. Aufl. Stuttgart: Thieme; 2011
Klein P, Sommerfeld P. Biomechanik der menschlichen Gelenke. München: Urban & Fischer in Elsevier; 2004
Liem T, Dobler TK. Leitfaden Osteopathie: Parietale Techniken. 3. Aufl. München: Urban & Fischer in Elsevier; 2010
Jana Lehmann

Endpunkt in der Behandlung *m*; *engl.:* End point of treatment

Kontext: Kraniosakrale Osteopathie

Bezeichnet das Ende in der kraniosakralen Behandlung.

Im Rahmen der → kraniosakralen Osteopathie kommt dem Endpunkt in der Behandlung eine besondere Bedeutung zu: Die Herangehensweise ist nicht invasiv, und der Behandler lässt sich von der → Fluida und den inhärenten Rhythmen des Körpers leiten. Diese inhärenten dynamischen Kräfte sind es letztlich, die die Behandlung „ausführen". Dafür ist ein offener, beobachtender, gelassener, gewähren-lassender innerer Zustand des Behandlers notwendig.

Anzeichen für den Endpunkt einer Behandlung können dann sein: Der → Patient wechselt in einen „neutralen Zustand": Ein Automatic Shifting findet statt, die longitudinale Fluktuation des Patienten tritt über 3 Zyklen gleichmäßig und deutlich auf (vgl. → Automatic Shifting Suspended Fulcrum).

Literatur
Liem T. Kraniosakrale Osteopathie: Ein praktisches Lehrbuch. 6. Aufl. Stuttgart: Haug; 2013
Matthias Pieper

Engpasssyndrom *n*; *engl.:* Entrapment syndrome

Kontext: Pathologie

Gruppe von Störungen, bei der eine → Kompression auf eine anatomische Struktur, z. B. Nerven oder Blutgefäße, verschiedenste Symptome auslöst.

Kommt es zu einer Entzündung der durch Druck oder Reibung stärker beanspruchten Struktur, können in deren Zuge deutliche Gewebeschädigungen auftreten. Typische Beispiele sind: A.-vertebralis-Kompressionssyndrom (A. vertebralis), Karpaltunnelsyndrom (N. medianus), Piriformissyndrom (N. ischiadicus).
Jan Porthun

Enhancer *m*; *Etym.:* engl. *to enhance* „verbessern, steigern, erhöhen"

Kontext: Techniken, Behandlung

Als Enhancer werden Verstärkungsmechanismen bezeichnet, die zusätzlich zu einer osteopathischen Behandlungstechnik eingesetzt werden können, um die Wirkung derselben zu verstärken.

Das können z. B. die → Kompression oder → Traktion eines Gelenks sein, vertiefte Atmung, (Einatem-/Ausatem-)Apnoe oder aktive Mitbewegungen des → Patienten.

Literatur
Richter P, Hebgen E. Triggerpunkte und Muskelfunktionsketten in der Osteopathie und Manuellen Therapie. 4. Aufl. Stuttgart: Haug; 2015
Strunk A. Fasziale Osteopathie: Grundlagen und Techniken. 2. Aufl. Stuttgart: Haug; 2015
Matthias Pieper

Entoderm *n*; *Etym.:* griech. *énteron* „Darm, Inneres" u. *dérma* „Haut"; *engl.:* Endoderm

Kontext: Neurophysiologie, Embryologie, Dermatome, Segmentlehre

Es ist das innere der 3 Keimblätter des Embryoblasten, das sich bei der Embryogenese ausbildet.

Es entsteht beim Vorgang der Gastrulation. Dabei geht von der einschichtigen Blastula durch Zelleinwanderung und Umstülpung die aus → Ektoderm und Entoderm bestehende Gastrula hervor. Aus dem Entoderm entstehen v. a. Epithelien innerer Organe, der Gastrointestinal- (außer Mund und After) und Atemtrakt, Drüsen zur Verdauung in Leber und Bauchspeicheldrüse sowie Schilddrüse, Thymus, Harnblase und Harnröhre.

Literatur

Rohen J, Lütjen-Drecoll E. Funktionelle Embryologie: Die Entwicklung der Funktionssysteme des menschlichen Organismus. 4. Aufl. Stuttgart: Schattauer; 2011

Wancura-Kampik I. Segment-Anatomie: Der Schlüssel zu Akupunktur, Neuraltherapie und Manualtherapie. 2. Aufl. München: Urban & Fischer in Elsevier; 2010

Robert Nier

Entrapment *n*; *Etym.:* engl. *entrapment* „Einbau von Fallen/Schwachstellen"

Kontext: Diagnostik

Entrapment beschreibt das Einengen bzw. Abdrücken von wichtigen Strukturen am Bewegungsapparat, z. B. von Nerven und Gefäßen.

Vgl. → Engpasssyndrom.

Karolin Krell

Entriegeln *n*

Kontext: Positional Release Techniken, Behandlung

Dysfunktionales Gewebe wird in die Position gebracht, in die es sich am leichtesten bewegen lässt.

Literatur

Chaitow L. Positional Release-Techniken in der Manuellen Medizin und Osteopathie. München, Jena: Urban & Fischer; 2003

Robert Nier

Entwicklungsdynamik *f*; *engl.:* Developmental dynamics, biodynamics

Kontext: Embryologie

Die Entwicklungsdynamik beschreibt die Wachstumsbewegung, Expansion, Formveränderung eines Organs, eines Knochens oder eines anderen Gewebes des Körpers, die es während seiner embryologischen Entwicklung durchläuft.

Im Sinne des osteopathischen Grundgedankens der Reziprozität von Form und Funktion spiegelt sich die Funktion des Gewebes in seiner Form und in seiner „Formgebung" wider.

Man geht davon aus, dass sich die embryologische Entwicklungsbewegung als Mikrobewegung bzw. die inhärente Gewebebewegung als → Motilität palpieren lässt. Auch soll diese im Fall einer (Funktions-)Einschränkung aktiviert werden können, um dem Organ/Gewebe die ursprüngliche Beweglichkeit und Vitalität zurückzugeben.

Literatur

Helsmoortel J, Hirth T, Wührl P. Lehrbuch der viszeralen Osteopathie. Stuttgart: Thieme; 2002

Liem T. Kraniosakrale Osteopathie: Ein praktisches Lehrbuch. 6. Aufl. Stuttgart: Haug; 2013

Matthias Pieper

Epiphysenfugenläsion *f*; *Etym.:* griech. *epiphyse* „Aufwuchs, das aufsitzende Gewächs", lat. *fuga* „Flucht" u. *laesio* „Verletzung"; *engl.:* Epiphyseal line lesion, epiphyseal cartilage lesion; *Syn.:* Läsion der Wachstumsfuge, der Wachstumszone

Kontext: Diagnostik, Läsionstyp

Elastizitätsverlust der Wachstumsfuge.

Epiphysenfugen sind Wachstumszonen (Übergangsknorpel), Pufferzonen (nehmen Kräfte auf) und osteopathisch fragile Zonen (d. h., es treten viele osteopathische Läsionen in diesem Bereich auf).

Die Epiphysenfugenläsion gehört zum artikulären Läsionstyp, der im Mechanical-Link-Kontext beschrieben, diagnostiziert und behandelt wird. Die Wachstumsfuge/Wachstumszone verliert aufgrund eines Reizes ihre → Elastizität, ohne dass ihre Struktur verändert ist.

Es handelt sich um eine → funktionelle Störung.

Sie ist oft die Ursache für nächtliche Wachstumsschmerzen beim Kind, begünstigt degenerative Veränderungen des Bewegungsapparats und kann die Ursache einer → Beinlängendifferenz sein.

Vgl. → Läsion, osteopathische, → Mechanical Link.

Literatur

Michaud J, Chauffour P, Prat E. Mechanical Link: Osteopathic Lesions of Bones. Vannes, France: Sully; 2012

Claudia Hafen-Bardella

Exhalation *f*; *Etym.:* lat. *exhalatio* „die Ausatmung"; *Syn.:* Exhalieren

Kontext: Diagnostik

Bezeichnet in der Medizin das Ausatmen von Aerosolen und Gasen.

Vgl. → Exspiration, Atemzyklus.

Karolin Krell

Exspiration, Atemzyklus *f*; *Etym.:* lat. *exspirare* „herausblasen, aushauchen"; *engl.:* Expiration (of breath); *Syn.:* Ausatmung

Kontext: Diagnostik, Pneumonologie, Behandlung

Die Exspiration beschreibt den Vorgang, bei dem die Atemluft aus den Lungen und Lungenwegen herausströmt.

Sie wird unter normalen Bedingungen unterstützt durch die Entspannung des Brustkorbs und des → Zwerchfells, wobei unter forcierter Exspiration die Atemhilfsmuskulatur (z. B. Skalenusmuskulatur) zusätzlich genutzt wird. Die gegenläufige Atemzyklusphase ist die → Inspiration.

In der Osteopathie wird die Exspiration(sphase) für die → Untersuchung von Rippenbewegungen und Beschreibung von Dysfunktionen anhand der eingeschränkten oder verstärkten Mitbewegung während der Atmung (Dysfunktion in Exspiration, z. B. einer Rippe) genutzt. Weiterhin wird der Begriff verwendet zur Beschreibung kranialer Funktionsmechanismen – vgl. → Tide, → Exspiration, kraniosakrale.
Karolin Krell

Exspiration, kraniosakrale *f*; *Etym.:* lat. *exspirare* „herausblasen, aushauchen"; griech. *kraníon* „Kopf", neulat. *(os) sacrum* „Kreuzbein"
Kontext: Kraniosakrale Osteopathie
Teil des kraniosakralen Zyklus.
→ W. G. Sutherland sprach vom Atem des Lebens → (Breath of Life) oder der Primäratmung als einer Kraft, die → Fluida im Körper bewegt und das Leben unterhält. Analog zum Bild der Atmung ist die kraniosakrale Exspirationsphase die Ausatemphase, in der die Synchondrosis sphenobasilaris (SSB) bzw. die Körpermittellinie in → Extension und die außerhalb der Mittellinie gelegen Strukturen in Innenrotation zurückgehen.
Gegenbewegung ist die kraniosakrale Inspiration.
Vgl. → Inspiration, kraniosakrale, → Zyklus der Kraniosakralbewegung.
Literatur
Sutherland WG. Contributions of Thought. Fort Worth: Sutherland Cranial Teaching Foundation; 1967
Matthias Pieper

Kraniosakrale Exspiration. (Liem T. Kraniosakrale Osteopathie: Ein praktisches Lehrbuch. 6. Aufl. Stuttgart: Haug; 2013: 304, Abb. 10.4)

Extension *f*; *Etym.:* lat. *extendere* „ausbreiten, ausstrecken, ausdehnen"; *engl.:* Extension
Kontext: Diagnostik, Behandlung
Eine Extension beschreibt die aktive und passive Streckbewegung eines Körperteils bzw. Gelenks.
Die entgegengesetzte Bewegungsrichtung wird als → Flexion bezeichnet.
Innerhalb der kranialen Osteopathie wird auch eine Flexion und Extension um die Synchondrosis sphenobasilaris (SSB) beschrieben. Flexions- und Extensionsphasen sind Teil der rhythmischen Fluktuationsbewegungen, die dort und von allen Schädelknochen ausgeführt werden.
Vgl. → Zyklus der Kraniosakralbewegung.
Karolin Krell

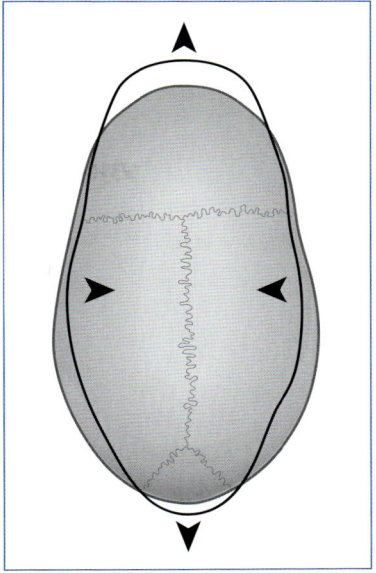

Faltdistorsion *f*; *Etym.:* engl. *to fold* „falten, klappen"; lat. *distorsio* „Verdrehung"; *Abk.:* FD; *engl.:* Folding distortion
Kontext: Fasziendistorsionsmodell (FDM), manuelle Therapie nach Typaldos
Distorsionstyp, basierend auf faszialen Störungen.
Im → Fasziendistorsionsmodell geht man davon aus, dass die Gelenkkapsel in Falten gelegt ist. Dies sorgt dafür, dass sie dem Gelenk eine möglichst große Beweglichkeit ermöglicht, gleichzeitig aber nur wenig Platz in Anspruch nimmt. Auch ist es eigentlich unmöglich, dass sich die Faltfaszien aufgrund von Überbeanspruchung abnutzen. Liegt eine Distorsion vor, können sich die Faltfaszien nicht mehr korrekt bewegen.
Aufgrund der fehlerhaften Faltung der → Faszie kommt es zu einer Instabilität des Gelenks und zu → Schmerzen, die sich für den → Patienten anfühlen, als seien sie „im Gelenk" lokalisiert. Die Körpersprache für eine Faltdistorsion ist in den meisten Fällen das Kneten bei gleichzeitigem Bewegen des betroffenen Gelenks.
Die Therapie der FD erfolgt durch Traktions- oder Kompressionsimpulse (→ Impuls) des betroffenen Gelenks.

- **Entfaltdistorsion** (engl.: unfolding Distortion; Abk.: uFD): Traktionskräfte, die auf die Gelenkkapsel treffen, führen zu sog. Entfaltdistorsionen. Sie werden durch eine starke → Traktion gelöst.
- **Einfaltdistorsion** (engl.: refolding Distortion; Abk.: rFD): Kompressionskräfte können zu Einfaltdistorsionen führen. Ein Lösen wird durch starke → Kompression erzielt.

Literatur
Römer F. Praktisches Lehrbuch zum Fasziendistorsionsmodell. Wolfenbüttel: Institut für Fasziale Osteopathie; 2011
Typaldos S. Fasziendistorsionsmodell. Klinische und theoretische Anwendung des Fasziendistorsionsmodells in der medizinischen und chirurgischen Praxis. 4. Aufl. Wolfenbüttel: Institut für Fasziale Osteopathie; 2011
Frank Römer

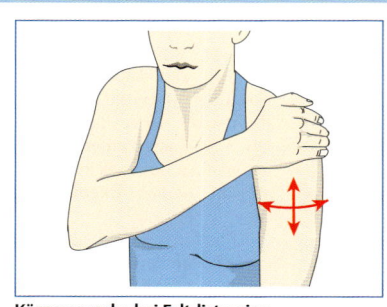

Körpersprache bei Faltdistorsion.

Faserbündel, verspanntes *n*
Kontext: Diagnostik, Triggerpunkte
Zusammenschluss mehrerer hypertoner Muskelfasern, die ihren Anfang nahe eines TrPs haben und sich bis zur Muskelansatzstelle ziehen.
Die erhöhte Spannung verursacht feste Knötchen, die sich um den TrP bilden. Durch Provokation dieser Bündel wird eine lokale Zuckungsreaktion ausgelöst.
Vgl. → Triggerpunkt.
Robert Nier

Faszien *f*; *Etym.:* lat. *fascia* „Binde, Band"
Kontext: Klassische Anatomie
In der klassischen Anatomie werden das dichte und das lockere Bindegewebe unterschieden. Bei der Abbildung anatomischer Strukturen wurde zumeist ein Großteil der faszialen Gewebe entfernt, da sie den Blick auf Muskeln, Knochen, innere Organe, Blutgefäße oder Nerven durch ihren umhüllenden Charakter verhindern. Ausnahmen bilden große Faszienplatten, ohne die funktionelle Abläufe nicht vorstellbar wären, z. B. die Fascia thoracolumbalis oder der Tractus iliotibialis. Andere Stützgewebe wie Mesos, Membranen oder Laminae, die für Halt, Lage und Versorgung aller Organe im Körperinneren unabdingbar sind, werden zwar dargestellt, aber oftmals nicht in ihrem aus osteopathischer Sicht faszialen, lebendigen Charakter.
Dies ist auf den historischen Kontext der klassischen Anatomie zurückzuführen, bei dem das Erstellen von Bildmaterial in der Regel an Leichen erfolgte. Bei der Sektion von Leichen ist durch den Flüssigkeitsentzug der raumbildende und von → Flüssigkeiten durchströmte Charakter der Faszien nicht mehr wahrnehmbar. Sie ist weder als ein lebendiges Element noch als alles durchdringende und umhüllende Struktur zu erkennen. Erst die moderne Kameratechnik ermöglicht

die Darstellung von lebenden Faszienstrukturen. Bilder, wie sie durch die Forschung u. a. von Robert Schleip und Jean-Claude Guimberteau möglich wurden, beginnen ein neues Licht auf die Fähigkeiten und Möglichkeiten bei der Behandlung dieser Gewebe zu werfen. Damit werden viele visionäre Vorstellungen, die → A. T. Still in seinem Faszienbegriff entwickelt hat, von moderner Wissenschaft bestätigt.

Kontext: Klassische Osteopathie (A. T. Still)

Für Still war die Faszie aufgrund vieler Aspekte bedeutsam: einmal als Faser, die für den Körpermechanismus Kraftübertragung und Hülle zugleich darstellt; aber auch als die Struktur, in der sich → Geist und → Seele „verkörpern" bzw. die → Lebenskraft, Natur, Gott wohnt. Die lebendige Faszie ist für ihn der Ort, an dem Krankheit und → Gesundheit ihren Ursprung haben. Damit stellte er sich in eine Reihe mit den meisten westlichen Gesundheitskonzepten seines Zeitalters, die das gestörte Milieu als elementaren Faktor von Krankheit begriffen, während Keime oder Bakterien noch als zweitrangig galten. Hier liegt Stills Suche nach der Gesundheit begründet.

In dem Bewusstsein, dass sich in einem in jeder Hinsicht gesunden Fasziengewebe keine Krankheiten entfalten können, war es für ihn das vordringliche Anliegen, die gesunde Lebenskraft in jedem Winkel – jeder Faszie – des Menschen zu unterstützen. Vorstellungen, dieser Faszienbegriff umfasse nur den körperlichen Aspekt von Gesundheit, greifen hier zu kurz. In Stills Aufzeichnungen ist die Faszie von allen Aspekten des Menschseins durchdrungen, d. h. den geistigen, spirituellen, seelischen und materiellen.

Kontext: Diagnose- und Therapiemodelle von FDM, Rolfing, biodynamische Osteopathie

Die Vorstellung von Faszien als kollagene Faserstruktur (→ Kollagen), die sich entsprechend Belastungslinien ausbilden, erfordert folgerichtig Therapiemethoden wie das → FDM, in denen diese Faserstruktur neu angeordnet, Verklebungen gelöst, Hernien beseitigt und so Bewegungsverluste oder → Kompressionen behandelt werden.

Eine Erweiterung dieser Sichtweise betrachtet zusätzlich die biochemische Zusammensetzung der Matrix, in der sich die kollagenen Fasern ausrichten (vgl. → Matrix, interzelluläre). Ernährung, Medikamente, Zug und Druck, aber auch emotionale Zustände sind in der Lage, das biochemische Gleichgewicht und damit das physikalische Verhalten von Fasern zu verändern. → Rolfing, eine der Osteopathie verwandte Methode, löst mechanisch Verklebungen in den Faszien, sieht aber zusätzlich einen psychoemotionalen und bioenergetischen Aspekt, der – vermittelt durch die Körperhaltung – sowohl bei der Entstehung als auch bei der Lösung von → Restriktionen beteiligt ist.

Die biodynamische Osteopathie (vgl. → Biodynamik) lehnt eine mechanische Beeinflussung des Fasziengewebes als zu invasiv ab. Hier wird die Beeinflussung der Matrix, insbesondere der darin vorhandenen Flüssigkeiten (→ Fluida), über das morphogenetische Feld, Gedanken und Gefühle gesehen. Die moderne Forschung sucht den wissenschaftlichen Wirksamkeitsbeweis dieser noch auf Hypothesen basierenden Therapiekonzepte und untersucht die Einflussmöglichkeit und Wirkmechanismen sowohl mechanischer als auch bioenergetischer Kräfte. Möglicherweise kann irgendwann in der Zukunft im Fasziengewebe die Schnittstelle zwischen geistiger Beeinflussung und materieller Manifestation gefunden werden.

Literatur

Hartmann C, Hrsg. Das große Still-Kompendium: Autobiografie, Philosophie der Osteopathie, Philosophie und mechanische Prinzipien der Osteopathie, Forschung und Praxis. 2. Aufl. Pähl: Jolandos; 2013: II-72ff.

Oschman JL. Energiemedizin: Konzepte und ihre wissenschaftliche Basis. 2. Aufl. München: Urban & Fischer in Elsevier; 2009

Friederike Kaiser

Fasziendistorsionsmodell *n*; *Etym.:* lat. *fascia* „Binde, Band" u. *distorsio* „Verdrehung"; *Abk.:* FDM; *engl.:* Fascial distortion model; *Syn.:* Manuelle Therapie nach Typaldos

Kontext: Besondere Schmerzbehandlung in der Osteopathie

Osteopathisches Konzept, basierend auf faszialen Störungen.

Der amerikanische Arzt → Stephen Typaldos (D. O.), entwickelte 1991 das FDM. Er erkannte bei seinen → Patienten, trotz unterschiedlicher orthopädischer Diagnosen, eine immer wiederkehrende gleiche Beschreibung der Beschwerden mit Gestik und Worten. Diese Körpersprache analysierte er und benannte in seinem Modell 6 verschiedene Distorsionstypen:

1. → Triggerband
2. → Continuum Distorsion
3. hernierter TrP (→ Triggerpunkt, hernierter)
4. → Faltdistorsion
5. → Zylinderdistorsion
6. tektonische Fixierung (→ Fixierung, tektonische)

Die erste von Typaldos entdeckte Distorsion, das sog. Triggerband, fiel ihm auf, als an einem Tag hintereinander drei Frauen zu ihm kamen und alle die gleichen Beschwerden zeigten. Sie beschrieben einen ziehenden, brennenden → Schmerz, der vom Schulterblatt zum Kopf verlief. Alle drei zeigten diesen beschriebenen Verlauf mit mehreren Fingern entlang einer Linie. Während Typaldos den ersten beiden nicht helfen konnte und sie wieder nach Hause schickte, fragte er die dritte Patientin, was ihrer Meinung nach hilfreich sein könnte. Sie verlangte von ihm, kräftig auf den schmerzhaften Bereich zu drücken und dem Verlauf des Schmerzes bis zum Kopf zu folgen. Nachdem dies zum Erfolg geführt hatte, beobachtete Typaldos eine identische Körpersprache bei anderen → Patienten und behandelte diese in gleicher Art und Weise. Dies sollte die Geburt des Triggerbandes sein.

Mithilfe der Körpersprache des Patienten, der verbalen Schmerzbeschreibung sowie der geschilderten Ursache ist der FDM-Therapeut schnell in der Lage, eine Diagnose zu stellen und eine gezielte Behandlung einzuleiten.

Die Behandlung erfolgt überwiegend mit manuellen Techniken, die gezielt auf die entsprechenden Distorsionen gerichtet sind. → Manipulationen werden zum Lösen von Faltdistorsionen genutzt. Bei den sog. → Zylinderdistorsionen werden Techniken aus der Traditionellen Chinesischen Medizin eingesetzt, z. B. Schröpfgläser und/oder Schaber. Moderne Geräte wie die Stoßwelle können zur Behandlung von Continuum Distorsionen eingesetzt werden. Zumeist wird jedoch mit starkem Druck des Daumens dafür gesorgt, dass sich die Störung auflöst.

Nach jedem einzelnen Behandlungsschritt wird der Patient dazu aufgefordert, die schmerzhafte Bewegung erneut auszuführen, um das Behandlungsergebnis zu kontrollieren. Der FDM-Therapeut ist durch das Bewegungsmuster sowie die neuerliche Beschreibung der Beschwerden in der Lage, seine Therapie wieder gezielt einzusetzen.

Das FDM wird heute sehr effektiv als Schmerzbehandlung des Bewegungsapparats eingesetzt. Die Behandlungshäufigkeit richtet sich nach dem Beschwerdebild. Meist lassen sich nach 1 Behandlung schon deutliche Verbesserungen erzielen. Seine schnellen Behandlungserfolge führen gerade bei Sportlern zu einer stark verkürzten Regenerationszeit und somit zu kurzen Trainingsausfällen. Ein Supinationstrauma kann z. B. nach 3 Behandlungen bereits wieder voll belastet werden. Eine Ruhigstellung von mehreren Wochen entfällt.

Typaldos setzte das FDM nicht nur erfolgreich bei orthopädischen Problemen ein, auch internistische Beschwerdebilder (z. B. Nierensteine) konnte er damit erfolgreich behandeln.

Literatur

Römer F. Praktisches Lehrbuch zum Fasziendistorsionsmodell. Wolfenbüttel: Institut für Fasziale Osteopathie; 2011

Typaldos S. Fasziendistorsionsmodell. Klinische und theoretische Anwendung des Fasziendistorsionsmodells in der medizinischen und chirurgischen Praxis. 4. Aufl. Wolfenbüttel: Institut für Fasziale Osteopathie; 2011

Frank Römer

Faszientechnik

f; **Etym.:** lat. *fascia* „Binde, Band", griech. *téchne* „Kunst, Handwerk, Kunstfertigkeit"; **engl.:** Fascia technique

Kontext: Techniken, Behandlung

Bei der Faszientechnik handelt es sich um eine gezielte strukturelle therapeutische Maßnahme zur Behandlung des Bindegewebes.

Durch diese Art der Behandlung können → Restriktionen/Dysfunktionen innerhalb der → Faszie gelöst werden. Es gibt verschiedene Faszientechniken. Eine Möglichkeit stellt das → Unwinding dar. Faszientechniken können jedoch auch punktuell durch Drucktechniken flächig oder tief im Gewebe gleitend appliziert werden. Die Behandlung soll die Spannung in der Faszie beeinflussen und sich dadurch positiv auf den Metabolismus des Organs auswirken, welches von der Faszie umgeben wird.

Literatur

Myers TW. Anatomy Trains: Myofasziale Leitbahnen. München: Urban & Fischer in Elsevier; 2004

Jana Lehmann

Fazilitierter Positional Release

m; **Etym.:** franz. *facilitation* „Erleichterung"; **Abk.:** FPR; **engl.:** Fascilitated positional release

Kontext: Positional Release Techniken, Behandlung

Eine von Stanley Schiowitz entwickelte indirekte Technik, die eine Kombination aus → Jones-Technik und → funktionellen Techniken darstellt.

Bei der Ausführung der Technik steht zuallererst die Verminderung der anteroposterioren Krümmung der → Sagittalebene der Wirbelsäule im Vordergrund. Danach wird unter → Kompression, dem → Crowding, der beteiligten Gewebe eine Kombination aus einzelnen Bewegungskomponenten des Körpers eingestellt, bis sich eine →

Gelöstheit der dysfunktionalen Zone palpieren lässt. Die erreichte Position wird 3–5 s gehalten.

Das Konzept der FPR-Techniken stützt seine Wirkungsweise auf die neurophysiologischen Konzepte von → Irwin M. Korr. Hierbei soll eine Annäherung der Gewebe die Arbeitsweise der γ-Motoneuronen verändern, die wiederum die erhöhte Erregung der Muskelspindeln reduziert.

Vgl. → Technik, direkte/indirekte.

Literatur

Chaitow L. Positional Release-Techniken in der Manuellen Medizin und Osteopathie. München, Jena: Urban & Fischer; 2003

Korr I. Proprioceptors and somatic dysfunction. J Am Osteopath Assoc 1975; 74: 638–650

Schiowitz S. Facilitated positional release. J Am Osteopath Assoc 1990; 90: 145–156

Robert Nier

Fazilitiertes Segment n

Vgl. → Segment, fazilitiertes.

Robert Nier

FDM n

Vgl. → Fasziendistorsionsmodell.

Frank Römer

Fehlhaltung f; engl.: Postural impairment

Kontext: Orthopädie, Diagnostik, Behandlung

Beschreibt einen Haltungsfehler, der durch aktive Maßnahmen und Muskelspannung korrigiert werden kann, z. B. skoliotische Fehlhaltungen und Rundrücken.

Karolin Krell

Fernprojektion f; Etym.: lat. proiectio „das Hervorwerfen"

Kontext: Neurophysiologie, Dermatome, Reflexzonen

Über vegetative Fasern kann sich eine Erkrankung der Organe auf parietale Strukturen auswirken.

Diese Weiterleitungen können auf das → Myotom, → Sklerotom oder → Dermatom Einfluss nehmen und sich durch verschiedene Symptome wie Parästhesien, Algesie oder vegetative → Reaktionen Ausdruck verschaffen.

Literatur

Trepel M. Neuroanatomie: Struktur und Funktion 5. Aufl. München: Urban & Fischer in Elsevier; 2011

Wancura-Kampik I. Segment-Anatomie: Der Schlüssel zu Akupunktur, Neuraltherapie und Manualtherapie. 2. Aufl. München: Urban & Fischer in Elsevier; 2010

Robert Nier

Festigkeit/fest f; engl.: Stiffness/stiff

Kontext: Positional Release Techniken, Behandlung

Durch eine Dysfunktion herabgesetzte Bewegungsamplitude mit meist einhergehender gesteigerter Festigkeit eines oder mehrerer Gewebe.

Der Begriff der Festigkeit bezieht sich dabei nicht nur auf von „außen" beobachtete objektive Parameter, sondern vielmehr auf das, was der Therapeut bei der → Palpation spürt. Der Begriff wird in der Regel verwendet beim Erreichen einer Widerstandsbarriere (→ Barriere) durch eine Bewegung.

Literatur

Chaitow L. Positional Release-Techniken in der Manuellen Medizin und Osteopathie. München, Jena: Urban & Fischer; 2003

Robert Nier

Festigungstechnik f

Kontext: Positional Release Techniken, Behandlung

Eine von Marsh Morrison entwickelte sehr sanfte und minimalistische indirekte Technik zur Behandlung der Wirbelsäule.

Die → Palpation zwischen Dorn- und Querfortsätzen der Wirbelsäule ermöglicht das Auffinden von Hautzonen, die sympathikoton übererregt (z. B. spürbar als Schweißbildung, Hypertension etc.) und schmerzhaft sind.

Während der aufgefundene Schmerzpunkt mit Daumendruck inhibiert wird, schiebt der Therapeut mit den Handballen der anderen Hand den Dornfortsatz, der dem Schmerzpunkt am nächsten liegt, in dessen Richtung. Zur völligen Schmerzfreiheit sowie einer deutlichen Spannungsreduktion des Gewebes wird die Position für 20 s gehalten.

Vgl. → Technik, direkte/indirekte.

Literatur

Chaitow L. Positional Release-Techniken in der Manuellen Medizin und Osteopathie. München, Jena: Urban & Fischer; 2003

Robert Nier

Fight-or-Flight-Response f; Etym.: engl. fight „Kampf" u. flight „Flucht", lat. respondere „antworten, erwidern, entgegnen"; engl.: Fight-or-flight response

Kontext: Neurophysiologie, autonomes Nervensystem

Zu Deutsch Kampf-oder-Flucht-Antwort. Es handelt sich hierbei um die → Reaktion des → autonomen Nervensystems auf einen äußeren Stressor.

Bei Eintreten eines Gefahrenreizes bzw. eines Stressfaktors reagiert das autonome Nervensystem mit Erhöhung der sympathischen Aktivität. Es kommt zur Vasodilatation der Gefäße und damit zu verbesserter Durchblutung, Anstieg von Blutdruck und Puls, Aufstellen der Haare, Steigerung der Muskelaktivität (auch am Herzen) und weiteren Reizantworten, die den Körper in die Lage versetzen, entweder kämpfen oder weglaufen zu können. Bereits während die Reaktionen ablaufen, werden Hormone freigesetzt, die dafür sorgen, dass nach der Rückkehr in den Ruhezustand die Energiespeicher wieder aufgefüllt werden.

Eine chronische Stimulation des sympathischen Systems führt neben der gesteigerten Adrenalinausschüttung zu vermehrter Freisetzung von Kortisol aus der Nebennierenrinde, was einen weiteren Umbau von Noradrenalin zu → Adrenalin bewirkt und somit die Adrenalinkonzentration im Blut weiter ansteigen lässt. Der „relative Noradrenalinmangel" führt zur Anregung der Noradrenalinsynthese. Da die Ruhephasen ausbleiben, können die körpereigenen Energiespeicher nicht mehr aufgefüllt werden. Die für die akute „Gefahrensituation" in Gang gesetzten notwendigen Reaktionen werden nicht in den Urzustand zurückgeführt, sondern bleiben dauerhaft erhalten. Daraus resultieren z. B. anhaltend hohe Blutzuckerspiegel, Bluthochdruck, Tachykardien, Muskelverspannungen, verstärktes Schwitzen und über die reflektorisch stattfindende Hemmung des Parasympathikus Verdauungsstörungen, übermäßige Lichtempfindlichkeit durch mangelnde Pupillenverkleinerung etc.

Besonders bei → Chronifizierung spielen osteopathische Behandlungen eine große Rolle, indem durch Beseitigung von Stress auslösenden Faktoren wie → Schmerz eine Down-Regulation des sympathischen Systems erfolgen kann. Außerdem können entspannende Behandlungen zu einer solchen Sympathikusdrosselung führen. Sollte der Sympathikus durch eine direkte Verspannung, Verklebung oder Dysfunktion im Bereich eines sympathischen Ganglions oder sogar der Nebenniere beeinträchtigt sein, kann auch hier die Beseitigung des Hindernisses zur Normalisierung der sympathischen Aktivität und damit Wiederherstellung der → Homöostase führen.

Ein Problem der heutigen Zeit ist das Vorliegen durch Stressoren, ohne dass die vom Körper daraufhin in Gang gebrachten Reaktionen wirklich gebraucht werden. So kommt es z. B. durch Ärger zu den beschriebenen Reaktionen, wobei der Mensch weder real wegrennen noch kämpfen muss. Das heißt, er braucht die Erhöhung von Muskelaktivität, Herzfrequenz, Blutdruck usw. eigentlich gar nicht, kann sich solchermaßen nicht abreagieren, und die Rückkehr in den Ruhezustand ist damit erschwert. Im Rahmen des ganzheitlichen Konzepts kann es somit auch Aufgabe des Osteopathen sein, den → Patienten zu mehr körperlicher Aktivität anzuregen.

Literatur

van den Berg F. Angewandte Physiologie. Bd. 5: Komplementäre Therapien verstehen und integrieren. Stuttgart: Thieme; 2005

Ingber DE, Heidemann SR, Lamoureux P. Opposing views on tensegrity as a structural framework for understanding cell mechanics. J Appl Physiol 2000; 39: 1663–1678

Silbernagl S, Despopoulos A. Taschenatlas der Physiologie. 8. Aufl. Stuttgart: Thieme; 2012

Ulfig N. Kurzlehrbuch Neuroanatomie. Stuttgart: Thieme; 2008

Marie-Louise Seyen

Fixierung *f*; *Etym.:* lat. *fixus* „fest, bleibend, unabänderlich"; *engl.:* Fixation

Kontext: Dysfunktion, Behandlung

Osteopathisch können Gewebe oder Organe an einen Ort gebracht und dort für eine gewisse Zeit gehalten werden, um einen → Point of Balanced Ligamentous Tension zu errichten, einen → Stillpunkt zu etablieren oder eine Reorganisation zu ermöglichen.

Kann ein Gewebe, z. B. eine Gelenkkapsel, aufgrund einer Verklebung seine Fixierung nicht mehr auflösen, so kommt es zu Bewegungseinschränkungen, die therapeutisch beseitigt werden können.

Tobias Krug

Fixierung, tektonische *f*; *Etym.:* lat. *fixus* „fest, bleibend, unabänderlich"; griech. *tektonikós* „die Baukunst betreffend"; ***Abk.:*** TF; *engl.:* Tectonic fixation

Kontext: Fasziendistorsionsmodell (FDM), manuelle Therapie nach Typaldos

Distorsionstyp, basierend auf faszialen Störungen.

Die TF tritt von allen Distorsionen am seltensten auf. Durch den Verlust der → Gleitfähigkeit kommt es zu einer Einschränkung der Gelenkbeweglichkeit, die für den → Patienten völlig schmerzfrei ist.

Die Körpersprache einer TF ähnelt der der → Faltdistorsion. Wird bei der Faltdistorsion das Gelenk noch geknetet, so legt der Patient bei einer TF lediglich die Hand auf das Gelenk und hält es fest.

Als Therapie eignen sich alle manuellen Techniken, die zur → Mobilisation dienen. Kleine Gelenke können sehr einfach wieder mobilisiert werden; große Gelenke wie Schulter, Hüfte und Knie lassen sich allerdings nur sehr schwer wieder zur ursprünglichen Beweglichkeit zurückbringen.

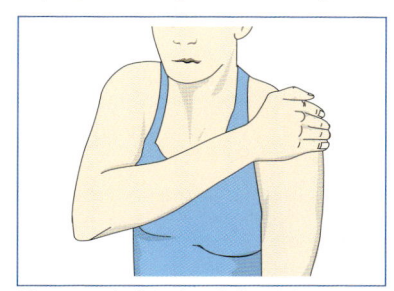

Körpersprache bei tektonischer Fixierung.

Literatur
Römer F. Praktisches Lehrbuch zum Fasziendistorsionsmodell. Wolfenbüttel: Institut für Fasziale Osteopathie; 2011
Typaldos S. Fasziendistorsionsmodell. Klinische und theoretische Anwendung des Fasziendistorsionsmodells in der medizinischen und chirurgischen Praxis. 4. Aufl. Wolfenbüttel: Institut für Fasziale Osteopathie; 2011
Frank Römer

Flexion *f*; *Etym.:* lat. *flectere* „biegen, beugen, krümmen"; *engl.:* Flexion
Kontext: Diagnostik, Behandlung
Eine Flexion beschreibt die aktive und passive Biegung eines Körperteils bzw. Gelenks.
Die entgegengesetzte Bewegungsrichtung wird als → Extension bezeichnet.
Innerhalb der kranialen Osteopathie wird auch eine Flexion und Extension um die Synchondrosis sphenobasilaris (SSB) beschrieben. Flexions- und Extensionsphasen sind Teil der rhythmischen Fluktuationsbewegungen, die dort und von allen Schädelknochen ausgeführt werden.
Vgl. → Zyklus der Kraniosakralbewegung.
Karolin Krell

Flexner-Report *m*; *Etym.:* engl. *report* „Bericht" nach Abraham Flexner (*1866, †1959); *engl.:* Flexner report
Kontext: Geschichte
Empfehlungen für die Umgestaltung des medizinischen Ausbildungswesens in den USA aus dem Jahr 1910.

Der Flexner-Report ist benannt nach dem Pädagogen Abraham Flexner, der von 1904–1910 alle Ausbildungsstätten für angehende Mediziner in den USA, egal welcher Disziplin, nach folgenden Kriterien untersuchte:

- Zugangsvoraussetzungen: Vorbildung, Schulabschluss
- Ausstattung für die Grundausbildung: chemisches, bakteriologisches Labor, Pathologie, Sektionsräume
- Ausstattung für die Praxisausbildung: Ambulatorien, Lehranschluss an ein Krankenhaus, Anzahl der Vollzeitlehrkräfte
- Finanzierung der Ausbildung (eine rein auf das Schulgeld basierende Finanzierung wurde als nicht qualitätssichernd angesehen)

Seine Empfehlungen führten zu einer weitreichenden Veränderung und Standardisierung des medizinischen Ausbildungswesens in den USA.
Alle 8 damals in den USA existierenden osteopathischen Colleges wurden untersucht, wobei keines mängelfrei die angestrebte Zulassung Klasse A erhielt. Obwohl sich Teile der AOA (American Osteopathic Association) durch die Aufnahme in die Auswahl als medizinische Ausbildungsstätte geehrt fühlten, lehnten doch die meisten Osteopathen diese Einflussnahme als unqualifizierte Bewertung, da außerhalb osteopathischer → Prinzipien stehend, ab.
Es dauerte bis in die 1930er-Jahre, bis die Quote der Anerkennung von Absolventen osteopathischer Ausbildungen (Doctor of Osteopathic Medicine, → D.O.) denen der klassischen Mediziner (Doctor of Medicine, M.D.) entsprach. Erst dann hatten sich die meisten Ausbildungsstätten den Anforderungen des medizinischen Ausbildungssystems angepasst.
Aus historischer Sicht haben u. a. die Konsequenzen aus dem Flexner-Report dazu geführt, dass sich das Berufsbild des D.O. über lange Zeit kaum von dem des M.D. unterschied. Auch die Spaltung der amerikanischen Osteopathen in „Quasi-Schulmediziner" und ganzheitlich arbeitende Therapeuten lässt sich darauf zurückführen.

Literatur
Gevitz N. The DOs: Osteopathic Medicine in America. 2nd ed. Baltimore, London: Johns Hopkins University Press; 2004
Friederike Kaiser

Fluid Drive *m*; *Etym.:* engl. *fluid* „flüssig, fließend"; *drive* „Antrieb, Schwung. Schub"; *Syn.:* V-Spread
Kontext: Diagnostik, kraniosakrale Osteopathie
Eine der beiden Techniken, die → Sutherland in seinen Seminaren zur Osteopathie im kranialen Bereich lehrte.
Fluid Drive ist zur → Diagnostik und zur Behandlung geeignet. Dabei wird ein Fluidimpuls von der Gegenseite der zu testenden oder zu behandelnden Struktur durch das Gewebe geschickt, und der Behandler erspürt, ob und wie dieser → Impuls auf der anderen Seite ankommt. Kommt der Impuls weich im zu testenden oder zu behandelnden Gewebe an, ist dieses frei; kommt er nicht weich an, besteht eine Gewebsrestriktion. Sutherland benutzte für die Fluidwelle das Bild einer Meereswelle, die sanft an einem Strand ausläuft oder sich hart am Felsen bricht.
Prinzipiell kann Fluid Drive an jedem Gewebe zur Diagnostik oder Behandlung eingesetzt werden. Vgl. → Spread.

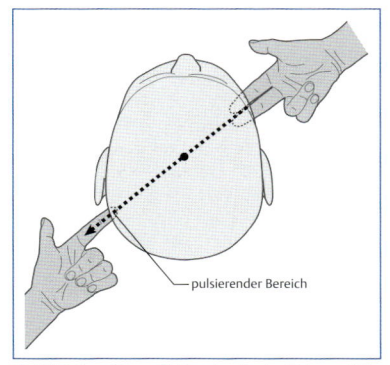

Fluid Drive. (Liem T. Kraniosakrale Osteopathie: Ein praktisches Lehrbuch. 6. Aufl. Stuttgart: Haug; 2013: 633, Abb. 23.2)

Literatur
Liem T. Kraniosakrale Osteopathie: Ein praktisches Lehrbuch. 6. Aufl. Stuttgart: Haug; 2013
Matthias Pieper

Fluida/Flüssigkeiten *n*; *Etym.:* lat. *fluidum* „Flüssigkeit", *fluida* „Flüssigkeiten"; *engl.:* Fluid
Kontext: Kraniale Osteopathie, biodynamische Osteopathie
Spezifischer Begriff der kranialen und biodynamischen Osteopathie (vgl. → Biodynamik).

Bereits in der klassischen Osteopathie spielen Fluida (Flüssigkeiten) bei der Entstehung sowohl von Krankheit als auch von → Gesundheit eine elementare Rolle. Für → A. T. Still besitzen die Körperflüssigkeiten wie Blut, Lymphe und Liquor (→ Liquor cerebrospinalis) eine elementare physiologische sowie spirituelle Kraft. Für → W. G. Sutherland wird die → Lebenskraft durch den Liquor cerebrospinalis repräsentiert. In der biodynamischen Osteopathie erlangt die Bewegung der Flüssigkeiten, bezeichnet als → Tide oder auch → Fluid Drive, sowohl diagnostische wie auch therapeutische Bedeutung.
Unumstritten ist in der modernen Medizin, dass in Blut, Lymphe und Gehirnflüssigkeit Sauerstoff, Nahrungs-, Abfall- und Abwehrstoffe, Neurotransmitter, Hormone, aber auch Viren, Bakterien und andere schädliche Substanzen bis in die letzte Zelle transportiert werden. Darüber hinaus ist bekannt, dass Flüssigkeiten nachweislich in geschlossenen Systemen Druck, → Vibration, Oszillationen und Schallwellen über weite Strecken übertragen können. Als → Funktionseinheit mit den duralen Membranen des kraniosakralen Systems ist so ein Teil der Bewegungsübertragung des kranialen Rhythmus auf den Rest des Körpers zu erklären.
Seitdem die Eigenschaft von Wasser, als Informationsträger zu funktionieren, in der neueren Forschung über die Wirkung u. a. von Homöopathie erkannt wurde, könnten auch osteopathische Hypothesen über die Rolle von Körperflüssigkeiten als Vermittler von Gesundheit in jeder Zelle als plausibel gelten.
Literatur
Schlingensiepen I, Brysch M-A. Homöopathie für Skeptiker. München: O. W. Barth; 2014
Friederike Kaiser

Fluider Körper *m*; *Etym.:* engl. *fluid* „flüssig, fließend"; *engl.:* Fluid body
Kontext: Kraniosakrale Osteopathie, Diagnostik
Im Rahmen des kraniosakralen Konzepts der Osteopathie wird davon ausgegangen, dass es innerhalb des materiellen Körpers und auch darüber hinausreichend einen fluiden Körper gibt, der sowohl die Körperflüssigkeiten (intra-, extrazellulär, → Liquor cerebrospinalis) als auch die diesem innewohnenden osteopathischen Kräfte umfasst.
Dieser Flüssigkeitskörper ist mit Übung auch der → Palpation zugänglich und kann deshalb zur Befunderhebung und Behandlung genutzt werden.

→ W. G. Sutherland sprach in diesem Zusammenhang von einer → Flüssigkeit in der Flüssigkeit, einem unsichtbaren Element, das er den Atem des Lebens → (Breath of Life) nannte. Diese → Potency, diese Kraft, sei es, die den → PRM antreibe und die eine eigene Intelligenz besitze, die intelligenter sei als der menschliche Verstand.

Literatur
Hartmann C, Hrsg. Das große Sutherland-Kompendium: Die Schädelsphäre. Einige Gedanken. Unterweisungen in der Wissenschaft der Osteopathie. 2. Aufl. Pähl: Jolandos; 2013
Liem T. Kraniosakrale Osteopathie: Ein praktisches Lehrbuch. 6. Aufl. Stuttgart: Haug; 2013
Matthias Pieper

Flüssigkeiten *f*; *Etym.:* lat. *fluere* „fließen, strömen"; *engl.:* Fluid
Vgl. → Fluida/Flüssigkeiten.
Friederike Kaiser

Fokus, aktiver (eines Triggerpunkts) *m*; *Etym.:* lat. *focus* „Herd, Feuerstelle"; *activus* „tätig, aktiv"
Kontext: Diagnostik, Neurophysiologie, Triggerpunkte
Muskelbereich mit spontaner elektrischer Aktivität.
Beim aktiven Fokus eines TrPs handelt es sich um einen sehr kleinen Bereich im Muskel, welcher bei der Elektrodiagnostik die – oft als Endplattenrauschen bezeichnete – spontane elektrische Aktivität anzeigt. Zudem können die für Einzelfaseraktivitäten typischen Aktivitätszacken (Endplattenspikes) im Elektromyografen produziert werden.
Vgl. → Triggerpunkt, myofaszialer.

Literatur
Simons DG, Travell JG, Simons LS. Handbuch der Muskel-Triggerpunkte. Bd. 1: Obere Extremitäten, Kopf, Thorax; Bd. 2: Untere Extremität und Becken. München: Urban & Fischer in Elsevier; 2014
Robert Nier

Frauen in der Osteopathie *f*
Kontext: Geschichte
Stellung von Frauen in der Osteopathie.
Im Gegensatz zu vielen anderen gesellschaftlichen Bereichen in der 2. Hälfte des 19. Jahrhunderts wurden Frauen in der Osteopathie schon bei → A. T. Still als gleichberechtigt angesehen. Sowohl die Lebensbedingungen der Siedler im Mittleren Westen zu Zeiten des amerikanischen Bürgerkriegs, die Regeln der methodistischen Kirche (→ Methodisten) als auch A. T. Stills Nähe zur philosophischen Strömung des Transzendentalismus hatten zur Folge, dass für ihn Frauen in der Osteopathie eine wichtige Rolle spielten. Die erste Klasse an der → ASO 1893 bestand, für die damalige Zeit durchaus unüblich, aus 5 Frauen und 17 Männern. Still selbst engagierte sich 1914 für die Einführung des Wahlrechts von Frauen.
So ist es nicht verwunderlich, dass viele Protagonisten in der Osteopathie weiblichen Geschlechts waren und sind. 1920 gründeten die ersten Vertreterinnen des osteopathischen Berufsstands in den USA die Osteopathic Womens National Association (OWNA). Während die erste Generation von Osteopathinnen sich mehr der Grundlagenforschung widmete, fällt auf, dass sich ihre modernen Kolleginnen mit dem Schwerpunkt der Behandlung von Kindern einen Namen machen.

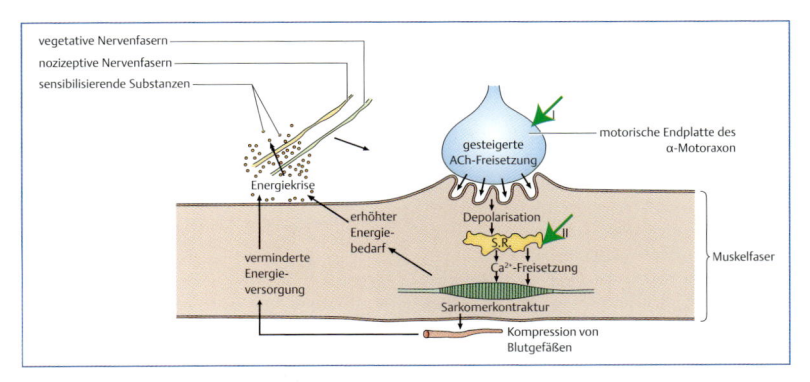

Endplattenhypothese zur Erklärung einer Energiekrise aufgrund eines myofaszialen Triggerpunkts. (Gautschi R. Manuelle Triggerpunkt-Therapie: Myofasziale Schmerzen und Funktionsstörungen erkennen, verstehen und behandeln. 2. Aufl. Stuttgart: Thieme; 2013: 52, Abb. 2.36)

Es folgen einige Namen von wichtigen Osteopathinnen mit ihrem Lebenswerk ohne Anspruch auf Vollständigkeit:

Jeannette (Nettie) Bolles (D.O.): Graduierte als erste Frau 1893 an der ASO unter A. T. Still. Im Auftrag des A. T. Still Research Institute, gegründet 1908 von der American Osteopathic Association, untersuchte sie mit ihrem Kollegen C. W. Proctor (D.O.) den Einfluss von Diäten auf den Metabolismus.

→ **Louisa Burns (D.O.):** Bekam zeitgleich mit Dr. Bolles den Auftrag, gemeinsam mit → Dr. Carl P. McConnell den Einfluss von Bewegungsverlusten in den Wirbelsäulensegmenten (spinale Läsionen) auf Organe zu untersuchen. Ausgehend von der Beobachtung, dass bestimmte organische Pathologien regelmäßig mit → Funktionsstörungen bestimmter spinaler Segmente assoziiert waren, zeigte sie im Laufe ihres Lebens anhand von vielfältigen Versuchsaufbauten (u. a. mit → Tierversuchen), dass tatsächlich bei einer segmentalen Störung organische Folgen zu erwarten sind. 1948 demonstrierte sie in einer Studie den Verlaufsform pathogener, auf segmentale Störungen zurückführbarer Gewebeveränderungen. Louisa Burns gilt als eine der führenden Köpfe der osteopathischen Grundlagenforschung im 20. Jahrhundert.

→ **Charlotte Weaver (D.O.):** Weiterentwicklung der kranialen Osteopathie im Auftrag von A. T. Still, Entwicklung des Konzepts von kranialen Wirbeln, Untersuchungen zur Wirkung von → Schwingungen und → Vibrationen auf einzelne Hirnareale, Studien über die Veränderung der Gehirnstruktur bei Menschen mit geistigen Behinderungen und zur Struktur und Funktion der Hypophyse. Veröffentlichung ihres Werks post mortem durch Margret Sorell. Ihre Arbeit ist aus bisher nicht geklärten Gründen in Vergessenheit geraten.

→ **Anne Wales (D.O.):** Im Rahmen der → Sutherland Cranial Teaching Foundation Entwicklung der → BLT/→ BMT-Techniken mit der Intention, eine körper- und kraftschonende Arbeitsweise für Osteopathinnen und Osteopathen zu finden. Sie sammelte bescheiden und im Hintergrund viele der Unterrichtsmaterialien von → Sutherland und zeichnete sich für die Veröffentlichung einiger seiner Werke als verantwortlich.

→ **Viola Fryman (D.O.):** In ihrer über 50-jährigen Berufstätigkeit widmete sie sich vielen wissenschaftlichen Projekten. Ein Schwerpunkt ihrer Arbeit waren Studien zur Erforschung des kranialen Rhythmus. Des Weiteren widmete sie sich der Entwicklung eines modernen Konzepts zur Behandlung von Kindern (→ Kinderosteopathie). Im Zentrum ihrer Arbeit am Osteopathic Center for Children, San Diego, steht die Behandlung von Kindern mit Lernstörungen und anderen Behinderungen. Die Ergebnisse ihrer jahrelangen Forschung wurden in vielen Veröffentlichungen niedergelegt. Sie unterrichtet in den USA und international und ist Mitglied – zeitweise auch Präsidentin – der American Academy of Osteopathy und der Cranial Academy.

Roselyn Laulauze-Pol (D.O.): Langjährige Untersuchungen und Sammlung von Behandlungsberichten über die Behandlung von Kindern. Hat 10 Jahre in Vietnam in einer großen Entbindungsklinik (15 000 Geburten/Jahr) gearbeitet und ihre dort gesammelten Erfahrungen und Erkenntnisse über Ursachen und Folgen von Geburtstraumata in 2 Bänden (*Le Crâne du Nouveau-né*) veröffentlicht. Sie forscht und unterrichtet in Frankreich bei der Formation et Recherche en Ostéopathie et Pédiatrique (FORP) und gibt international Kurse zu ihrer augenblicklichen Forschung.

Jane Carreiro (D.O.): Forschung zu Möglichkeiten und Methoden der osteopathischen Kinderbehandlung, u. a. bei Otitis media, Verdauungsbeschwerden, Allergien und Geburtstraumata. Mehrere Fachbücher zu diesem Thema. Internationale Unterrichtstätigkeit.

Larisa Lasovetskaya (M.D., D.O.): Russische Kinderärztin mit einer Ausbildung an der European School of Osteopathy (2000). Gründete 2001 eine Klinik für → Osteopathische Medizin, deren Vizedirektorin sie bis heute ist, und 2004 die Russische Akademie für Osteopathische Medizin in St. Petersburg. Forschungsschwerpunkt: Behandlung von Kindern.

Literatur

Frymann VM. Die gesammelten Schriften von Viola M. Frymann, DO: Das Erbe der Osteopathie für Kinder. Pähl: Jolandos; 2007

Lasovetskaya L, Karpova T. Osteopathische Behandlung entwicklungsbedingter Hüftdysplasien bei Säuglingen während des 1. Lebensjahres. Osteopathische Medizin 2006; 4: 6

NOA (National Academy of Osteopathy). Scholarships and Rewards. Im Internet: http://www.nationalacademyofosteopathy.com/documents/nao_awards_and_-scholarships.pdf, Stand: 25.04.2015

Friederike Kaiser

Frequenz der Kraniosakralbewegung f;
Etym.: lat. *frequentia* „Häufigkeit"; griech. *kraníon* „Kopf", neulat. *(os) sacrum* „Kreuzbein"; *engl.:* Frequency of primary respiration
Kontext: Kraniosakrale Osteopathie
Frequenz des → PRM.

Nach → Sutherland drückt sich die → Potency im Körper als feine rhythmische, palpierbare Bewegung des Schädels aus. Sutherland selber hat nie Angaben zur Frequenz dieser Bewegung gemacht. In der Literatur sind leicht unterschiedliche Frequenzen beschrieben, die zwischen 6 und 14 pro min liegen. Häufig wird eine mittlere Frequenz von 10–12 pro min genannt. Die Mehrheit dieser Angaben beruht auf → Palpationen, nicht auf Messungen.

Daneben wurden auch langsamere Rhythmen beobachtet: Nach → J. Jealous sind dies 2,5 Zyklen pro min, nach → R. Becker 6–10 Zyklen in 10 min. Letztere wird auch als langsame (slow) → Tide bezeichnet.

Literatur
Liem T. Kraniosakrale Osteopathie: Ein praktisches Lehrbuch. 6. Aufl. Stuttgart: Haug; 2013
Matthias Pieper

Frohse Arcade f; *Etym.:* engl. *arcade* „Arkade, Bogengang, Säulengang"; *engl.:* Frohse Arcade; *Syn.:* Supinatorentunnel, Supinator-Tunnel; Frohse-Arkade
Kontext: Neurologie

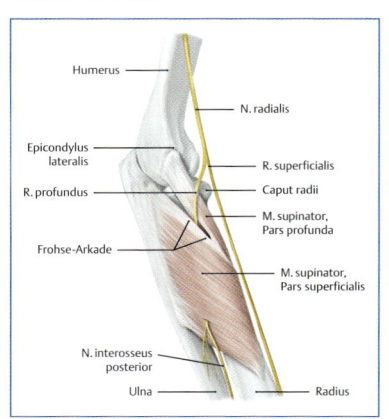

Frohse Arcade. (Schünke M, Schulte E, Schumacher U. Prometheus. LernAtlas der Anatomie. Allgemeine Anatomie und Bewegungssystem. Illustrationen von M. Voll und K. Wesker. 3. Aufl. Stuttgart: Thieme; 2011: 393 F)

Es handelt sich hierbei um einen Faszienzug des M. supinator, etwas distal des Ellenbogengelenks. Dieser Faszienzug umgreift den motorischen Ramus profundus des N. radialis meist semizirkulär. Bei Dysfunktionen in diesem Bereich kann es zu → Funktionsstörungen im Versorgungsbereich des N. radialis kommen.

Literatur
Assmus H, Antoniadis G. Nervenkompressionssyndrome. Berlin, Heidelberg: Springer; 2011
Hoffmann R, Krimmer H. Checkliste Handchirurgie. Stuttgart: Thieme; 2009
Jana Lehmann

Fryette, Harrison H. (D.O.) m
Kontext: Gesetze, Geschichte
Harrison H. Fryette (*1876, †1960).

Er graduierte 1903 am Littlejohn College of Osteopathy unter → J. M. Littlejohn und unterrichtete dort von 1903–1929 osteopathische Techniken. 1910 entwickelte er ein bewegliches Wirbelsäulenmodell, das er sich patentieren ließ. Dies bildete die Grundlage für seine weitere Forschung.

Fryette begann, sich in der osteopathischen Welt einen Namen zu machen, als er 1918 für die American Osteopathic Association (AOA) das Buch *Physiologic Motion* mit seinen Forschungsergebnissen zur → Biomechanik der Wirbelsäule veröffentlichte. In seinem 1954 ebenfalls von der AOA herausgegebenen Buch *Principles of Osteopathic Technic* fasste er seine Erkenntnisse über die Bewegungsfreiheit der Wirbel je nach ihrer Position zu den drei → Gesetzen von Fryette zusammen.

Überliefert ist von ihm auch das Zitat:
"The principle of Osteopathy is simple, as all great truths are simple, it's application is not." (Fryette)

Literatur
Hall ET, Wernham J. The Contribution of J. M. Littlejohn to Osteopathy. Maidstone, GB: Maidstone Osteopathic Clinic; 1998
OOA (Ontario Osteopathic Association). Osteopath of the Month: Harrison H. Fryette. Im Internet: http://www.ontarioosteopaths.ca/osteopath-month-harrison-h-fryette-april-2012/, Stand: 25.04.2015
Stark JE. An historical perspective on principles of osteopathy. Int J Osteopath Med 2013; 16: 3–10
Friederike Kaiser

Frymann, Viola M. (D.O.) f
Kontext: Geschichte, SCTF, Kinderosteopathie, Frauen in der Osteopathie
Viola M. Frymann (*1921).
Viola M. Frymann wurde 1921 in England geboren Nach einer Knöchelfraktur konnte sie ihre

Ausbildung zur Balletttänzerin nicht beenden und studierte daraufhin Medizin an der University of London. Dort graduierte sie 1945 mit einem Bachelor in Medizin und Chirurgie. Ihre medizinische Ausbildung in England beendete sie 1947 mit einem praktischen Jahr am Royal London Homeopathic Hospital. 1949 schloss sie ihren Doctor of Osteopathy (→ D.O.) am College of Osteopathic Physicians & Surgeons in Los Angeles ab.

Den ersten Kontakt mit der kranialen Osteopathie hatte sie 1952 durch einen Kurs in Denver, Colorado, bei → W. G. Sutherland. Sie wurde ein aktives Mitglied der → SCTF (→ Sutherland Cranial Teaching Foundation), zeitweise auch Präsidentin der Cranial Academy sowie der American Academy of Osteopathy und unterrichtete erstmalig 1964 zusammen mit Thomas Schooley (D.O.) und Harold Magoun (D.O.) diesen Bereich der Osteopathie in England an der → British School of Osteopathy (BSO) und in Frankreich an der École Francaise d'Ostéopathie (EFSO). Wie es in ihrer Generation von Osteopathen üblich war, versuchte sie durch wissenschaftliche Experimente die Wirksamkeit der Osteopathie zu beweisen.

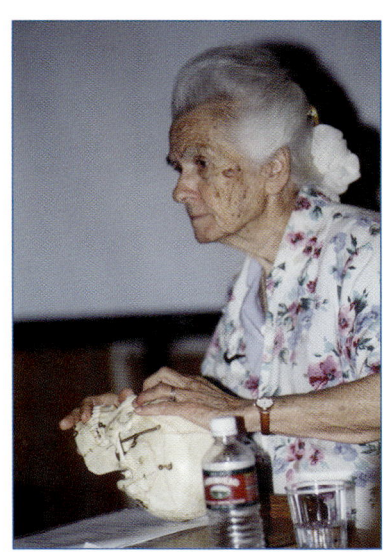

Viola M. Frymann D.O. (Viola M. Frymann demonstrating cranial, n.d., Museum of Osteopathic Medicine, Kirksville, MO [2009.65.255]. | Museum of Osteopathic Medicine, Kirksville, MO)

So erreichte sie erstmalig am 30.05.1968 eine Aufzeichnung des kranialen Rhythmus auf einem Oszillografen. Im weiteren Verlauf ihrer Karriere machte sie sich durch viele Veröffentlichungen über ihre Herangehensweise und Ergebnisse bei der Behandlung von Kindern einen Namen.

Seit 1979 unterrichtete sie am College of Osteopathic Medicine of the Pacific.

1982 gründete sie das Osteopathic Center of Children, San Diego, in dem Kinder aller Altersgruppen behandelt werden. Das Zentrum ist angeschlossen an ein Lehrinstitut, das College of Osteopathic Medicine in San Diego.

Viola Frymann unterrichtete über Jahre unzählige Osteopathen in aller Welt, u. a. 1991 in St. Petersburg. Ihre Vermittlung der kranialen Osteopathie beeinflusst bis heute weltweit die osteopathische Arbeit, speziell die Behandlung von Kindern (→ Kinderosteopathie).

Friederike Kaiser

Fulford, Robert C. (D.O.) m
Kontext: Geschichte, Philosophie
Robert C. Fulford (*1905, †1997).
Robert Fulford wurde 1905 in Cincinnati, Ohio, USA, geboren, 1941 graduierte er an der Kansas City School of Osteopathy and Surgery und eröffnete in Cincinatti eine allgemeinärztliche Praxis. Die letzten 18 Jahre seines Lebens arbeitete er in Tucson, Arizona. Bis kurz vor seinem Tod behandelte er tausende Patienten mit großem Erfolg, v. a. Kinder (→ Kinderosteopathie). Er war Mitglied der Cranial Academy und von 1974–1975 deren Präsident.

Seine Arbeit wurde beeinflusst von den Lehren → W. G. Sutherlands, dessen Schüler er 1949 war. Fulford wertete den Ausdruck des → PRM als wichtigstes Zeichen der Vitalität im menschlichen Körper. Er arbeitete mit → Vibrationen (z. B. am Sakrum), um das Gewebe vor der Behandlung zu entspannen. Hierfür entwickelte er den sog. „Fulford Percussor", ein elektrisches Vibrationsgerät. Er wies in seiner Arbeit auf die Bedeutung von Atem- und Bewegungsübungen hin und war zutiefst von der Philosophie → A. T. Stills überzeugt, in deren Mitte der Mensch in seiner Einheit aus → Körper, Verstand (→ Geist) und → Seele steht.

Fulford kritisierte die symptombezogene Annäherung an → Patienten in der Schulmedizin als einseitig. Seine osteopathische Arbeit hatte nicht das Ziel, Krankheitsprozesse zum Stillstand zu bringen, sondern den Menschen darin zu unterstützen, seine physischen, mentalen und seelischen Anteile in einen harmonischen Ausgleich zu bringen.

Bis kurz vor seinem Tod veröffentlichte Fulford einzelne Aufsätze. In seinen letzten Lebensjahren entschloss er sich, die Quintessenz seines Lebens in dem Buch *Puls des Lebens* zu veröffentlichen.

Literatur
Comeaux Z. Robert Fulford, D.O. and the Philosopher Physician. Seattle, WA: Eastland Press; 2002
Fulford RC. Puls des Lebens. 2. Aufl. Pähl: Jolandos; 2008
Fulford RC, Cisler T, ed. Are We On The Path? The Collected Works of Dr. Fulford. Indianapolis, IN: The Cranial Academy; 2003
Stone G. The Secrets of People Who Never Get Sick. New York: Workman Publishing; 2010
Weil A. Spontaneous Healing: How to Discover and Enhance Your Body's Natural Ability to Maintain and Heal Itself. New York: Ballantine Books; 2000
Angelina Böttcher

Fulkrum *n*; *Etym.:* lat. *fulcrum* „Stütze, Gestell, Stützpunkt, Drehpunkt, Hebelpunkt", *fulcio* „stützen"; *engl.:* Fulcrum
Kontext: BLT, kraniale Osteopathie, biodynamische Osteopathie, Philosophie

Spezifischer Begriff der kranialen und biodynamischen Osteopathie.

Unter Fulkrum wird sowohl ein physikalischer als auch ein metaphysischer Stützpunkt zwischen 2 Hebelarmen verstanden. Der Stützpunkt kann mechanisch einen Teil des Therapeutenkörpers auf der festen Unterlage darstellen, über den der Druck auf den Patientenkörper balanciert wird, aber auch energetisch der Therapeut an sich, der sich in Raum und Zeit als ein Stützpunkt zwischen dem → Patienten und dem Universum anbietet.

Der Begriff Fulkrum hat sich wie → Potency im Laufe der Verbreitung der kranialen bzw. biodynamischen Osteopathie im deutschsprachigen Raum etabliert (vgl. → Biodynamik). Da der Begriff nicht mehr im physikalischen und biomechanischen Kontext verwendet, sondern v. a. als Stützpunkt im metaphysischen, biodynamischen oder morphogenetischen Feld verstanden wurde, verzichteten die Anhänger der biodynamischen Osteopathie darauf, eine möglicherweise ungenaue Definition abzuleiten, und es wurde daher der eingedeutschten Schreibweise der Vorzug gegeben.
Friederike Kaiser

Funktionelle Methode *f*
Vgl. → Methode, funktionelle.
Claudia Hafen-Bardella

Funktionelle Störung *f*
Vgl. → Störung, funktionelle.
Claudia Hafen-Bardella

Funktionelle Technik *f*
Vgl. → Technik, funktionelle.
Claudia Hafen-Bardella

Funktionseinheit *f*; *Etym.:* lat. *functio* „Tätigkeit, Verrichtung, Geltung"; *engl.:* Functional unit
Kontext: Anatomie, Einteilung

Bei einer Funktionseinheit handelt es sich um ein nach Herkunft und Funktion abgrenzbares Gebilde.

Der Funktionseinheit können eine oder mehrere Baueinheiten entsprechen. Das spinale Bewegungssegment stellt die kleinste Funktionseinheit der Wirbelsäule dar und besteht aus 2 Wirbeln mit Bandscheibe, Bändern und Muskeln.

Nach dem Mechanical-Link-Konzept erfolgt eine Einteilung der Anatomie in 8 Einheiten zur Standardisierung der Befunderhebung:
1. okzipitovertebrale Achse
2. anteriorer Thorax
3. Extremitäten
4. → Kraftlinien
5. Kranium
6. Viszera
7. Arterien und vegetatives Nervensystem
8. peripheres Nervensystem

Vgl. → Mechanical Link.
Claudia Hafen-Bardella

Funktionsstörung *f*; *Etym.:* lat. *functio* „Tätigkeit, Verrichtung, Geltung"; *engl.:* Functional disorder, dysfunction; *Syn.:* Dysfunktion
Kontext: Dysfunktion

Kommt es zu einer Störung von Arbeitsabläufen durch äußere Einwirkungen wie → Traumata oder Toxine, so kann dies eine Behinderung oder einen Ausfall der Tätigkeit der Gewebe oder Organe nach sich ziehen.

Beispielsweise kann eine Tendovaginitis (Sehnenscheidenentzündung) im Bereich des Caput longum, M. biceps brachii die Beweglichkeit des Muskels selbst im Sulcus intertubercularis humeri und somit der gesamten Schulter stark beeinträchtigen, was wiederum zu einer Funktionsstörung im Bewegungsablauf führt.

Vgl. → Störung, funktionelle.
Tobias Krug

Ganzheit

Ganzheit *f*; *Etym.:* mittel- u. althochdt. *ganz* „unversehrt, heil, vollständig, vollkommen";
engl.: Whole
Kontext: Geschichte, Philosophie

Der Begriff hat seit Beginn des 19. Jahrhunderts eine zunehmende Verwendung im medizinphilosophischen Kontext als Abgrenzung gegenüber einer analytischen, am technischen Fortschritt orientierten Medizin gewonnen, die den Menschen auf der Suche nach Lösungen für Beschwerden und Krankheiten in immer kleinere Einheiten zerlegt. Die moralische Wertung des Begriffs „ganzheitlich" ist in der Regel als positiv zu sehen.

Die Bedeutung des Wortes befindet sich im Spannungsfeld zwischen der Einheit und einer Summe von Teilen, d. h., es geht immer um mehrere Einzelteile und deren Verbindung. Dabei betrachtet und verbindet der osteopathische Kontext zusätzlich verschiedene Dimensionen. Unter ganzheitlicher osteopathischer Therapie kann verstanden werden:

a) das Behandeln des ganzen Körpers und nicht nur der Teilbereichs desselben – auch wenn nur ein Körperteil betrachtet wird, so dennoch in einer biomechanischen und physiologischen Interaktion mit dem ganzen Körper als Einheit
b) die Betrachtung des Körpers im Zusammenhang mit seelischen und geistigen Prozessen einer einzelnen Person
c) die Betrachtung des einzelnen Menschen in seiner Gesamtheit als Teil und in Interaktion mit einer größeren Einheit: Welt, Universum, Schöpfung, morphogenetisches Feld etc.

Für → A. T. Still war der Mensch nur vollständig, wenn er als → Triune, als Einheit aus → Körper (body, matter), → Geist (mind) und → Seele (spirit, motion) gesehen wurde. Dabei impliziert der Begriff Triune durch seine sprachliche Referenz einen überindividuellen und biblischen Kontext und unterstützt daher die Vorstellung, dass Stills osteopathischem Konzept eine religiöse bzw. spirituelle Weltsicht zugrunde gelegen haben muss.
→ W. G. Sutherland folgte ihm insofern in dieser Ansicht, als er seine Forschung im Bereich der kranialen Osteopathie auch unter einem spirituellen bzw. christlich-religiösen Aspekt betrachtete. Das schließt ein, dass auch der Erkenntniserwerb keineswegs als individueller Verdienst gewertet werden darf, sondern als ganzheitliche Teilnahme an einer universellen Weisheit zu sehen ist.

→ J. M. Littlejohn dagegen reduzierte den ganzheitlichen Zugang in der Osteopathie auf einen Dualismus, nämlich die physiologische Interaktion zwischen Körper und Geist/Seele. Der Versuch des Menschen, durch Forschung und Erkenntnisgewinn Kontrolle über diese Prozesse zu gewinnen, erlaubt auch die Reduktion auf die Betrachtung einzelner Systeme. Dabei bezieht er sich deutlich auf neuere Untersuchungen zum Nervensystem, u. a. von I. P. Pawlow. Dieser untersuchte 1880 den koordinierenden Einfluss des Nervensystems auf alle Organfunktionen und prägte als Erster den Begriff „Ganzheitsmedizin".

In der heutigen Diskussion über Osteopathie als „ganzheitliche" Heilkunst stehen sich die beiden Lager gegenüber: auf der einen Seite die Therapeuten, die das dualistische Konzept vertreten, auch um im modernen Gesundheitssystem ernst genommen zu werden, auf der anderen Seite diejenigen, die sich und den → Patienten als Teil eines universellen Organismus sehen, in dem alles miteinander interagiert und sich gegenseitig beeinflusst.

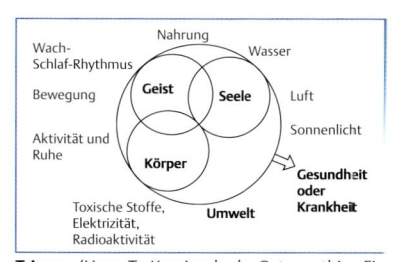

Triune. (Liem T. Kraniosakrale Osteopathie: Ein praktisches Lehrbuch. 6. Aufl. Stuttgart: Haug; 2013: 3, Abb. 1.1)

Literatur
Kaiser F. A. T. Still's TRIUNE MAN – Moderne Interpretationen. Saarbrücken: AV-Verlag; 2015
Lever R. At the Still Point of the Turning World. The Art and Philosophy of Osteopathy. Pencaitland, Scotland, UK: Handspring-Publishing; 2013
Friederike Kaiser

Gapping *n*; *Etym.:* engl. *gap* „die Lücke, der Spalt"
Kontext: Diagnostik, Behandlung
Beschreibt die passiv ausgeführte Öffnungsbewegung eines Gelenks, bei der die Gelenkflächen der beteiligten Gelenkpartner voneinander entfernt werden, wodurch eine Vergrößerung des Gelenkspalts entsteht.
Wird sowohl diagnostisch als auch therapeutisch genutzt.
Karolin Krell

Gegennutation *f*; *Etym.:* lat. *nutare* „winken, wanken, schwanken, zuwinken"; *engl.:* Contranutation; *Syn.:* Kontranutation, Counternutation
Kontext: Parietale Osteopathie
Bewegung des Os sacrum zwischen den beiden Darmbeinen (Ossa ilii).
Im Gegensatz zur → Nutation (anteriore Nutation) bewegt sich bei der Gegennutation (posteriore Nutation) die kraniale Basis des Os sacrum nach dorsal und die kaudale Spitze (Apex) des Os sacrum nach ventral. Im aufrechten Stand ist diese Bewegung gekoppelt an die → Inspiration (Einatembewegung der Lungen).
Tobias Krug

Geist (Mind, Spirit) *m*; *Etym.:* mittel- u. althochdt. *Geist* „Erregung, Ergriffenheit"; engl. *mind* „Verstand, Geist"; lat. *spiritus* „Hauch, Atem, (Lebens)geist"; *engl.:* Mind, spirit
Kontext: Geschichte, Philosophie
Nach A. T. Stills ganzheitlicher Weltanschauung sowohl die der Schöpfung innenwohnende Weisheit und Intelligenz Gottes und/oder der Natur als auch der Verstand des Menschen, der bei der Betrachtung der Welt deren Regeln und → Prinzipien verstehen kann.
Wie die Übersetzung ins Englische (mind, spirit) schon zeigt, hat dieser Begriff aus der Körper-Geist-Seele-Triade kein exaktes Äquivalent im Englischen. Während im Deutschen Geist sowohl den Verstandesaspekt (mind) als auch den Aspekt des Lebendigen (spirit) umfasst, wird Letzteres bei der Übersetzung aus dem Englischen dem Bereich der → Seele zugeordnet.
Für → A. T. Still umfasst der Begriff „mind" das menschliche Denk- und Erkenntnisvermögen in Interaktion mit der schöpferischen Intelligenz der Natur und/oder Gottes. Wird „Mind" in seinen Texten groß geschrieben, so handelt es sich um die Intelligenz Gottes verkörpert in seiner Schöpfung.
Da er in seiner Definition einer ganzheitlichen Betrachtung des Menschen (→ Triune) mind und spirit zwei unterschiedliche Bedeutungsfelder zuweist, kann man davon ausgehen, dass er einmal den theoretischen, geistigen, verstandesmäßigen Aspekt (mind) des Menschen betrachtet und einmal den sinnlichen, lebendigen, den seelischen Aspekt (spirit).
Vgl. → Ganzheit.
Literatur
Kaiser F. A. T. Still's TRIUNE MAN – Moderne Interpretationen. Saarbrücken: AV-Verlag; 2015
Friederike Kaiser

Gelenk, viszerales *n*
Vgl. → viszerales Gelenk.
Jan Porthun

Gelenkspiel/-verlust *n/m*; *engl.:* (Loss of) joint play
Kontext: Biomechanik, manuelle Therapie, Pathologie
Das Gelenkspiel (→ Joint Play) bezeichnet die physiologische Bewegung eines → Synovialgelenks.
Es setzt sich aus Traktions-, Kompressions- und Gleitbewegungen zusammen und ist unabhängig von willkürlicher Muskelaktivität, kann durch diese also auch nicht ausgelöst werden. Die Art des Gelenks bzw. die Form der Gelenkflächen determinieren den Bewegungsumfang. Es handelt sich um kleine Bewegungen (< 3 mm). Das Gelenkspiel ist notwendig für eine freie und schmerzlose Bewegung.
Bei einem Verlust des Gelenkspiels (auch Gelenkdysfunktion genannt) werden durch die therapeutische → Manipulation Beweglichkeit und Funktion wiederhergestellt.
Marlene Maurer

Gelöstheit/gelöst *f*; *engl.:* Relaxation/relaxed
Kontext: Positional Release Techniken, Behandlung
Zustand des Gewebes bei der Durchführung einer → PRT.
Bei der Durchführung bewegt der Therapeut das dysfunktionelle Gewebe in die Richtung, in die sich das Gewebe am leichtesten bewegen lässt, bis sich beim → Patienten die Schmerzfreiheit einstellt und der Therapeut eine Entspannung der betroffenen Gewebe palpieren kann.
Literatur
Chaitow L. Positional Release-Techniken in der Manuellen Medizin und Osteopathie. München, Jena: Urban & Fischer; 2003
Robert Nier

General Osteopathic Treatment *n*; *Etym.:* engl. *general* „allgemein"; *osteopathic* „osteopathisch"; *treatment* „Behandlung"; **Abk.:** GOT
Kontext: Osteopathische Therapiemodelle
Eigenname für die Behandlung nach → J. M. Littlejohn (D.O.).
Das GOT ist eine komplette bzw. ganzheitliche Behandlung des Körpers, wobei Artikulationstechniken genutzt werden, um Bewegungseinschränkungen und Blockaden zu diagnostizieren und zu behandeln. Diese Einschränkungen unterbinden die physiologische Zirkulation. Weiter wird angestrebt, Nervenimpulse zu befreien und Selbstheilungsmechanismen des Körper zu unterstützen (→ Selbstheilungskräfte).
Die Behandlung erfolgt nach einem geordneten und rhythmischen Ablauf. Dabei finden Mobilisations-, Weichteil- und Impulstechniken Anwendung, und es wird immer der gesamte Körper behandelt.
Literatur
Hall ET, Wernham J. The Contribution of John Martin Littlejohn to Osteopathy. First published in 1998. Maidstone, GB: John Wernham College of Classical Osteopathy; 2007
Hartmann C, Hrsg. Das große Littlejohn-Kompendium: Ausgewählte Fachartikel und Abhandlungen zur Osteopathie: 1899–1939. Pähl: Jolandos; 2013
Karolin Krell

Gesetze von Fryette *f*; *Etym.:* benannt nach Harrison H. Fryette (*1876, †1960); *engl.:* Fryette's laws
Kontext: Geschichte, Philosophie, Biomechanik
→ Harrison H. Fryette hatte 1918 aufbauend auf Studien von Lovett (1905) zunächst an Leichen das Bewegungsverhalten der Wirbelsäule untersucht. In einem darauffolgenden In-vivo-Experiment wurden einer kleinen Gruppe von freiwilligen Studenten Aufkleber an den Processi spinosi der Wirbelsäule befestigt und deren Bewegungsverhalten protokolliert. Dabei ging es um das biomechanische Verhalten einzelner Wirbel und ihre Position in → Flexion/→ Extension und → Neutralposition gegenüber dem darunterliegenden. Die Ergebnisse wurden als Gesetze definiert und wie folgt verallgemeinert:
- **Gesetz 1:** Wenn die Wirbelsäule in neutral steht, wird eine → Seitneigung von einer → Rotation zur Gegenseite begleitet.
- **Gesetz 2:** Wenn die Wirbelsäule endgradig in Flexion oder Extension steht, wird eine Seitneigung von einer Rotation zur gleichen Seite begleitet.
- **Gesetz 3:** Je nachdem, in welcher Ebene (Flexion/Extension, Rotation oder Seitneigung) eine Bewegung beginnt, verändert (reduziert) dies die Beweglichkeit in den beiden anderen Ebenen.

Die Kenntnisse dieser Gesetze bildeten eine unabdingbare Voraussetzung für Wirbelsäulenbefunde und deren Behandlung u. a. durch → HVLA-Techniken und waren ein integraler Bestandteil der osteopathischen Ausbildung.
Zu Beginn der 1990er-Jahre wurde diese Idealisierung biomechanischen Verhaltens individueller Befunde stark kritisiert. Moderne kinematische Untersuchungsmethoden konnten nachweisen, dass diese Verallgemeinerung bzw. Gesetzmäßigkeit wissenschaftlich nicht haltbar ist. So werden die Gesetze von Fryette seit Beginn dieses Jahrtausends kaum noch unterrichtet und gehen als überholt in die Geschichte ein.
Literatur
Fryette HH. Principles of Osteopathic Technic. Carmel, CA: The Academy of Applied Osteopathy; 1954
Lovett RW. The mechanism of the normal spine and its relation to scoliosis. Boston Med Surg J 1905; 13: 349–358
Friederike Kaiser

Gesundheit *f*; *engl.:* Health
Kontext: Parietale Osteopathie
„*Die Gesundheit ist ein Zustand des vollständigen körperlichen, geistigen und sozialen Wohlergehens und nicht nur das Fehlen von Krankheit oder Gebrechen.*" (WHO 1946)
Nach dieser Definition in der Verfassung der → WHO aus dem Jahr 1946 wird niemand als gesund gelten können. Im realen Sinne müsste man also die Formulierung „vollständigen" durch „bestmöglichen" ersetzen. Diesen Zustand zu erreichen oder wiederherzustellen, ist eine Aufgabe der → osteopathischen Medizin.
Literatur
WHO (World Health Organization). Verfassung der Weltgesundheitsorganisation. New York: WHO; 1946
Tobias Krug

Gewebeantwort *f*; *engl.:* Tissue response; *Syn.:* Gewebereaktion
Kontext: Physiologie
Die → Reaktion eines Körpergewebes auf äußere Beeinflussung.
Diese Reaktionen können Veränderungen von Tonus, Durchblutung, → Tension, Sekretion usw. sein, aber auch Veränderungen auf zellulärer Ebene.

In der → Diagnostik kann eine im Seitenvergleich unterschiedlich ausfallende Gewebeantwort auf das Vorhandensein einer → Funktionsstörung hinweisen.
Angelina Böttcher

Gewebebeschaffenheit *f*; *engl.:* Tissue property/tissue quality; *Syn.:* Gewebequalität

Kontext: Manuelle Therapie, Osteopathie
Der Körper des Menschen besteht aus einer Vielzahl verschiedener Gewebe, die für den Therapeuten eine palpatorische Qualität aufweisen. → Funktionelle Störungen (Dysfunktionen) führen zu einer Veränderung der Struktur dieser Gewebe, woraus folglich eine systemische Erkrankung entstehen kann. → Rollin Becker beschreibt die Gewebe als „Gedächtnis" des Körpers. In ihnen hinterlassen alle Erkrankungen und → Traumata ihre Spuren.

Der Therapeut versucht, mithilfe der gezielten → Palpation diese von der physiologischen Qualität abweichende Gewebebeschaffenheit zu lokalisieren und das entsprechend betroffene Gewebe zu benennen. Veränderungen der Muskulatur werden dabei als Hyper-/oder Hypotonus beschrieben, veränderte Haut oder Bindegewebsbefunde werden als heiß/kalt, weich/fest, verklebt, teigig, schwammig, fibrotisch etc. beschrieben. Diesen Gewebeveränderungen liegt eine veränderte Funktion des Nervensystems zugrunde.

Literatur
Barral J-P. Manuelle Thermodiagnose. München: Urban & Fischer in Elsevier; 2004
Greenman PE. Lehrbuch der Osteopathischen Medizin. 3. Aufl. Stuttgart: Haug; 2005
Liem T, Dobler TK. Leitfaden Osteopathie: Parietale Techniken. 3. Aufl. München: Urban & Fischer in Elsevier; 2010
Jana Lehmann

Gewebeelastizität *f*; *engl.:* Tissue elasticity

Vgl. → Elastizität.
Claudia Hafen-Bardella

Gewebewiderstand, mechanischer *f*;

engl.: Tissue resistance; *Syn.:* Gewebefestigkeit
Kontext: Physiologie
Der mechanische Widerstand ist die Bezeichnung für eine Kraft, die einen Körper oder ein System an der Bewegung hindert oder diese hemmt.
In der Medizin ist es der Verformungswiderstand gegen elastische oder nicht elastische Deformation. Als Verformung oder Deformation eines Körpers bezeichnet man in der Kontinuumsmechanik die Änderung seiner Form infolge der Einwirkung einer äußeren Kraft. Die der äußeren Kraft entgegengesetzte Kraft des Körpers ist der Verformungswiderstand. Verformungen unterteilt man in:

- plastische Verformung oder irreversible Verformung: Strukturveränderung
- elastische Verformung oder reversible Verformung: Elastizitätsverlust
- teilplastische Verformung (nur teilweise reversible Mischform): z. B. bei Durchbiegungen mit Kriechen, dem → Creep

Claudia Hafen-Bardella

Gleitfähigkeit *f*; *engl.:* Ability of tissue to slide or glide; *Syn.:* Verschieblichkeit

Kontext: Physiologie
Zum einen handelt es sich um die Fähigkeit eines Gewebes, in Relation zu angrenzendem Gewebe zu gleiten (Gleitfähigkeit); zum anderen um die therapeutisch-diagnostische Bewertung, bei der das Gewebe verschoben wird (Verschieblichkeit). → Faszien bilden die Verschiebeschichten zwischen verschiedenen Geweben im Körper (Haut, Muskulatur, Nerven, Blutgefäße etc.). Der Verlust an Gleitfähigkeit führt zu Elastizitätsverlust, d. h., das Gewebe ist bei Einwirkung von Kräften nicht verformbar, und dadurch kann es zu → Funktionsstörungen kommen. Ursachen für den Verlust der Gleitfähigkeit können Verklebungen, → Narben, aber auch ein → Hypertonus der Fibromyoblasten in den Faszien sein.

In der Osteopathie wird diese Gleitfähigkeit mit direkten (strukturellen) oder indirekten (faszialen) Techniken untersucht und je nach Befund entsprechend behandelt, damit das Gewebe seine Verformbarkeit wieder zurückgewinnt.
Claudia Hafen-Bardella

Global *Etym.:* lat. *globus* „Kugel", im Sinne von umfassend; *engl.:* Global; *Syn.:* generell, pauschal, universell

Kontext: Diagnostik
Ein globaler Test oder eine globale Technik schließt verschiedene Bereiche ein. Die Aussage ist allgemein und nicht detailliert.
Vgl. → Test, globaler.
Claudia Hafen-Bardella

Globaler Test *m*

Vgl. → Test, globaler.
Claudia Hafen-Bardella

Global-Listening-Test *m*; *Etym.:* engl. *global* „allgemein, umfassend" u. *listening* „Zuhören, Lauschen"; *engl.:* Global listening; *Syn.:* Ecoute-Test

Kontext: Osteopathische Diagnostik

Methode, um in verschiedensten → Ausgangsstellungen die faszialen Spannungen des gesamten Körpers zu beurteilen.

Der Osteopath nimmt, wie zum → Ecoute-Test beschrieben, normalerweise bimanuell mit dem Körper des → Patienten Kontakt auf und beurteilt den globalen Zug bzw. die entstehende Bewegungsrichtung hin zu einer bestimmten Körperregion, welche er so genau wie möglich zu bestimmen versucht. Bedeutsam ist der Vergleich in verschiedenen Ausgangsstellungen, um die Wirkung der Schwerkraft oder positionsabhängige Entlastungen in die Beurteilung einfließen lassen zu können.

Jan Porthun

Goodheart, George Joseph, Jr. (D.C.) *m*
Kontext: Geschichte

George Joseph Goodheart, Jr. (*18.08.1918, †05.03.2008).

George Joseph Goodheart (D.C.) war ein bekannter amerikanischer Chiropraktor. Er begründete das Diagnose- und Therapiesystem der angewandten Kinesiologie (applied kinesiology) und war an wesentlichen Weiterentwicklungen von → PRTs beteiligt.

Beim Vorgehen Goodhearts werden die → Tenderpoints der Strain-Counterstrain-Methode beispielsweise in den Antagonisten der Muskeln verwendet, die bei einer → Kontraktion (Muskelaktion) den vom → Patienten erkennbaren → Schmerz verursachen. Ferner kombiniert er die PRTs mit der angewandten Kinesiologie und verwendet zur Beschleunigung der Therapie zusätzliche Dehnungstechniken während der Position der → Gelöstheit.

Literatur

Chaitow L. Positional Release-Techniken in der Manuellen Medizin und Osteopathie. München, Jena: Urban & Fischer; 2003

Robert Nier

GOT *n*
Vgl. → General Osteopathic Treatment.
Karolin Krell

Grundsubstanz *f*; *engl.:* Basic substance
Kontext: Histologie

Die Grundsubstanz ist eine ungeformte Substanz des Bindegewebes, die den Extrazellularraum ausfüllt.

Sie besteht hauptsächlich aus Wasser und enthält kollagene, elastische und zum Teil retikuläre Fasern. Ein bedeutendes Protein der Grundsubstanz ist Fibronektin. Es verbindet Proteine der Zellmembranen mit kollagenen Fasern (→ Kollagen). Die Grundsubstanz nimmt eine wichtige Stellung im Rahmen des Konzepts der osteopathischen Pathophysiologie ein, da sie im gesamten Körper vorhanden ist. Grundlegende Konzepte zur Grundsubstanz und deren Bedeutung stammen von Pischinger, der hierzu das → Grundsystem der Regulation entwickelt hat.

Jan Porthun

Grundsystem der Regulation nach Pischinger *n*; *Etym.:* benannt nach dem Wiener Arzt Dr. Alfred Pischinger (*1899, †1983)
Kontext: Pathophysiologie

Funktionelle Einheit, zu der die Gefäßendstrombahn, Bindegewebszellen und das Ende der nervalen Versorgung gehören. Weiterhin zählen auch die offenen Lymphbahnen zu diesem System.

Die Extrazellularsubstanz ist nach Pischinger das Medium, durch das alle Informationen geleitet werden. Außerdem hat es eine Kontrollfunktion, da die Stoffe von dort aus Kontakt mit den Zellmembranproteinen aufnehmen. Wichtigste Grundlagenpublikation ist das Werk *Das System der Grundregulation* von Alfred Pischinger.

Literatur

Pischinger A. Das System der Grundregulation: Grundlagen einer ganzheitsbiologischen Medizin. 12. Aufl. Stuttgart: Haug; 2014

Jan Porthun

Grundsystem der Regulation nach Pischinger

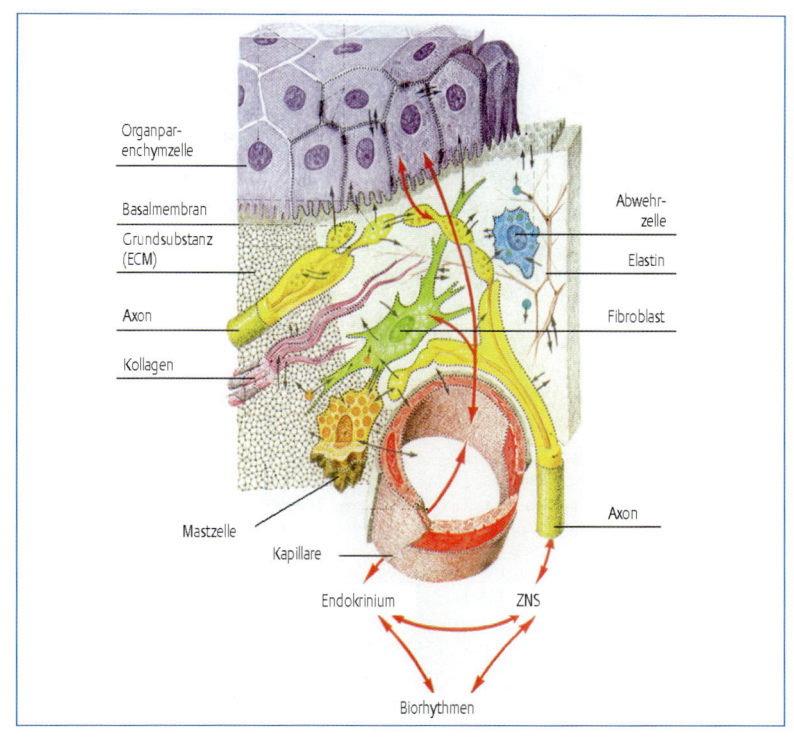

System der Grundregulation nach Pischinger. (Heine H. Lehrbuch der biologischen Medizin. 4. Aufl. Stuttgart: Haug; 2015: 70, Abb. 1.27)

H

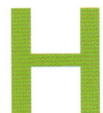

Halten und Lösen n

Kontext: Positional Release Techniken, Behandlung

Beschreibung zur Ausführung einer → PRT nach dem Auffinden der dynamischen Neutralstellung durch Positionierung.
Der Therapeut hält eine Endposition der Einstellung, bis sich die → Restriktion löst.
Vgl. → Neutralstellung, dynamische.

Literatur
Chaitow L. Positional Release-Techniken in der Manuellen Medizin und Osteopathie. München, Jena: Urban & Fischer; 2003
Robert Nier

Handkontakt m; *engl.:* Hand contact

Kontext: Behandlung

Eine Berührung mit der Hand erfolgt nicht erst in der Therapie selbst. Schon bei der Begrüßung kann ein Handkontakt viel über den Gegenüber aussagen. So treten an dieser Stelle Patient und Therapeut bereits das erste Mal in Kontakt.
In der Befundung und der Behandlung sollte stets darauf geachtet werden, dass der Therapeut im höchsten Maße achtsam ist, wenn er seinen → Patienten berührt, da bereits im Moment der Kontaktaufnahme viele wichtige Informationen übertragen werden und Gewebe reagieren (vgl. → Achtsamkeit). Des Weiteren gilt zu beachten, dass ein Handkontakt immer respektvoll gegenüber der zu behandelnden Person zu erfolgen hat, insbesondere wenn therapeutische Griffe in der Nähe von Intimbereichen durchgeführt werden müssen (z. B. Lymphdrainagegriffe im Bereich der weiblichen Brust, Behandlung im Bereich der Ursprünge der Adduktoren am Schambein).
Beim Verlassen der Behandlungsposition empfiehlt es sich, ebenfalls respektvoll und sich bedankend das Gewebe langsam wieder zu verlassen.
Tobias Krug

Hauptschmerzzone (-bereich) f

Kontext: Diagnostik, Neurophysiologie, Triggerpunkte

Region, in der ein Übertragungsschmerz von aktiven TrPs auslösbar ist.
Der Bereich ist bei allen → Patienten mit aktiven TrPs vorhanden und von der → Nebenschmerzzone zu unterscheiden.

Vgl. → Schmerz, → Triggerpunkt, aktiver myofaszialer.

Literatur
Simons DG, Travell JG, Simons LS. Handbuch der Muskel-Triggerpunkte. Bd. 1: Obere Extremitäten, Kopf, Thorax; Bd. 2: Untere Extremität und Becken. München: Urban & Fischer in Elsevier; 2014
Robert Nier

Head-Zone f; *Syn.:* Head'sche Zone

Kontext: Neurophysiologie, Dermatome, Reflexzonen

Hautareal, das aufgrund der metamerischen Anordnung des Körpers die Verbindung von somatischem und vegetativem Nervensystem anzeigt.
Dieses Schema wurde aus der klinischen Praxis heraus durch den englischen Neurologen Sir Henry Head entwickelt. Eine Organwiderspiegelung kann sich dabei über mehrere → Dermatome erstrecken, beinhaltet jedoch einen entscheidenden → Maximalpunkt.
Eine Organschädigung kann sich über einen viszerokutanen Reflex entweder über eine sog. Hyperalgesiezone äußern oder durch Generalisation sogar eine ganze Körperhälfte betreffen. Dieses Phänomen wird „übertragener Schmerz" (→ Referred Pain) genannt.
Vgl. → Schmerz.

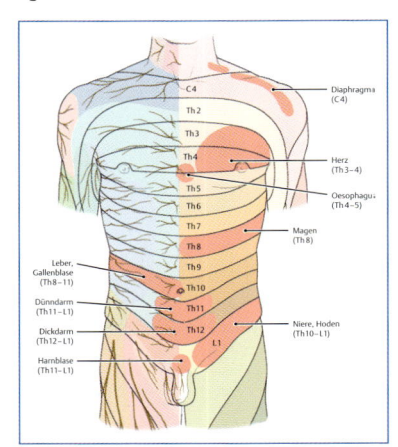

Viszerokutaner Reflexbogen und Head-Zonen. (Schünke M, Schulte E, Schumacher U. Prometheus. LernAtlas der Anatomie. Kopf, Hals und Neuroanatomie. Illustrationen von M. Voll und K. Wesker. 3. Aufl. Stuttgart: Thieme; 2012: 293, Ba)

Literatur
Trepel M. Neuroanatomie: Struktur und Funktion 5. Aufl. München: Urban & Fischer in Elsevier; 2011
Wancura-Kampik I. Segment-Anatomie: Der Schlüssel zu Akupunktur, Neuraltherapie und Manualtherapie. 2. Aufl. München: Urban & Fischer in Elsevier; 2010
Robert Nier

Hebegriff *m*; *engl.:* Lift technique
Kontext: Viszerale Techniken
Bei einem Hebegriff wird ein Organ mit einer direkten Technik in die Richtung seiner ursprünglichen anatomischen Position (bzw. nach kranial) mobilisiert.
Die Technik eignet sich für Senkungen von Organen, aber auch bei Mobilitätsverlusten, → Adhäsionen und faszialen Spannungen. Beim Hebegriff kann der Therapeut sowohl die Schwerkraft (durch Lagerung), die Atmung (Ausatmung zur Anhebung) als auch Extremitäten- und Wirbelsäulenbewegungen zur Hilfe nehmen.
Besonderheit: Bei der allgemeinen Entlastungstechnik des Peritoneums wird die gesamte Bauchdecke nach ventral angehoben. Diese Technik wird teilweise ebenfalls als Bauchdeckenhebegriff bezeichnet.
Vgl. → Senkung (Niere, Leber, Uterus).
Literatur
De Coster M, Pollaris A. Viszerale Osteopathie. 5. Aufl. Stuttgart: Haug; 2010
Hebgen E. Viszeralosteopathie – Grundlagen und Techniken. 5. Aufl. Stuttgart: Haug; 2014
Angelina Böttcher

Hebel *m*
Kontext: Physik, Biomechanik
Um eine Achse oder einen Punkt drehbarer Stab bzw. stabförmiger Körper, der der Kraftübertragung dient.
Ein Hebel ist ein Kraftwandler, wobei kleine Kräfte meist in größere Kräfte umgewandelt werden. Die mechanische Arbeit wird durch Hebel nicht verkleinert, jedoch die notwendige Kraftaufwendung zum Bewegen eines Körpers verringert und der zurückgelegte Weg vergrößert. Hebel finden Anwendung bei Scheren, Wippen und Schraubverschlüssen.
Kontext: Osteopathische Techniken
In der Osteopathie werden Hebel sowohl bei der Anwendung von Mobilisations- als auch bei Impuls- bzw. Manipulationstechniken (→ Manipulation) eingesetzt.
Unterschieden wird nach Middleton zwischen kombinierten und minimalen Hebeltechniken:

- Bei kombinierten Hebeltechniken wird die volle Spannung in eine Richtung mit 1 oder 2 weiteren Bewegungskomponenten aufbaut und daraufhin der → Impuls durchgeführt.
- Bei der minimalen Hebeltechnik werden bis zu 8 Bewegungskomponenten eingesetzt, um ein Zielsegment unter Spannung zu bringen. Hierbei wird versucht, die mechanische Beanspruchung der Gewebe zu verringern bzw. zu verteilen.

Literatur
Hartman L. Ich habe von allen zu jeder Zeit gelernt. OM 2006; 7: 11–16
Karolin Krell

Heberden-Syndrom *n*; *Etym.:* benannt nach dem Londoner Arzt William Heberden (*1710, †1801); *engl.:* Herberden's node
Kontext: Rheumatologie, Innere Medizin
Idiopathische Arthrose der distalen Interphalangealgelenke.
Charakteristisch sind knorpelig-knöcherne Wucherungen an der dorsolateralen Seite der distalen Interphalangealgelenke. Hierbei handelt es sich um spornartige Randosteophyten, die durch Zysten im kapsulären Bereich und im subkutanen Bindegewebe verstärkt werden.
Genetische und hormonelle Dispositionen werden in Bezug zu dieser Erkrankung genannt. Eine präzise Aussage zur Ätiologie ist nicht definierbar.
Das Geschlechterverhältnis männlich zu weiblich beträgt 1:10.
Literatur
Dihlmann W, Stäbler A. Gelenke – Wirbelverbindungen. 4. Aufl. Thieme; 2010
Herold G. Innere Medizin. Köln: Eigenverlag; 2013
Jana Lehmann

Henry-Linien *f*; *Etym.:* lat. *linea* „Linie"; *engl.:* Henry-Lines; *Syn.:* Mathematische Linien
Kontext: Biomechanik, Geschichte
Mathematische Linien, die die Wirbelsäulenstatik aufzeigen.
Die sog. Henry-Lines dürften als die ersten Aufzeichnungen in der Osteopathie gelten, die den Einfluss der Schwerkraft auf die Wirbelsäulenstatik grafisch darstellten. Dabei wurden Veränderungen der Statik zum einen als Ursache wie auch als Folge von Fehlstellungen der Wirbelsäule und des Beckens betrachtet.
Urheber dieser ersten Zeichnung ist wahrscheinlich der amerikanische Osteopath, Arzt und Professor Clifford E. Henry (D.O.). Über lange Zeit wurde die grafische Darstellung der Schwerkraftlinien der Arbeit von → J. M. Littlejohn zuge-

schrieben, allerdings lassen sich in seinen Aufzeichnungen keinerlei Hinweise darauf finden. Inzwischen wird angenommen, dass dieses Modell von → John Wernham (D.O.), einem von Littlejohns Schülern, aufgegriffen und ausgearbeitet wurde. Heutzutage bilden diese sog. → mathematischen Linien, engl.: Polygon of Forces, einen integralen Bestandteil vieler osteopathischer biomechanischer Konzepte.

Friederike Kaiser

Hiatus-Linien *f*; *Etym.:* lat. *hiatus* „Öffnung, Spalt"

Kontext: Neurophysiologie, Embryologie, Dermatome

Linien, die in der Embryonalzeit durch die Bildung bzw. Ausstülpung der Extremitäten entstanden sind.
Sie werden auch Axiallinien genannt. Sie stoßen mit nicht metamer aufeinanderfolgenden Zonen zusammen. Beispielsweise grenzt am Arm das → Dermatom des 1. Thorakalwirbels (Th 1) an den Dermatomen der 4. bis 7. Zervikalwirbel (C 4–C 7) an. Besondere Wichtigkeit erfahren sie in der Akupunktur und der Segmenttherapie.

Literatur
Wancura-Kampik I. Segment-Anatomie: Der Schlüssel zu Akupunktur, Neuraltherapie und Manualtherapie. 2. Aufl. München: Urban & Fischer in Elsevier; 2010

Robert Nier

High-velosity, low-amplitude *f*

Vgl. → HVLA.

Robert Nier

Homöostase *f*; *Etym.:* griech. *homoios* „gleich, ähnlich, gleichartig" u. *stasis* „Stehen, Stillstand"; *engl.:* Homeostasis

Kontext: Salutogenese, Philosophie, osteopathisches Konzept

Gleichgewichtszustand eines mit der Umgebung reagierenden Systems durch sich im gleichen System befindliche innere Prozesse.
Osteopathisch wird die Homöostase als ein Zustand angesehen, in dem sich alle Kräfte in einem ausgeglichenen Zustand befinden. Einwirkungen von außen, die an einem bestimmten Punkt eine Veränderung bewirken, führen an anderer Stelle zu Ausgleichsreaktionen, die den ausgeglichenen Kräftezustand wiederherstellen.
Besonders deutlich wird dies am Tensegrity-Modell (→ Tensegrity) von Buckminster Fuller und Stelton. Hierbei werden starre Elemente, ohne sich zu berühren, durch Zugelemente verbunden, die verschiedene Biege- oder Schubspannungen erzeugen können. Wird dieses Modell durch äußere Einflüsse verformt, bewirken die Zugelemente einen Ausgleich zur Wiederherstellung des Kräftegleichgewichts.

Literatur
Ingber DE, Heidemann SR, Lamoureux P. Opposing views on tensegrity as a structural framework for understanding cell mechanics. J Appl Physiol 2000; 89: 1663–1678
Silbernagl S, Despopoulos A. Taschenatlas der Physiologie. 8. Aufl. Stuttgart: Thieme; 2012

Marie-Louise Seyen

Hoover, Harold (D.O.) *m*

Kontext: Geschichte

Harold Hoover (*1896, †29.12.1966).
Der amerikanische Osteopath Harold V. Hoover ist einer der Entwickler der → funktionellen Techniken. Von ihm stammt u. a. der Begriff „dynamische Neutralstellung". Er machte seinen Abschluss am Chicago College of Osteopathy im Jahr 1927.
→ Charles Bowles und → William Johnston bauten auf den Konzepten von Harold Hoover auf und zählen zusammen mit ihm zu den Pionieren des funktionellen Ansatzes.
Vgl. → Neutralstellung, dynamische.

Literatur
Chaitow L. Positional Release-Techniken in der Manuellen Medizin und Osteopathie. München, Jena: Urban & Fischer; 2003
Jones LH. Strain-Counterstrain. Osteopathische Behandlung der Tenderpoints. 2. Aufl. München: Urban & Fischer in Elsevier; 2005

Robert Nier

Hormonachse *f*; *Etym.:* griech. *hormān* „erregen, antreiben"; mittelhochdt. *a(c)hse* „Drehpunkt (der geschwungenen Arme)"; *engl.:* Hormone; *Syn.:* Hypothalamus-Hypophysen-System, Hypothalamus-Hypophysen-Nebennierenrinden-Achse

Kontext: Neuroendokrinologie

Das Hypothalamus-Hypophysen-System stellt die Verbindung zwischen dem ZNS und dem endokrinen System dar.
Die rasche Weiterleitung übernimmt das Nervensystem, die langsamere und beständige Signalübertragung über das Blut übernimmt das endokrine System. Die chemischen Überträgerstoffe sind hierbei die Hormone. Die Freisetzung erfolgt gleichmäßig, reaktiv und rhythmisch. Hierdurch werden Stoffwechselvorgänge und Organfunktionen geregelt.

Der Hypothalamus (zugehörig zum Dienzephalon) kann als integratives Zentrum verstanden werden, welches Signale aus dem sensorischen und → autonomen System erhält. Diese Signale bewirken die Freisetzung von Neurotransmittern und Neurohormonen. Diese wirken wiederum auf das ZNS und die Hypophyse. Der Hypothalamus stellt somit den Ausgangspunkt einer hormonellen Kaskade dar. Seine Hormone werden als Liberine (releasing hormons) bezeichnet. Diese lösen in der Hypophyse (Hypophysenvorderlappen) die Freisetzung von Tropinen, sog. glandotropen Hormonen (z. B. TSH [Thyreoidea-stimulierendes Hormon], ACTH [adrenokortikotropes Hormon] usw.) und effektorischen Hormonen (GH [Growth Hormone], MSH [Melanozyten-stimulierendes Hormon] und Prolaktin) aus. Über die Stimulation der nachgeschalteten Hormondrüsen (z. B. Schilddrüse, Nebennierenrinde) werden Hormone freigesetzt, die dann spezifisch auf den Organismus wirken.

Tim Gerdes

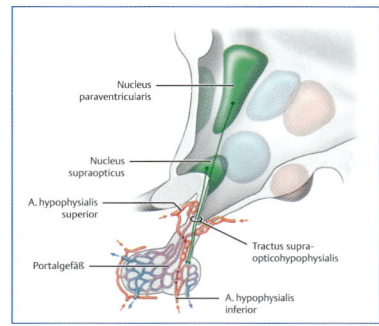

Hypothalamus-(Neuro)hypophysen-Achse.
(Schünke M, Schulte E, Schumacher U. Prometheus. LernAtlas der Anatomie. Kopf, Hals und Neuroanatomie. Illustrationen von M. Voll und K. Wesker. 3. Aufl. Stuttgart: Thieme; 2012: 340, Ba)

HVLA *f*; *Etym.:* engl. *high-velocity, low-amplitude* „hohe Geschwindigkeit, geringe Amplitude (geringes Bewegungsausmaß)"; *Syn.:* Impuls, Impulstechnik, Thrust, Manipulation
Kontext: HVLA-Techniken
Die HVLA, eine direkte Technik in der Osteopathie, gehört zu den Manipulationsverfahren bzw. Impulstechniken und ist Teil der → osteopathischen manipulativen Therapie (OMT).

Durch eine schnelle gezielte Kraft auf kleiner Strecke innerhalb des anatomischen Bewegungsausmaßes soll eine Klaffung im Gelenkspalt (Gelenkkavitation) zustande kommen, welche von einem hörbaren Geräusch (Knacken) begleitet werden kann. Die Ausführung kann mit kurzem oder langem → Hebel erfolgen.

HVLA-Techniken werden bei → somatischen Dysfunktionen eingesetzt und können sowohl auf physiologischer (neurologischer, zirkulatorischer, hormoneller) als auch auf psychischer (z. B. emotionaler) Ebene wirksam werden. Aufgrund der oft (v. a. bei Anfängern) höheren Krafteinwirkung auf die beteiligten Gewebe müssen → Kontraindikationen (z. B. Frakturen, Verengung der Vertebralisarterie, entzündliche Prozesse) immer ausgeschlossen werden.

Der früher gebräuchlichere Begriff → Manipulation ist bei → Patienten oft mit negativen Assoziationen besetzt, weswegen HVLA-Techniken zunehmend als Impulstechniken bezeichnet werden. Ferner spiegelt die Bezeichnung → Impuls mehr noch das holistische Prinzip der Osteopathie wider, welches die Stimulation der Regulationskräfte des Organismus zum Ziel hat.

Vgl. → Technik, direkte/indirekte.

Literatur
Lomba JA, Peper W. Handbuch der Chiropraktik und strukturellen Osteopathie. 4. Aufl. Stuttgart: Haug; 2013
Robert Nier

Hyperalgetische Zonen *f*; *Etym.:* griech. *hypér* „über, übermäßig" u. *álgēsis* „Schmerz"
Kontext: Diagnostik
Schmerzhaft veränderte Haut- und Muskelareale, insbesondere ausgelöst durch die nervale Wechselwirkung zwischen den Organen und oberflächlichen Körperzonen.

Hyperalgetische Hautareale sind nach ihrem Entdecker, dem englischen Neurologen Henry Head (*1861, †1940), als → Head-Zonen bekannt. Stephen McKenzie (*1844, †1909), ein schottischer Chirurg, beschrieb schmerzhafte Veränderungen der Muskulatur.

Hyperalgetische Zonen sind insbesondere bei der osteopathischen Diagnosefindung von Bedeutung, da sie auf Störungen zugehöriger innerer Organe hindeuten können.

Vgl. → Schmerz.
Jan Porthun

Hyperlaxität

Hyperlaxität *f*; ***Etym.:*** griech. *hypér* „über, übermäßig", lat. *laxus* „schlaff, locker"; ***engl.:*** Hypermobility; ***Syn.:*** Überbeweglichkeit, Hypermobilität
Kontext: Diagnostik
Überbeweglichkeit ohne Gewebeveränderung.
Ein korrekter Bewegungsablauf bedingt in jedem Gelenk eine Kombination von → Rotationen (Drehung um eine Achse) und → Translationen (→ Gelenkspiel, Bewegungen entlang einer Achse) im physiologischen Ausmaß. Von Hyperlaxität spricht man, wenn das Gelenkspiel aufgrund der Beschaffenheit des Bindegewebes über das physiologische Maß gesteigert und die Amplitude der Translationsbewegungen vergrößert ist (z. B. bei sog. „Schlangenmenschen"). Eine übermäßige Beweglichkeit besteht in allen Richtungen (multidirektional) und kann klinische Symptome hervorrufen. Häufig ist sie eine Ursache für chronische → Schmerzen im Bewegungsapparat.
Beighton-Score-Screening zur Feststellung der Hyperlaxität: Daumen reicht bis Unterarm, Überstrecken von Ellenbogen- und Kniegelenk ≥ 10°, Handflächen können bei gestreckten Knien auf den Boden aufgelegt werden.
Die Hyperlaxität ist abzugrenzen von der Instabilität, bei welcher die übermäßige Beweglichkeit durch Gewebeveränderungen verursacht wird.
Vgl. → Diastase, artikuläre.
Claudia Hafen-Bardella

Hypermobilität *f*; ***Etym.:*** griech. *hypér* „über, übermäßig", lat. *mobilis* „beweglich"; ***engl.:*** Hypermobility; ***Syn.:*** Hyperflexibilität
Kontext: Diagnostik
Als hypermobil werden Gelenke und andere Gewebe bezeichnet, wenn diese das alters- und geschlechtsbezogene physiologische Bewegungsausmaß überschreiten.
Mithilfe der → Anamnese und verschiedener Hypermobilitätstests (z. B. Beighton-Score und Brighton-Criteria) lässt sich die Diagnose Hypermobilitätssyndrom sichern, das allerdings z. B. von angeborenen Kollagendefekten zu differenzieren ist.
Vgl. → Hyperlaxizität.
Karolin Krell

Hypertonus *m*; ***Etym.:*** griech. *hypér* „über, übermäßig" u. *tónos* „Spannung"
Kontext: Allgemeine Medizin
Als Hypertonie wird ein erhöhter Blutdruck bezeichnet.
Normalerweise sollte sich der Blutdruck systolisch zwischen 110 und 140 mmHg sowie diastolisch zwischen 60 und 90 mmHg bewegen. Verlässt er diese Bereiche, spricht man von einem Hypertonus; werden die Grenzwerte dauerhaft überschritten, von einer manifesten Hypertonie.
Kontext: Physiologie
Eine übermäßige Spannung, wie sie hauptsächlich in bindegewebigen und muskulären Strukturen vorkommt, wird mit dem Begriff des Hypertonus beschrieben.
Kontraktile Elemente wie Aktin- und Myosinfilamente erhalten entweder die nervale Information, beständig eine Spannung über das normale Maß hinaus zu halten, oder es fehlen ihnen Mikronährstoffe wie Magnesium oder Kalzium, die eine Loslösen der Filamente ermöglichen würden.
Da ein beständiger Hypertonus im Körper einen erhöhten Energiebedarf verursacht, kann dies zu einer → Dysbalance im Energiehaushalt und somit zu Dysfunktionen führen.
Tobias Krug

Hypomobilität *f*; ***Etym.:*** griech. *hypó* „unter, darunter", lat. *mobilis* „beweglich"; ***engl.:*** Hypomobility
Kontext: Diagnostik
Eine Hypomobilität beschreibt die Bewegungsausmaß- und/oder Funktionsbeeinträchtigung eines Gelenks.
Sie kann durch Verkürzungen angrenzender Weichteile entstehen. Hypomobile Gelenke lassen sich aktiv und passiv schwerer bzw. geringgradiger bewegen bzw. mobilisieren; zudem können Bewegungen schmerzhaft sein.
Vgl. → Verkürzung, myofasziale.
Karolin Krell

Ignition-System n; *Etym.:* engl. *ignition* „Zündung"

Kontext: Kraniosakrale Osteopathie
Teil der kraniosakralen Bewegung.
Für → Sutherland befand sich die Zündung für das Atmungssystem – des Zwerchfell-Lungen-Nasenkomplexes – in der Schale des Kopfes, im Atemzentrum in der Nähe des 4. Ventrikels.
Der Begriff der Ignition/Zündung ist aber auch Teil seines Konzepts des Atem des Lebens → (Breath of Life) oder des → PRM, wonach das menschliche Gehirn einen Motor darstelle und der Atem des Lebens (den er von der Atemluft unterscheidet) ein nicht stofflicher Funke für diesen Motor sei: „Der Atem des Lebens ist ein Zündfunke für den Motor – etwas, was nicht stofflich ist, und das wir nicht sehen können."
Nach Sutherland ist dieser Zündfunke verantwortlich für eine Expansion des Gehirns in der Inspirationsphase des PRM mit einer v-förmigen Erweiterung des 3. Ventrikels, während sich der Boden des 3. Ventrikels anhebt. Er benutzt als Gleichnis dafür einen fliegenden Vogel mit dem 3. Ventrikel als Rumpf; die Seitenventrikel stellen die Flügel dar, die sich in Inspiration nach hinten-außen bewegen. Vgl. → Inspiration, kraniosakrale.

Literatur
Hartmann C, Hrsg. Das große Sutherland-Kompendium: Die Schädelsphäre. Einige Gedanken. Unterweisungen in der Wissenschaft der Osteopathie. 2. Aufl. Pähl: Jolandos; 2013
Matthias Pieper

Iliosakrale Dysfunktionen f

Kontext: Parietale Osteopathie
Dies sind alle → Funktionsstörungen bzw. Dysfunktionen im Bereich des Os sacrum und Os ilium. Sie betreffen v. a. auch das Iliosakralgelenk.
Vgl. → Iliumdysfunktionen, → Kreuzbeindysfunktionen.

Literatur
Mitchell FL, Mitchell PK. Handbuch der MuskelEnergie-Techniken: Diagnostik und Therapie. Bd. 3: Becken und Sakrum. Stuttgart: Hippokrates; 2006
Marcus Fröhlich

Ilium anterior n
Vgl. → Iliumdysfunktionen.
Marcus Fröhlich

Ilium posterior n
Vgl. → Iliumdysfunktionen.
Marcus Fröhlich

Iliumdysfunktionen f

Kontext: Parietale Osteopathie
Hierbei ist das Ilium in seiner Funktion gestört.
Es gibt verschiedene Iliumdysfunktionen:

Ilium-Upslip: vgl. → Ilium-Upslip

Ilium anterior: Dysfunktion des Ilium gegenüber dem Sakrum nach anterior. Die Spina iliaca anterior superior (SIAS) bewegt sich nach ventral/kaudal. Im Downing-Test Verlängerung des Beines möglich, aber keine Verkürzung. Primär traumatisch oder kompensatorisch bedingt.

Ilium posterior: Dysfunktion des Ilium gegenüber dem Sakrum nach posterior. Spina iliaca posterior superior (SIPS) bewegt sich nach posterior/kaudal. Im Downing-Test Verkürzung des Beines möglich, aber keine Verlängerung. Primär traumatisch oder kompensatorisch bedingt.

Ilium-Inflare: Kombinierte Dysfunktion des Os ilium gegenüber dem Os sacrum in Adduktion und posteriorer Richtung. Die → Rotation wird unterschiedlich diskutiert, mehrheitlich in Außenrotation. Traumatisch oder kompensatorisch bedingt.

Ilium-Outflare: Kombinierte Dysfunktion des Os ilium gegenüber dem Os sacrum in Abduktion und anteriorer Richtung. Die Rotation wird unterschiedlich diskutiert, mehrheitlich in Innenrotation aufgrund der Symphysenspannung.

Ilium-Inflare – Adduktionskomponente: Dysfunktion des Os ilium gegenüber dem Os sacrum in Adduktion und Posteriorität, wobei die Adduktion separat behandelt wird. Behandlung in der Regel mit → MET. Adduktionskomponente häufig traumatisch bedingt.

Ilium-Outflare – Abduktionskomponente: Dysfunktion des Os ilium gegenüber dem Os sacrum in Abduktion und Anteriorität, wobei die Abduktion separat behandelt wird. MET und Manipulationstechnik (→ Manipulation) als Behandlung möglich. Abduktionskomponente häufig kompensatorisch, aber auch traumatisch bedingt.

Literatur
Liem T, Dobler TK. Leitfaden Osteopathie: Parietale Techniken. 3. Aufl. München: Urban & Fischer in Elsevier; 2010
Mitchell FL, Mitchell PK. Handbuch der MuskelEnergie-Techniken: Diagnostik und Therapie. Bd. 3: Becken und Sakrum. Stuttgart: Hippokrates; 2006
Marcus Fröhlich

Ilium-Upslip n

Kontext: Parietale Osteopathie

Geradlinige Störung des Iliums gegenüber dem Sakrum nach kranial.

Ein Ilium-Upslip ist primär traumatisch bedingt, äußerst selten auch Folge einer → Kompensation.

Die Spina iliaca anterior superior (SIAS) und Spina iliaca posterior superior (SIPS) versetzen sich gleichmäßig kopfwärts, ohne Rotation in anteriore oder posteriore Richtung.

Literatur

Hinkelthein E, Zalpour C. Diagnose- und Therapiekonzepte in der Osteopathie. 2. Aufl. Heidelberg: Springer; 2012

Weiselfish-Giammatteo S. Integrative Manual Therapy for Biomechanics: Application of Muscle Energy and 'beyond' Technique: Treatment of the Spine, Ribs, and Extremities. Berkeley, CA: North Atlantic Books; 2003

Marcus Fröhlich

Impuls m; *Etym.:* lat. *impulsus* „Anstoß"; *Syn.:* Thrust, HVLA, Manipulation

Kontext: HVLA-Techniken

Weitgehend als Ersatz für den veralteten Begriff → Manipulation verwendeter Begriff.

Als Ausdruck der holistischen Ausrichtung der Osteopathie spiegelt dieser weniger invasiv wirkende Ausdruck die Intention beim therapeutischen Vorgehen wider. Mit einem Impuls soll eine Aktivierung der Selbstheilungsmechanismen des Körpers bzw. des Menschen erreicht werden (→ Selbstheilungskräfte). Der Therapeut setzt „lediglich" einen Impuls und möchte dabei als Katalysator wirken und weniger als Manipulator (Macher), wie es hingegen die Manipulation suggerieren könnte.

Literatur

Lomba JA, Peper W. Handbuch der Chiropraktik und strukturellen Osteopathie. 4. Aufl. Stuttgart: Haug; 2013

Robert Nier

Impulstechnik f

Vgl. → Impuls.

Robert Nier

Inhalation f; *Etym.:* lat. *inhalare* „anhauchen, zuhauchen"; *engl.:* Inhalation; *Syn.:* Inhalieren

Kontext: Diagnostik, Pneumonologie

Bezeichnet in der Medizin das Einatmen von Heilmitteln in Form von Dämpfen und fein zerstäubten Flüssigkeiten (Aerosolen).

Die Inhalation findet v. a. in der Therapie von Atemwegserkrankungen (z. B. Bronchitis, Sinusitis) und in der Anästhesie mit der Zugabe von Inhalationsanästhetika Nutzen.

Karolin Krell

Inhibition f; *Etym.:* lat. *inhibere* „verhindern, einbehalten"; *engl.:* Inhibition

Kontext: Techniken, Behandlung, Neurophysiologie

Unter Inhibition wird die Hemmung einer neuronalen Aktivität verstanden.

Diese Art der Behandlung ist beispielsweise bei einem → fazilitierten Segment indiziert, um die überschießenden → Impulse zu reduzieren und dadurch die vermehrte Ansteuerung in der Peripherie positiv zu beeinflussen. Die Inhibition erfolgt meist über vom Therapeuten induzierte taktile Reize.

Literatur

Hermanns W. GOT – Ganzheitliche Osteopathische Therapie. 3. Aufl. Stuttgart: Haug; 2012

Jana Lehmann

Inhibitionstechnik, integrierte neuromuskuläre f; *Abk.:* INIT

Kontext: Positional Release Techniken, Behandlung

Von → Leon Chaitow aneinandergereihte Kombination verschiedener Behandlungskonzepte integriert in einer Technik.

Nach einer Druckinhibition – d. h. einem temporären Druck auf ein Gewebe, wodurch eine Relaxation (→ Gelöstheit) zustande kommen soll – eines Schmerzpunkts, z. B. eines Trigger- oder Tenderpunkts, erfolgt eine → PRT. Anschließend führt der → Patient eine isometrische → Kontraktion, z. B. → MET, durch. Zum Abschluss wird vom Therapeuten eine passive Dehnung ausgeführt.

Vgl. → Triggerpunkt, → Tenderpoint.

Literatur

Chaitow L. Positional Release-Techniken in der Manuellen Medizin und Osteopathie. München, Jena: Urban & Fischer; 2003

Robert Nier

Inhibitionstest m; *Etym.:* lat. *inhibere* „verhindern, einbehalten"; *engl.:* Inhibition test

Vgl. → Balancetest.

Claudia Hafen-Bardella

Insertionstriggerpunkt m; *Etym.:* lat. *inserere* „einfügen, dazwischen stecken", engl. *trigger* „Ansteuerung, Auslöser, Auslöseimpuls, Abzug (Gewehr oder Pistole)"; *engl.:* Insertion trigger point

Kontext: Diagnostik, Triggerpunkte

Am Muskelsehnenübergang oder direkt am Übergang von Sehnen in den Knochen lokalisierter TrP.

Gleichzeitig ist in einem verspannten Muskelfaserbündel ein zentraler TrP zu finden. Er tritt häufig bei Tendopathien auf.

Vgl. → Faserbündel, verspanntes, → Triggerpunkt, zentraler myofaszialer.

Literatur
Simons DG, Travell JG, Simons LS. Handbuch der Muskel-Triggerpunkte. Bd. 1: Obere Extremitäten, Kopf, Thorax; Bd. 2: Untere Extremität und Becken. München: Urban & Fischer in Elsevier; 2014
Robert Nier

Inspektion *f*; *Etym.:* lat. *inspectio* „Hineinschauen, Besichtigung"; *engl.:* Inspection; *Syn.:* Oberservation

Kontext: Diagnostik

Die Inspektion stellt eine Art der → Untersuchung dar, bei welcher der → Patient von allen Seiten genau betrachtet wird.

Der Therapeut versucht, durch die Inspektion von der Norm abweichende Regionen am Körper aufzufinden. Betrachtet werden v. a. Statik, Körperbau, Skelett, Muskelrelief und Haut. Die genaue Inspektion im Zusammenhang mit der → Anamnese erleichtert dem Therapeuten den folgenden Untersuchungsablauf.

Jana Lehmann

Inspiration, Atemzyklus *f*; *Etym.:* lat. *inspirare* „einatmen, einhauchen"; *engl.:* Inspiration (of breath); *Syn.:* Einatmung

Kontext: Diagnostik, Pneumonologie, Behandlung

Beschreibt die Atemzyklusphase, in welcher die Atemluft durch aktive Atemarbeit in die Atemwege und die Lungen transportiert wird.

Die Inspirationsphase erfolgt durch → Kontraktion der Atemmuskulatur, während bei einer forcierten Atmung die Atemhilfsmuskulatur mitbeteiligt ist. Bei der normalen Einatmung wird nur ein Teil des Lungenfüllungsvermögens genutzt, bei weiteren Herausforderungen kann die Lunge mehr Atemluft aufnehmen; dieser zusätzliche Anteil wird als inspiratorisches Reservevolumen bezeichnet. Die gegenläufige Atemzyklusphase ist die → Exspiration.

In der Osteopathie wird die Inspiration(sphase) für die → Untersuchung von Rippenbewegungen und die Beschreibung von Dysfunktionen anhand der eingeschränkten oder verstärkten Mitbewegung während der Atmung (Dysfunktion in Inspiration, z. B. einer Rippe) genutzt. Weiterhin wird der Begriff verwendet zur Beschreibung kranialer Funktionsmechanismen – vgl. → Tide, → Inspiration, kraniosakrale.

Karolin Krell

Inspiration, kraniosakrale *f*; *Etym.:* lat. *inspirare* „einatmen, einhauchen"; griech. *kraníon* „Kopf", neulat. *(os) sacrum* „Kreuzbein"

Kontext: Kraniosakrale Osteopathie

Teil des kraniosakralen Zyklus.

Während der Inspirationsphase führen die Knochen der Mittellinie eine → Flexion und die peripheren Knochen eine Außenrotation aus: Der anteroposteriore und der kraniokaudale Schädeldurchmesser verringern sich, der transversale Schädeldurchmesser nimmt zu.

Gegenbewegung ist die kraniosakrale Exspiration.

Vgl. → Exspiration, kraniosakrale, → Zyklus der Kraniosakralbewegung.

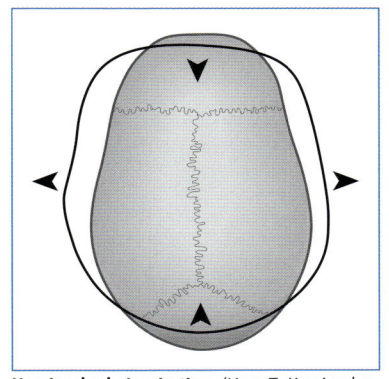

Kraniosakrale Inspiration. (Liem T. Kraniosakrale Osteopathie: Ein praktisches Lehrbuch. 6. Aufl. Stuttgart: Haug; 2013: 303, Abb. 10.2)

Jan Porthun

Integrierte neuromuskuläre Inhibitionstechnik *f*; *Abk.:* INIT

Vgl. → Inhibitionstechnik, integrierte neuromuskuläre.

Robert Nier

Interneuron *n*; *Etym.:* lat. *inter* „zwischen", griech. *neûron* „Nerv"; *engl.:* Interneuron; *Syn.:* Zwischenneuron

Kontext: Neurologie, autonomes Nervensystem

Kurze Nerven, die zwischen 2 oder mehrere lange Nerven geschaltet sind.

Intervention

Die ankommenden Impulse werden direkt an Nachbarzellen weitergegeben. Im menschlichen Körper gibt es ca. 20 Milliarden Interneurone. Interneurone wirken postsynaptisch erregend oder hemmend, präsynaptisch hemmend oder sind durch Hebung oder Senkung der → Reizschwelle für die Erregung anderer Neurone verantwortlich.

Dieser Zusammenhang kann wesentlich sein beim Vorliegen einer Dysfunktion im osteopathischen Sinne. Liegt eine Dysfunktion vor, kommen fehlerhafte Informationen im Rückenmark an und treffen auf Interneurone, die diese Informationen durch → Umschaltung an weitere Neurone des Rückenmarkssegments weiterleiten. Durch Senkung der Reizschwelle und Herabsetzung der Hemmung entsteht so ein → fazilitiertes Segment.

Literatur
Kahle W, Frotscher M. Taschenatlas der Anatomie. Bd. 3: Nervensystem und Sinnesorgane. 11. Aufl. Stuttgart: Thieme; 2013
Ulfig N. Kurzlehrbuch Neuroanatomie. Stuttgart: Thieme; 2008
Marie-Louise Seyen

Intervention *f*; *Etym.:* lat. *interventio* „Vermittlung"; *engl.:* Intervention
Kontext: Behandlung
Als Intervention im Bereich der → osteopathischen Medizin wird jegliche aktive Form der Behandlung bezeichnet.
Die Intervention sollte in ihrer Art vom Therapeuten stets dem erfassten Untersuchungsbefund angepasst werden.
Jana Lehmann

Interzellularsubstanz *f*; *engl.:* Extracellular matrix (ECM), *Syn.:* Interzellular-/Interzellulärmatrix, Extrazellularmatrix (EZM)
Kontext: Histologie, Physiologie
Die Interzellularsubstanz ist ein Gemisch aus Mukopolysacchariden und Proteinen sowie Bestandteil des Binde- und Stützgewebes.
Produziert wird die Interzellularsubstanz von den Zellen. Bedeutsam sind die gebildeten Fasern, die insbesondere im Knorpel stützende Funktionen übernehmen. Sie ist eine Speicher für die Extrazellularflüssigkeit und von Bedeutung für den Austausch von Substanzen zwischen dem Blut und den Körperzellen.
Jan Porthun

Intraossäre Dysfunktion *f*; *Etym.:* lat. *intra* „innerhalb, hinein" u. *os* „Knochen"; griech. *dys* „schlecht", lat. *functio* „Tätigkeit, Verrichtung, Geltung"
Kontext: Diagnostik
Die intraossären Dysfunktionen stellen → Spannungsmuster innerhalb des Knochengewebes dar.
Trotz permanenter Umbauprozesse des Knochens bleiben dysfunktionale intraossäre Muster erhalten und werden von umliegenden Strukturen kompensiert. Typische Regionen für intraossäre Dysfunktionen sind die Schädelknochen und die Tibia.
Osteopathische Techniken, um diese Dysfunktionen zu behandeln, sind u. a. Molding-Techniken (→ Molding).
Jan Porthun

Inversionstrauma, osteopathisches *n*;
Syn.: Knöchelverrenkung
Kontext: Parietale Osteopathie
Dysfunktion des Talus gegenüber dem Os calcaneus, Os tibiae und Os fibulae.
Durch → Trauma wird der Talus nach lateral mitgenommen und zeigt eine Dysfunktion in laterale/ventrale Richtung. Die Behandlung erfolgt mittels Manipulationstechnik (→ Manipulation). Häufig sind andere Strukturen wie Sehnen, Nerven, Knochen oder Kapselanteile mitbeteiligt/verletzt.
Zu unterscheiden ist das Inversionstrauma von der anterioren/internen und posterioren/externen Dysfunktion.

Literatur
Hertel J. Functional anatomy, pathomechanics, and pathophysiology of lateral ankle instability. J Athl Train 2002; 37: 364–375
Lohrer H, Alt W, Gollhofer A, Rappe B. Verletzungen am lateralen Kapselbandapparat des Sprunggelenks – eine Übersicht. Dtsch Z Sportmed 2000; 51: 196–203
Lohrer H, Nauck T. Das Supinationstrauma des Fußes. Eine Übersicht unter besonderer Berücksichtigung der calcaneocuboidalen Kapselbandverletzung. Dtsch Z Sportmed 2006; 57: 11–12
Marcus Fröhlich

Isometrie *f*; *Etym.:* griech. *isos* „gleich" u. *metron* „Maß"; *engl.:* Isometry
Kontext: Manuelle Therapie
Die Isometrie stellt eine Art der Muskelarbeit dar, bei welcher sich die Spannung im Muskel verändert, seine Länge jedoch konstant bleibt. Sie kann sowohl als diagnostisches Mittel, aber auch zu therapeutischen Zwecken eingesetzt werden.

Ist die Anspannung eines Muskels gegen isometrischen Widerstand schmerzhaft, lässt dies auf vorangegangene → Traumata des Muskels selber oder seiner Sehne (z. B. Enthesiopathie) schließen (vgl. → Anspannung, muskuläre).

Therapeutisch wird die Isometrie in Form einer → MET genutzt. Das Ziel isometrischer Behandlungsmethoden ist es, den Tonus in der Muskulatur zu senken, um dysfunktionale Gelenke zu mobilisieren. Dadurch wird zusätzlich Einfluss auf die Propriozeption der Gelenke genommen.

Literatur

Lewit K. Manuelle Medizin bei Funktionsstörungen des Bewegungsapparates. 8. Aufl. München: Urban & Fischer in Elsevier; 2007

Schildt-Rudloff K, Sachse J. Wirbelsäule – Manuelle Untersuchungen und Mobilisationsbehandlung für Ärzte und Physiotherapeuten. 5. Aufl. München: Urban & Fischer in Elsevier; 2008

Jana Lehmann

Jarricot-Punkt *m*; *Etym.:* benannt nach Dr. Henri Jarricot; *engl.:* Jarricot's points, Jarricot dermatome reflexes
Kontext: Neurophysiologie, Reflexzonen, Diagnostik

Jarricot-Punkte sind von Dr. Henri Jarricot beschriebene → Dermalgiereflexe, die als gesteigerte Empfindlichkeit innerhalb eines → Dermatoms lokal begrenzt auftreten.

Ihr Vorliegen weist auf eine erhöhte Aktivität des dazugehörenden → Viszerotoms oder → Sklerotoms hin. Auszulösen ist die schmerzhafte → Reaktion durch eine kleine zwickende Fingerbewegung im Bereich der Epidermis.

Eine Übersichtskarte des menschlichen Körpers mit Reflexzonen und zugehörigen Geweben/Organen wurde von Jarricot entworfen. Die Zonen können sowohl diagnostisch als auch therapeutisch genutzt werden.
Tobias Dobler

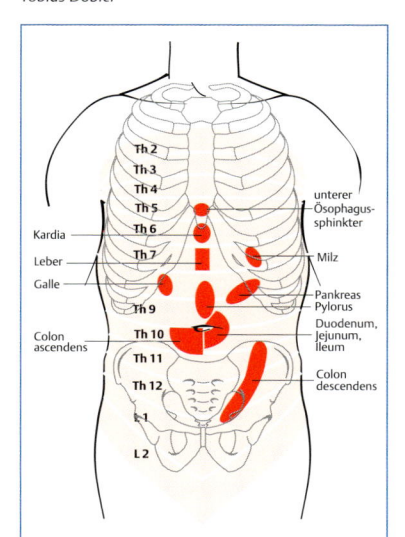

Jarricot-Punkte. (Helsmoortel J, Hirth T, Wührl P. Lehrbuch der viszeralen Osteopathie. Stuttgart: Thieme; 2002: 173, Abb. 13.9)

Jealous, Jim (D.O.) *m*
Kontext: Osteopathische Organisationen, Geschichte, Biodynamik, kraniosakrale Osteopathie
Jim, eigentlich James S., Jealous (*1940) gilt als Begründer der Biodynamik im kranialen Bereich.
Jealous wuchs in einer osteopathisch geprägten Familie auf. Bereits als 14-Jähriger jobbte er in einem osteopathischen Krankenhaus. 1965 begann er sein Studium an der Osteopathic School of Medicine in Kirksville, Missouri, an der er 1970 graduierte.
Jealous war bis 1993 im Vorstand der → Sutherland Cranial Teaching Foundation (→ SCTF). Dort lernte er 1978 → Rollin Becker kennen.
Prägend für Jealous osteopathische Entwicklung war seine Bekanntschaft mit Ruby Day, einer Schülerin von → W. G. Sutherland, dem Begründer der kraniosakralen Therapie. Day unterrichtete Jealous in kranialer Osteopathie, lehrte ihn, die Fluktuation der → Flüssigkeiten zu spüren, und lenkte seine Aufmerksamkeit auf die → Potency.
1994 begann Jealous, sein Konzept der „Biodynamics of Osteopathy" (vgl. → Biodynamik) zu unterrichten.
Johanna Schabert

Johnston, William (D.O.) *m*
Kontext: Geschichte
William Johnston (*1921, †2013).
Der amerikanische Osteopath William Johnston war einer der Entwickler und Pioniere der → funktionellen Techniken. Er studierte am Chicago College of Osteopathy, wo er 1943 seinen Abschluss machte. Ebenso wie bei → Charles Bowles gründet seine Arbeit auf den Konzepten von → Harold V. Hoover.

Literatur
Chaitow L. Positional Release-Techniken in der Manuellen Medizin und Osteopathie. München, Jena: Urban & Fischer; 2003
Jones LH. Strain-Counterstrain. Osteopathische Behandlung der Tenderpoints. 2. Aufl. München: Urban & Fischer in Elsevier; 2005
Robert Nier

Joint Play *n*; *Etym.:* engl. *joint play* „Gelenkspiel"; *Syn.:* Gelenkspiel
Kontext: Manuelle Therapie
Mit dem Joint Play sind Gleitbewegungen der Gelenke gemeint, die nicht funktionell bedingt sind. Während einer Funktionsbewegung eines Gelenks führen die Gelenkpartner translatorische Gleitbewegungen in verschiedenen Ebenen aus. Die möglichen Gleitbewegungen sind durch die → Biomechanik des jeweiligen Gelenks vorgege-

ben, werden also durch die Form der Gelenkpartner bestimmt.

Laut John MacMillian Mennell sind diese Gleitbewegungen keine Funktionsbewegungen und werden als Joint Play (→ Gelenkspiel) bezeichnet. Das Joint Play nimmt bei der → Diagnostik von → Funktionsstörungen eine tragende Rolle ein.

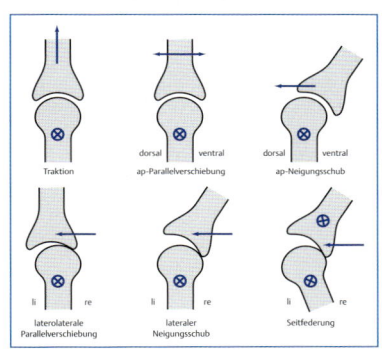

Abb. 33 Gelenkspiel (Joint Play). (Kraft K, Stange R. Lehrbuch Naturheilverfahren. Stuttgart: Hippokrates; 2009: 263, Abb. 17.1 | Dr. Jürgen Rohde)

Literatur
Lewit K. Manuelle Medizin bei Funktionsstörungen des Bewegungsapparates. 8. Aufl. München: Urban & Fischer in Elsevier; 2007
Schildt-Rudloff K, Sachse J. Wirbelsäule – Manuelle Untersuchungen und Mobilisationsbehandlung für Ärzte und Physiotherapeuten. 5. Aufl. München: Urban & Fischer in Elsevier; 2008
Jana Lehmann

Jones, Lawrence (D.O.) m

Kontext: Geschichte, Techniken

Lawrence („Larry") H. Jones (*1913, †1996) ist Begründer der → Jones-Technik oder auch Strain-Counterstrain-Technik.

Als Schüler von → W. G. Sutherland und → Harold V. Hoover erarbeitete er in 20 Jahren klinischer Praxis in den USA diese sanfte und zugleich sehr wirksame Behandlungstechnik. 1955 stellte er sie erstmals unter dem Namen „Spontaneous Release by Positioning" der Öffentlichkeit vor. 1988 gründete er gemeinsam mit einem Kollegen das Jones-Institute, welches sich bis heute der Weiterentwicklung der Strain-Counterstrain-Techniken und der internationalen Aus- und Weiterbildung widmet.

Er war Mitglied der American Academy of Osteopathy. Einen Monat vor seinem Tod wurde ihm die → A. T. Still-Ehrenmedaille verliehen, eine der höchsten Auszeichnungen in der Osteopathie.

Die Jones-Technik gilt als Vorläufer und Ideengeber für viele weitere Methoden, die nicht nur von Osteopathen angewendet werden, z. B. die Triggerpunktbehandlung, und ist heute Bestandteil jeder osteopathischen Ausbildung.

Vgl. → Triggerpunkt.

Literatur
McPartland JM. Lawrence H. Jones DO, FAAO. J Bodyw Mov Ther 1996; 1: 20
Yates HA, Glover JC. Counterstrain: A Handbook of Osteopathic Technique. Tulsa, OK: Y Knot Publishers; 1995
Friederike Kaiser

Jones-Punkt m

Kontext: Positional Release Techniken, Behandlung

Von → Lawrence H. Jones entdeckte Schmerzpunkte, die im Zusammenhang mit spezifischen Dysfunktionen stehen.

Es sind meist an Muskelsehnenübergängen oder Knorpelknochengrenzen liegende kleine schmerzhafte Areale, die auf Druckprovokation deutlichen lokalen → Schmerz hervorrufen. Sie dienen insbesondere der Diagnosefindung sowie der Beurteilung des Therapieerfolgs. Durch → Palpation und Interpretation der Spannung der Tenderpunkte während der Behandlung kann der Therapeut die ideale Behandlungsposition einstellen. Inzwischen sind über 300 Tenderpunkte beschrieben.

Literatur
Chaitow L. Positional Release-Techniken in der Manuellen Medizin und Osteopathie. München, Jena: Urban & Fischer; 2003
Jones LH. Strain-Counterstrain. Osteopathische Behandlung der Tenderpoints. 2. Aufl. München: Urban & Fischer in Elsevier; 2005
Robert Nier

Jones-Technik f

Kontext: Positional Release Techniken, Behandlung

Eine von → Lawrence H. Jones (D.O.) entwickelte indirekte Technik (Strain-Counterstrain-Technik), die sich an bestimmten Schmerzpunkten, sog. Tenderpunkten, orientiert.

Die Jones-Technik dient zur Behandlung von abweichenden neuromuskulären Reflexen, die eine Dysfunktion verursachen. Bei der Einstellung der Technik verwendet der Therapeut eine von Jones speziell für jeden Tenderpunkt festgelegte → Ausgangsstellung. Zur weiteren Feinabstimmung der Technik orientiert man sich unter Verwendung einer visuellen Analogskala an den Rückmeldungen des → Patienten. Dieser gibt die Stärke des → Schmerzes im zuvor lokalisierten Tenderpunkt je nach Positionsänderung an.

Bei der Behandlung werden die eingestellte Position und der Tenderpunkt dann mit leichtem Druck vom Osteopathen für 90 s gehalten. Vor und kurz nach der Behandlung wird der Tenderpunkt durch Druckprovokation stimuliert. Dies dient der Kontrolle der Wirksamkeit einer Behandlung. Erfolgreich war die Anwendung, wenn der behandelte Tenderpunkt eine Schmerzreduktion von mindestens 25 % aufzeigt.

Vgl. → Technik, direkte/indirekte.

Literatur

Chaitow L. Positional Release-Techniken in der Manuellen Medizin und Osteopathie. München, Jena: Urban & Fischer; 2003

Jones LH. Strain-Counterstrain. Osteopathische Behandlung der Tenderpoints. 2. Aufl. München: Urban & Fischer in Elsevier; 2005

Robert Nier

Kapselmuster *n*; *engl.:* Capsular pattern;
Syn.: kapsuläres Zeichen
Kontext: Manuelle Therapie

Störungsmuster eines Gelenks.

Jedes Gelenk hat ein charakteristisches Störungsmuster, bei dem die Bewegungseinschränkungen immer in einem bestimmten Verhältnis zueinander auftreten. Dabei ist jedoch nicht nur die Funktionsbewegung, sondern auch das → Joint Play beeinträchtigt. Geprägt wurde der Begriff von J. Cyriax, einem englischen Orthopäden.

Beispiel für das Kapselmuster der Schulter:
- Außenrotation
- Abduktion
- Innenrotation

Ein bestehendes Kapselmuster lässt diagnostisch auf eine pathologische Veränderung der gesamten Kapsel schließen.

Literatur
Lewit K. Manuelle Medizin bei Funktionsstörungen des Bewegungsapparates. 8. Aufl. München: Urban & Fischer in Elsevier; 2007
Jana Lehmann

Kiefergelenkstörung *f*; *engl.:* Temporomandibular joint dysfunction, craniomandibular dysfunction
Kontext: Kieferorthopädie, Diagnostik, Behandlung

Kiefergelenkstörungen bezeichnen Störungen beim Öffnen und Schließen des Kiefers bzw. Mundes.

Diese können sich durch Veränderungen bei der Nahrungsaufnahme, der Artikulation und Phonation, als verändertes Hörvermögen, aber auch als nächtliches Zähneknirschen (Bruxismus) äußern. Kiefergelenkstörungen können zudem mit → Schmerzen bzw. Problemen im Bereich der umgebenden Gewebe einhergehen.

Vgl. → Dysfunktion, kraniomandibuläre.
Karolin Krell

Kiefergelenksyndrom *n*
Vgl. → Dysfunktion, kraniomandibuläre.
Karolin Krell

Kinderosteopathie *f*; **Syn.:** pädiatrische Osteopathie
Kontext: Therapie

Die Kinderosteopathie ist eine der Spezialisierungen innerhalb der Osteopathie.

Kinderosteopathen durchlaufen nach ihrem Osteopathiestudium ein gesondertes Ausbildungsprogramm, um Säuglinge und Kinder fachgerecht behandeln zu können. Insbesondere die Kenntnis der normalen Entwicklung des Kindes und der speziellen Pathologie ist Voraussetzung dafür, Kinder adäquat diagnostizieren und therapieren zu können.

Zusätzlich zur Behandlung von Babys und Kindern gehört oftmals die Betreuung der Mutter vor, während und nach der Schwangerschaft zum Tätigkeitsfeld eines Kinderosteopathen.
Jan Porthun

Kindersprechstunde, auf Spendenbasis *f*; *engl.:* Childrens Clinic
Kontext: Geschichte

Die ersten Kindersprechstunden fanden Ende der 1980er-Jahre in England an der European School of Osteopathy (ESO), Maidstone, im Rahmen der normalen Osteopathieausbildung statt. Seitdem sind weltweit und auch in Deutschland ähnliche Projekte entstanden. Sie unterscheiden sich in ihren Organisationsformen und Trägerschaften.

Kinder (manchmal auch Schwangere oder junge Mütter) werden hierbei unentgeltlich bzw. gegen eine kleine Spende osteopathisch behandelt. Zweck dieser häufig gemeinnützigen Einrichtungen ist hauptsächlich die Fort- und Weiterbildung von Osteopathen, die sich im Bereich der Kinderheilkunde bewegen, aber gleichzeitig auch die karitative Aufgabe, Kindern aus finanziell schwachen Familien eine osteopathische Behandlung zu ermöglichen.

Allen Kindersprechstunden gemeinsam ist eine besondere Arbeitsweise: Es wird, wenn möglich, an jedem Kind zu zweit mit der Four-Hand-Technique behandelt. Außerdem finden meist mehrere Behandlungen in einem Raum gleichzeitig statt.
Friederike Kaiser

Knap-Punkt *m*; *Etym.:* benannt nach dem Franzosen Georgia Knap (*1886, †1946)
Kontext: Diagnostik

Von G. Knap entdeckte Reflexpunkte, die diagnostisch und therapeutisch eingesetzt werden können.

Knap war ein Multitalent und Entrepreneur und suchte nach Methoden zur Erhaltung der Jugend. Die wichtigsten 18 posterioren (sog. primären) und anterioren (sog. sekundären) Punkte fand er experimentell. Eine Kombination der Massage dieser Punkte und die Einhaltung strenger Ernährungsvorgaben setzte er ein, um seine körperliche Vitalität bis ins hohe Alter zu erhalten.

Aus osteopathischer Sicht deutet die Existenz eines druckschmerzhaften Knap-Punkts meist auf eine Dysfunktion von Organen hin. Ein Knap-Punkt wird mit rotierendem Druck behandelt.

Tobias Dobler

Kniegelenkdysfunktionen *f*

Kontext: Parietale Osteopathie

Hierbei sind das Kniegelenk mit Femur, Tibia und Fibula sowie die weiteren Gelenkstrukturen beeinträchtigt.

Dysfunktion in Adduktion: Dysfunktion des Femurs gegenüber der Tibia mit Fibula in Richtung Adduktion. Primär traumatisch, aber auch kompensatorisch bedingt. Bei Dysfunktion oft Begleitverletzung anderer Strukturen. Zu unterscheiden von der Dysfunktion in → Translation in mediale und laterale Richtung. Behandlung über Manipulationstechniken (→ Manipulation), → BLT oder → Faszientechniken möglich.

Dysfunktion in Abduktion: Dysfunktion des Femurs gegenüber der Tibia mit Fibula in Richtung Abduktion. Primär traumatisch, aber auch kompensatorisch bedingt. Zu unterscheiden von der Dysfunktion in Translation in mediale und laterale Richtung. Behandlung über Manipulationstechniken, BLT oder Faszientechniken möglich.

Dysfunktion in Außenrotation: Dysfunktion der Tibia gegenüber dem Femur in Außenrotation. Traumatisch oder kompensatorisch bedingt. Behandlung über Manipulationstechniken, BLT oder Faszientechniken möglich.

Dysfunktion in Innenrotation: Dysfunktion der Tibia gegenüber dem Femur in Innenrotation. Traumatisch oder kompensatorisch bedingt. Behandlung über Manipulationstechniken, BLT oder Faszientechniken möglich.

Dysfunktion in Translation nach medial: Dysfunktion der Tibia oder des Femurs gegenüber seinem Gelenkpartner nach medial. Genauer Befund zur Differenzierung notwendig. Zu beachten auch bei Kniedysfunktion in Adduktion oder Abduktion. Gleitbewegung innerhalb der Gelenkebene. Primär traumatisch bedingt. Behandlung in der Regel über Manipulationstechnik. Bedingt Belastung anderer Strukturen wie Bänder, Menisken oder Kapselanteile.

Dysfunktion in Translation nach lateral: Dysfunktion der Tibia oder des Femurs gegenüber seinem Gelenkpartner nach lateral. Genauer Befund zur Differenzierung notwendig. Primär traumatisch bedingt. Behandlung in der Regel über Manipulationstechnik. Bedingt Belastung anderer Strukturen wie Bänder, Menisken oder Kapselanteile.

Dysfunktion der Tibia nach anterior: Dysfunktion der Tibia gegenüber dem Femur nach anterior. Zu unterscheiden von einer Fehlstellung des Femurs nach posterior. Primär traumatisch bedingt, besonders bei Verletzungen oder Operationen der Kreuzbänder; Behandlung entsprechend. Im Befund aus Sicht der Tibia eine Einschränkung der → Flexion möglich.

Dysfunktion der Tibia nach posterior: Dysfunktion der Tibia gegenüber dem Femur nach posterior. Zu unterscheiden von einer Fehlstellung des Femurs nach anterior. Primär traumatisch bedingt, besonders bei Verletzungen oder Operationen der Kreuzbänder; Behandlung entsprechend. Im Befund aus Sicht der Tibia eine Einschränkung der → Extension möglich.

Literatur

Greenman PE. Lehrbuch der Osteopathischen Medizin. 3. Aufl. Stuttgart: Haug; 2005

Liem T, Dobler TK. Leitfaden Osteopathie: Parietale Techniken. 3. Aufl. München: Urban & Fischer in Elsevier; 2010

Marcus Fröhlich

Körper (Body, Matter) *m*; *Etym.:* lat. *corpus*

„Körper, Leib; Masse, Gesamtheit, Körperschaft"; engl. *body* „Körper, Leib, Inhalt"; *matter* „Materie, Gegenstand, Material, Stoff"; *engl.:* Body, matter

Kontext: Geschichte, Philosophie

Materielle Substanz des Menschen und als solche Teil der ganzheitlichen Betrachtung nach A. T. Still.

Der Körper als Objekt jeder medizinischen → Intervention wird in der Osteopathie als ganzheitlicher Heilkunde kontrovers diskutiert.

Für → A. T. Still war jede materielle Substanz nur im Kontext mit dem → Geist (mind) und der → Seele (spirit, soul) erfassbar. In diesem Sinne stellte der ganzheitlich begriffene Mensch eine Einheit aus 3 Elementen (→ Triune) dar. Die Frage, wie der Körper als materielle Substanz von einer nicht stofflichen Substanz wie der Seele oder dem Geist beeinflusst werden kann und umgekehrt, lässt sich für ihn nur spirituell/religiös erklären.

Dagegen schlägt sich → J. M. Littlejohn auf die Seite von Descartes, für den der Körper eine Schnittstelle zwischen psychischen, geistigen

Phänomenen und deren körperlichen Ausdruck darstellt. Die moderne Osteopathie bezieht sich auf ihn, wenn sie die Übertragung von seelischen und geistigen Prozessen als physiologische Äußerungen durch anatomische Strukturen wie Hypothalamus, Hypophyse, Nebennierenrinde, Formatio reticularis, Amygdala oder Fornix erklärt und damit der modernen Neurophysiologie Rechnung trägt.

Der Versuch, nicht stoffliche Aspekte des Lebens wie Geist und Seele in eine stoffliche Materialisierung zu zwingen, wird von spirituell orientierten Osteopathen abgelehnt.

Für die Übertragung von Information als nicht stoffliche Substanz auf die körperliche Präsenz eines Menschen werden unterschiedliche Erklärungen gefunden: Modelle aus der Quantenphysik, die Speicherfähigkeit von Information durch → Flüssigkeiten (→ Fluida), die Beeinflussbarkeit der zellulären Matrix durch geistige Prozesse und das morphogenetische Feld (vgl. → Matrix, interzelluläre). Einzelne Vertreter der biodynamischen Osteopathie (vgl. → Biodynamik) gehen so weit, dass sie den eher Behandlung eine gezielte Einflussnahme auf den Körper des → Patienten als zu dominant ablehnen.

Osteopathen, die diese sprachliche Problematik umgehen möchten, benutzen gerne den subjektiv gefärbten Begriff → Leib, wie er u. a. durch den Philosophen Maurice Merleau-Ponty oder den Anthroposophen Rudolf Steiner eingeführt wurde.

Vgl. → Ganzheit.

Literatur

Bunnin N, Yu J. The Blackwell Dictionary of Western Philosophy. London: Wiley-Blackwell; 2009

Kaiser F. A. T. Still's TRIUNE MAN – Moderne Interpretationen. Saarbrücken: AV-Verlag; 2015

Friederike Kaiser

Kohärenzgefühl n; Etym.: lat. *cohaerentia*
"das Zusammenhängen, Zusammenhang"; engl.: Sense of coherence; Syn.: Kohärenzsinn

Kontext: Salutogenese, Philosophie

Kohärenz als Kernstück des Modells der → Salutogenese beschreibt die grundsätzlichen Wahrnehmungs- und Beurteilungsmuster jedes einzelnen Menschen, seine globale Orientierung, inwieweit er sich dem Leben und seinen Herausforderung gewachsen fühlt und einen Sinn darin sieht, die Anforderungen zu meistern.

Das Kohärenzgefühl entwickelt sich im Laufe der Kindheit und Jugend, wobei im jungen Erwachsenenalter noch Veränderungen möglich sind. Verstehbarkeit, Handhabbarkeit, Bedeutsamkeit sind Schlüsselbegriffe für das Verständnis. Es handelt sich um ein übergeordnetes Steuerungsprinzip, das fest in der Persönlichkeit verankert ist und dem Menschen den Zugriff auf seine persönlichen psychischen und physischen Ressourcen ermöglicht. Das Kohärenzgefühl kann die Frage beantworten, warum Menschen gesund bleiben, wo andere krank werden.

Auf den osteopathischen Kontext angewandt, kann der Begriff Kohärenz den individuellen biologisch-physiologischen und morphologischen Zustand eines Menschen beschreiben, die Vitalität, den Tonus, die → Elastizität und den Rhythmus aller seiner Gewebe.

Literatur

Franke A, Antonowsky A, Schulte N. Salutogenese: Zur Entmystifizierung der Gesundheit. Tübingen: DGVT Deutsche Gesellschaft für Verhaltenstherapie; 1997

Hartmann C, Hrsg. Das große Still-Kompendium: Autobiografie, Philosophie der Osteopathie, Philosophie und mechanische Prinzipien der Osteopathie, Forschung und Praxis. 2. Aufl. Pähl: Jolandos; 2013

Schüffel W, Brucks U, Johnen R, Köllner V, Lamprecht F, Schnyder U, Hrsg. Handbuch der Salutogenese. Konzept und Praxis. Wiesbaden: Ullstein Medical; 1998

Marina Fuhrmann

Kollagen *n*

Kontext: Physiologie

Das Kollagen bildet die innere Struktur des Bindegewebes und besteht aus Eiweißmolekülen. Es geht aus von der Matrix (Grundgewebe).

Kollagene Fasern sind azidophil, verlaufen meistens minimal geschwungen und lassen eine feine Längsstreifung erkennen, welche durch die Fibrillenbündel hervorgerufen wird. Die Kollagenfunktion ist sehr wichtig, um die Heilung und Behandlung von Dysfunktionen zu verstehen. Vgl. → Matrix, interzelluläre.

Verwandte Begriffe sind Bindegewebszellen, Turnover-Prozess, Glykane, Wundheilung etc.

Literatur

van den Berg F. Angewandte Physiologie. Bd. 1: Das Bindegewebe des Bewegungsapparates verstehen und beeinflussen. 3. Aufl. Stuttgart: Thieme; 2010

van den Berg F. Angewandte Physiologie. Bd. 2: Organsysteme verstehen und beeinflussen. 2. Aufl. Stuttgart: Thieme; 2005

Ulfig N. Kurzlehrbuch Histologie. Stuttgart: Thieme; 2011

Marcus Fröhlich

Kompensation *f*; *Etym.:* lat. *compensare* „gegeneinander abwägen, ausgleichen"; *engl.:* Compensation
Kontext: Physiologie
Ausgleich störender äußerer Einflüsse.

Ein gesunder Organismus kann Störungen von außen in Form von → Traumata, Toxinen oder Krankheitserregern bis zu einem gewissen Maß ausgleichen, indem andere Gewebe die Funktionen betroffener Gewebe übernehmen oder der Organismus mit einer Gegenantwort das Gleichgewicht wiederherstellt. Diese Kompensationen können, z. B. beim Gang, neue Bewegungsmuster hervorrufen. Bis zu einem gewissen Zeitpunkt sind sie reversibel; sie können sich jedoch manifestieren, wenn sie nicht rechtzeitig aufgelöst werden.

Im Gegensatz zur → Adaptation, bei der es zu einer funktionellen → Anpassung des Organismus an seine Umwelt kommt, kann bei einer Kompensation die ursprüngliche Funktionsweise aufrechterhalten werden.

Tobias Krug

Kompensationsfähigkeit *f*; *Etym.:* lat. *compensare* „gegeneinander abwägen, ausgleichen"; *engl.:* Ability to compensate
Kontext: Physiologie
Der Körper hat die Fähigkeit, Funktionsstörungen und Läsionen zu kompensieren, indem eine andere als die ursprüngliche Struktur mithilft oder die Funktion übernimmt.

Dies hat zur Folge, dass sich trotz Läsion das Körpergleichgewicht einstellt und keine objektiven Symptome vorliegen. Bleibt diese Mithilfe bestehen, so kann dies dazu führen, dass bei der Kompensationsstelle ebenfalls eine Funktionsstörung entsteht. Der Körper nutzt dieses System, um trotz Läsionen bzw. → Läsionsketten möglichst gut funktionieren zu können. Ist die Fähigkeit der → Kompensation ausgeschöpft, entsteht ein Ungleichgewicht, welches sich durch Symptome äußert.

Kompensationsmechanismen zu erkennen und zu behandeln, ist Basis jeder osteopathischen → Intervention.

Vgl. → Funktionsstörung, → Läsion, osteopathische.

Claudia Hafen-Bardella

Kompensationsmuster *n*; *Etym.:* lat. *compensare* „gegeneinander abwägen, ausgleichen"; *engl.:* Compensatory pattern, Zink's common compensatory pattern; *Syn.:* Zink-Pattern
Kontext: Diagnostik, osteopathische Modelle
Der amerikanische Osteopath J. Gordon Zink entwickelte das sog. Common Compensatory Pattern (CCP) zur Beschreibung für häufig auffindbare Muster von Dysfunktionen im Körper.

Diese werden den Bindegeweben von 4 Übergangszonen zugeschrieben:
- Okziput-Atlas
- HWS zu BWS
- BWS zu Lendenwirbelsäule (LWS)
- LWS zu Sakrum

Zink beschreibt folgende Muster:
- Das sog. **ideale Muster** besteht bei gleich ausgeprägtem Gleitverhalten der Bindegewebe in Rotations- und Longitudinalebenen und ist selten vorzufinden.
- Das **kompensierte Muster** besteht bei jeweils von Zone zu Zone wechselnder Bevorzugung des Gleitverhaltens, z. B. → Rotation rechts – links – rechts – links (R/L/R/L), an den Übergangszonen (von kranial nach kaudal). Das am häufigsten von Zink aufgefundene kompensierte Muster (CCP) bei gesunden Personen war L/R/L/R.
- **Unkompensierte Muster** bestehen bei nicht wechselnden bevorzugten Bewegungsrichtungen (z. B. L/L/R/R). Diese Muster werden als nicht optimal für die → Gesundheit angesehen und dienen der Diagnose und der Bewertung des Behandlungsfortschritts.

Ursachen für die Häufigkeit des CCP werden in verschiedenen Faktoren gesehen: genetische, pränatale, Geburts- und postnatale Entwicklungsfaktoren könnten alle eine Rolle bei der Entstehung spielen.

Literatur
Pope R. The common compensatory pattern: its origin and relationship to the postural model. J Am Osteopath Assoc 2003; 13: 19–40

Tobias Dobler

Kompression *f*; *Etym.:* lat. *comprimere* „zusammendrängen, zusammenpressen, hemmen"; *engl.:* compression
Kontext: Physiologie, manuelle Therapie
Strukturen und Gewebe, die unter Druck stehen, werden in ihrer Form angenähert und verdichtet.

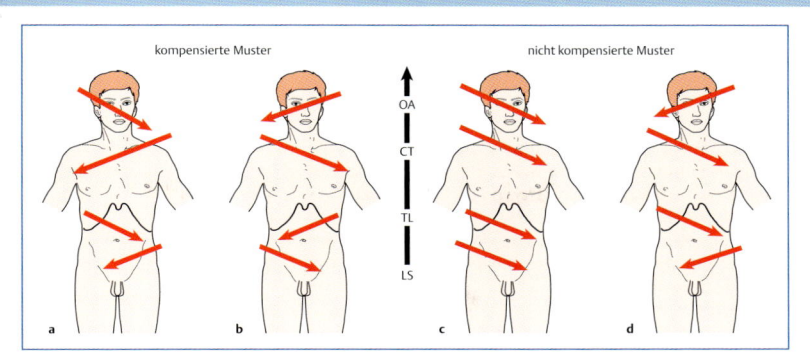

Kompensationsmuster. (Richter P, Hebgen E. Triggerpunkte und Muskelfunktionsketten in der Osteopathie und Manuellen Therapie. 4. Aufl. Stuttgart: Haug; 2015: 71, Abb. 7.1a-d)

Durch entzündliche Veränderungen/Bluterguss schwillt Gewebe an und übt einen Druck aus (rechtwinklig), der dem Durchfluss entgegensteht, nervale Strukturen beeinträchtigt, einen Versorgungsmangel hervorruft und zur Dysfunktionalität von Muskeln und Organen beiträgt.

Bei Blutgefäßen (Arterien, Venen, Kapillaren) kann bis zu einem gewissen Kompressionsdruck in Längsrichtung das Lumen (lichter Durchmesser) des Gefäßes vergrößert werden, was zu einer verbesserten Perfusion (Durchfluss) führt. Dies macht man sich in der Osteopathie zunutze, um Stoffwechsellagen in den Geweben positiv zu beeinflussen und eine Änderung derselben herbeizuführen.

Bei → Lymphtechniken und → osteopathisch lymphatischen Techniken erfolgt die Kompression durch umliegende Strukturen, die für die Funktionalität vieler Vorgänge im Körper elementar ist (z. B. Beinmuskelpumpe zur Unterstützung der Venentätigkeit, In-/Exspirationsbewegung über → Zwerchfell, Rippen und Brustkorb).

Bei einer Annäherung zweier Gewebe zueinander kommt es jedoch nicht nur zu einem Stoff-, sondern immer auch zu einem Informationsaustausch, wodurch im Gewebe gespeicherte → Traumata eliminiert und Stoffwechselprozesse neu in Gang gesetzt werden können.

Tobias Krug

Kontraindikation *f*; *Etym.:* lat. *contra* „gegen" u. *indicare* „anzeigen"; *engl.:* Contraindication
Kontext: Diagnostik, Behandlung, Therapie

Eine Kontraindikation ist ein Umstand, der gegen die Anwendung bestimmter diagnostischer und therapeutischer Verfahren spricht.

Werden Kontraindikationen missachtet, kann daraus eine Schädigung oder Verschlechterung der bestehenden Vorerkrankung hervorgerufen werden.

Zu unterscheiden sind absolute und relative Kontraindikationen:

- Absolute Kontraindikationen bedürfen des Verzichts auf die geplante Maßnahme, da gravierende negative Auswirkungen für den → Patienten zu erwarten sind.
- Beim Vorliegen relativer Kontraindikationen können Maßnahmen durchgeführt werden, wenn der Nutzen den potenziell eintretenden Schaden überwiegt.

Karolin Krell

Kontraktion *f*; *Etym.:* lat. *contractio* „die Verkürzung, Zusammenziehung"; *engl.:* Contraction; *Syn.:* Muskelkontraktion
Kontext: Biomechanik, Physik, Physiologie

Eine Kontraktion beschreibt das aktive Anspannen, die Verkürzung oder das Zusammenziehen einer kontraktilen Struktur wie einer Muskelzelle oder eines muskulären Hohlorgans (z. B. Herz, Harnblase).

Eine Kontraktion erfolgt durch die Verkürzung eines Muskels aufgrund des Ineinanderziehens von Aktin- und Myosinfilamenten.

In der Physiologie werden verschiedene Formen der Kontraktion unterschieden.
Vgl. → Anspannung, muskuläre, → Verkürzung, myofasziale.
Karolin Krell

Kontraktur f; *Etym.:* lat. *contractura* „das Schmalerwerden"; *engl.:* Contracture

Kontext: Orthopädie, Chirurgie

Unter einer Kontraktur versteht man einerseits eine manifestierte Fehlstellung eines Gelenks mit Bewegungseinschränkung, andererseits eine andauernde Schrumpfung/Verkürzung von Weichteilgewebe.

Kontrakturen können bereits kongenital entstehen oder erworbenen Ursprungs sein. Bei erworbenen Kontrakturen werden weitere Klassifizierungen vorgenommen: Ihnen können myogene oder dermatogene Ursachen zugrunde liegen, ebenso gibt es fasziogene, neurogene oder psychogene Möglichkeiten.

Ausgehend von der jeweiligen Bewegungseinschränkung wird eine weitere Unterscheidung in Beuge- oder Streckkontraktur vorgenommen. Ursächlich kommen lang anhaltende Ruhigstellung, Inaktivität, schlechte Lagerung sowie gelenkzerstörende Prozesse infrage.

Vgl. → Verkürzung, myofasziale.

Literatur
Kellnhauser E, Schewior-Popp S, Sitzmann F, Geissner U, Gümmer M, Ullrich L, Hrsg. Thiemes Pflege, Professionalität erleben. 10. Aufl. Stuttgart: Thieme; 2004

Jana Lehmann

Kopffehlhaltung f; *engl.:* Asymmetric head or neck position; *Syn.:* Nackenfehlhaltung

Kontext: Körperhaltung, Biomechanik

Unphysiologische Kopfhaltung in Bezug zur Körperachse.

Bei der physiologischen Kopfhaltung wird der Kopf genau über den Schultern und (im Stand) über den Fußgewölben gehalten. Die Ohren stehen senkrecht und über der Mitte der Schultern. Die HWS ist leicht konkav und die Nackenmuskulatur entlastet.

Bei allen anderen Kopfhaltungen muss die Muskulatur das Gewicht des Kopfes gegen die Schwerkraft halten. Bei Dauerbelastung kann dies zu verschiedenen → Schmerzen und Krankheitsbildern führen. Eine Kopffehlhaltung ist nicht fixiert, sondern reversibel, und der Kopf kann auch in andere Positionen bewegt und dort gehalten werden.

Bei Säuglingen können Kopffehlhaltungen traumatisch (z. B. Einblutung im M. sternocleidomastoideus unter der Geburt), spastisch oder als intrauterines Muster (z. B. bei ungünstiger Kopfzwangslage in Beckenendlage oder bei Zwillingsschwangerschaften) entstehen. Sie können zu Schädeldeformitäten wie dem lagebedingten Plagiozephalus führen.

Angelina Böttcher

Kopfhaltungszwang m; *engl.:* Wryneck, torticollis; *Syn.:* Schiefhals, Tortikollis, fachsprachlich: Torticollis

Kontext: Körperhaltung, Biomechanik

Eine Kopfzwangshaltung ist eine abnormale Kopfhaltung, die angeboren, muskulär, skelettal, rheumatisch, somatoform, neurologisch oder okulär bedingt ist.

Es gibt verschiedene Ausprägungen:
- drehend: rotatorischer Torticollis
- zur Schulter geneigt: Laterocollis
- nach vorn auf die Brust gebeugt: Anterocollis
- nach hinten überstreckt: Retrocollis

Folgende Beispiele illustrieren die Ursachen- und Symptomvielfalt:

Angeborene Form: Auch bezeichnet als Torticollis muscularis congenitus, verursacht durch eine Verkürzung des M. sternocleidomastoideus.

Muskuläre Form: Verletzungsbedingt (z. B. geburtstraumatisch durch Einblutung in den M. sternocleidomastoideus), durch Stoffwechselerkrankungen, als schmerzbedingte → Schonhaltung bei Entzündungen im Hals-Nasen-Rachen-Bereich (z. B. Grisel-Syndrom, Bezold-Abszess, Peritonsillarabszess und akuter Halslymphknotenentzündung).

Skelettale Form: Traumatisch, als Folge von Bandscheibenkalzifikation oder durch Skelettanomalien (z. B. Klippel-Feil-Syndrom).

Neurologische Form: Durch Hirnschäden, verursacht durch Schlaganfälle, Tumoren, Verletzungen oder Entzündungen sowie Gefäßmissbildungen oder die Einnahme von Medikamenten, die auf die Basalganglien wirken.

Somatoforme Form: Hier liegt keine erkennbare Ursache vor, eventuell psychisch bedingt.

Okuläre Form: Der Kopf wird in eine bestimmte Position gebracht, um eine Störung der Augenmuskulatur auszugleichen. Dabei wird der Kopf gedreht, geneigt, gehoben oder gesenkt gehalten oder in einer Kombination aus allen genannten Positionen. Häufigster Auslöser einer okulären Kopfzwangshaltung ist die Lähmung eines oder mehrerer der äußeren Augenmuskeln. Die dadurch entstehende eingeschränkte Beweglichkeit des Auges kann zu Schielen oder Doppelbildern führen. Um Doppelbilder zu vermeiden, wird der Kopf in die Richtung des betroffenen Muskels bewegt, um so der Aktionsbereich dieses Muskels zu verlassen oder seinen Einfluss zu verringern. Seltener kommt es vor, dass der Kopf entgegen die Zugrichtung des betroffenen Muskels ausgerichtet wird, um den Abstand der Doppelbilder voneinander so weit zu vergrößern, dass deren Auftreten nicht mehr störend wirkt. Bei einer Lidheberschwäche (→ Ptose) wird der Kopf angehoben, um das Sichtfeld zu vergrößern. Eine weitere Ursache kann ein Nystagmus (Augenzittern) sein. Manche → Patienten können durch bestimmte Kopfpositionen eine relative oder sogar absolute Ruhe des Augenzitterns und damit eine Verbesserung der Sehschärfe erreichen.

Angelina Böttcher

Korr, Irvin M. (Ph.D.) *m*

Kontext: Gesetze, Geschichte

Irvin M. (Kim) Korr (*1909, †2004).

Als studierter Neurophysiologe an der University of Pennsylvania, USA, widmete sich Irvin M. Korr (Ph.D.) zwischen 1945 und 1975 zusammen mit → J. Stedman Denslow (D.O.) intensiv der Grundlagenforschung in der Osteopathie am A. T. Still Research Institute und dem Kirksville College of Osteopathic Medicine. Ihr Thema war das spinale → fazilitierte Segment, die Grundlage des Konzepts der → somatischen Dysfunktion bzw. osteopathischen Läsion (vgl. → Läsion, osteopathische). Ähnlich wie → Louisa Burns (D.O.) bewiesen sie, dass eine Unterbrechung oder Schädigung der Verbindung des Nervensystems zu einem Organ dessen Funktion nachweislich beeinträchtigt. Die Ergebnisse wurden in renommierten Fachzeitschriften veröffentlicht.

Korr unterrichtete, schrieb osteopathische Lehrbücher und machte sich mit philosophischen Beiträgen u. a. zu den → Prinzipien der Osteopathie einen Namen.

Literatur

Gevitz N. The DOs: Osteopathic Medicine in America. 2nd ed. Baltimore, London: Johns Hopkins University Press; 2004

Patterson M. Scientific contributions of I. M. Korr – Vol. 2. In: Korr IM. The Collected Papers of Irvin M. Korr – Vol. 2. Indianapolis, IN: American Academy of Osteopathy; 1997

Friederike Kaiser

Kraft, extrinsische *f*; *Etym.:* lat. *extrinsecus* „von außen"; *engl.:* Extrinsic force

Kontext: Physik, Biologie

Kraft, die von außerhalb des Körpers auf diesen einwirkt, z. B. die Schwerkraft. Ebenso zählen hierzu manuell bzw. durch Hilfsmittel vom Therapeuten ausgeübte Kräfte.

In der Osteopathie wird auch in Bezug auf ein Organ von extrinsischer Kraft gesprochen, wenn es „von außen" durch Muskelbewegungen, Gefäßdruck, Bandspannung bewegt oder gehalten wird. In Bezug auf das Organ ist diese Kraft extrinsisch, da sie von außerhalb des Organs wirkt. Auf den Menschen bezogen spricht man von intrinsischer Kraft.

Vgl. → Kraft, intrinsische.

Angelina Böttcher

Kraft, intrinsische *f*; *Etym.:* lat. *intrinsecus* „inwendig, innerlich"; *engl.:* Intrinsic force

Kontext: Physik, Biologie

Kraft, die innerhalb eines Körpers entsteht, z. B. Atemkraft, Muskelkraft, Reflexaktivität.

In der Osteopathie wird auch in Bezug auf ein Organ von intrinsischen Kräften gesprochen. Ein Beispiel hierfür sind die Organ(eigen)bewegungen wie die intrinsische → Motilität. Gegenteilig wirkt die extrinsische Kraft.

Vgl. → Kraft, extrinsische.

Angelina Böttcher

Kraftlinie *f*; *engl.:* Line of force

Kontext: Diagnostik

Unter Kraftlinien versteht man in der Medizin Linien im Knochen in Richtung der wirkenden Kräfte, an denen sich die Knochenbälkchen (Trabekel) der Spongiosa ausrichten.

Verändern die einwirkenden Kräfte ihre Richtung, so passen sich auch die Kraftlinien an, d. h., die Trabekel verändern ihre Ausrichtung. Die Ausrichtung der Trabekel entlang dieser Kraftlinien sorgt für eine maximale Stabilität des Knochens gegenüber Druck-, Zug- und Torsionskräften, bei minimalem Materialaufwand. Sie nehmen die Kräfte auf, übertragen sie und verteilen sie. Die Kraftlinien bilden ein Netz über den ganzen Körper hinweg.

Im Mechanical-Link-Konzept werden diese Kraftlinien in laterale, mediale und intermediäre Kraftlinien unterteilt (vgl. → Mechanical Link). Wie ein Netz verlaufen sie durch das gesamte Skelett. Die Ausrichtung der Trabekel ist im Röntgenbild darstellbar. Mit einem Kompressionstest auf jeder einzelnen Kraftlinie wird die Komprimierbarkeit bzw. → Elastizität des Knochens in der Ausrichtung der Trabekel beurteilt. Ist der Knochen entlang der jeweiligen Kraftlinie nicht komprimierbar, so werden die Kräfte, die in dieser Achse auf ihn wirken, nicht richtig übertragen und verteilt. Der Knochen wird, da er sich nicht verformen kann, überlastet. Das heißt, die Kraftlinien erfüllen ihre Funktion nicht. Dies kann zu Dysfunktionen führen.

In der Osteopathie wird der Begriff Lines of Force auch verwendet, um die Kraftverteilung innerhalb des Körpers darzustellen. Vgl. → GOT und → J. M. Littlejohn.

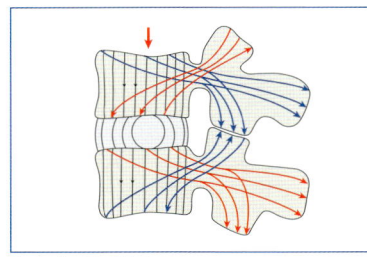

Tests der Kraftlinien.

Claudia Hafen-Bardella

Kraniomandibuläre Dysfunktion *f*; *Abk.:* CMD

Vgl. → Dysfunktion, kraniomandibuläre.
Karolin Krell

Kraniosakralbewegung *f*

Vgl. → Zyklus der Kraniosakralbewegung.
Jan Porthun

Kraniosakrale Osteopathie *f*; *Etym.:*
griech. *kraníon* „Kopf", neulat. *(os) sacrum* „Kreuzbein"; griech. *ostéon* „Knochen" u. *páthos* „Leid, Leidenschaft"

Kontext: Teilgebiet der Osteopathie

Teilbereich der → Osteopathie, bei dem der Kopf mit den Schädelnähten und -knochen, Rückenmark und Sakrum sowie Strukturen des Gehirns im Zentrum der Betrachtung stehen.

Die kraniosakrale Osteopathie stammt ursprünglich von → W. G. Sutherland und wurde um den Zeitraum von 1930 herum entwickelt. Neben der Behandlung von Schädelnähten werden auch unterschiedliche rhythmische Bewegungen des Schädels, der Schädelknochen, des Liquors (→ Liquor cerebrospinalis), des Gehirns, des Rückenmarks, der Rückenmarkshäute und des Kreuzbeins palpiert und unter Anwendung verschiedenster osteopathischer Methoden behandelt.

Innerhalb der → kraniosakralen Osteopathie gibt es große Unterschiede in Hinsicht auf ihre Ausführung. W. G. Sutherland betonte stets, dass diese Methode ein integraler Bestandteil der Osteopathie ist und nicht losgelöst für sich alleine betrachtet werden kann.
Jan Porthun

Kranioskopie *f*; *Etym.:* lat. *cranio* „Schädel", griech. *skopeīn* „betrachten, schauen"; *engl.:* Cranioscopy

Vgl. → Phrenologie.
Friederike Kaiser

Krepitation *f*; *Etym.:* lat. *crepitare* „rasseln, knirschen"; *engl.:* Crepitation

Kontext: Diagnostik

Beschreibt das hörbare und/oder palpierbare Aneinanderreiben zweier Oberflächen.

Die Krepitation wird als sicheres klinisches Zeichen für eine Fraktur gezählt, wobei hör- und palpierbare Knistergeräusche beim Aneinanderreiben der Frakturenden auftreten. Krepitationszeichen sind aber auch klinisches Zeichen bei einer Arthrose, wenn beispielsweise Defekte an der Rotatorenmanschette des Schultergelenks aufzufinden sind.

Das auskultatorische Knistern im Anfangs- und Endstadium einer Pleuritis wird ebenfalls als Krepitation (sog. Crepitatio index) bezeichnet.

Eine weitere Bedeutung der Krepitation wird dem knisternden Geräusch beim Palpieren eines Hautemphysems (sog. Schneeballknirschen) zugeordnet.

Literatur

Echtermeyer V, Bartsch S. Praxisbuch Schulter: Verletzungen und Erkrankungen systematisch diagnostizieren, therapieren und begutachten. 2. Aufl. Stuttgart: Thieme; 2004
Karolin Krell

Kreuzbeindysfunktionen *f*

Kontext: Parietale Osteopathie

Hierbei handelt es sich um Dysfunktionen des Sakrums.

Kreuzbeindysfunktionen sind v. a. von Biomechanikern intensiv diskutiert und eher als ein Denkmodell zu verstehen (vgl. → Biomechanik). Aus diesem Grund sollte man nicht von Achsen, sondern von Orientierungslinien sprechen. Die Behandlung wird oft als sehr effektiv eingeschätzt. Die Dysfunktion wird durch → Palpation bestimmt und beurteilt.

Sakrum links/links: Dysfunktion des Sakrums in Links/links-Position nach Mitchell oder Meert.

Kreuzbeindysfunktionen

Nutations- oder Flexionsdysfunktion des Sakrums. Immer wieder diskutiert, da biomechanisch nicht wissenschaftlich erklärbar, besonders die Achsendarstellung ist kritisch anzusehen; aber in der Praxis effektiv umsetzbar. Das Sakrum soll auf einer linken „Orientierungslinie" nach ventral in einer sog. Nutationsbewegung in Dysfunktion nach links stehen. Links bedeutet, dass die „Achse", um die die Bewegungsrichtung nach links verlaufen soll, und die ventrale Seite des Sakrums nach links gerichtet sind. Andere Autoren beschreiben zuerst die Bewegungsrichtung und dann die Achse. Dies ist für die Behandlung letztlich nicht entscheidend. Primär traumatisch oder oft kompensatorisch bedingt. Genaue Befundung über Palpation und Vorlauftest notwendig. Behandlung über → MET möglich.

Sakrum rechts/rechts: Dysfunktion des Sakrums in Rechts/rechts-Position nach Mitchell oder Meert. Das Sakrum soll auf einer rechten „Orientierungslinie" in einer Nutationsbewegung in Dysfunktion nach rechts stehen. Rechts bedeutet, dass die „Achse", um die die Bewegungsrichtung nach rechts verlaufen soll, und die ventrale Seite des Sakrums nach rechts gerichtet sind. Andere Autoren beschreiben zuerst die Bewegungsrichtung und dann die Achse. Dies ist für die Behandlung letztlich nicht entscheidend. Primär traumatisch oder oft kompensatorisch bedingt. Behandlung über MET möglich.

Sakrum links/rechts: Kontranutations- oder Extensionsdysfunktion des Sakrums. Das Sakrum bewegt sich mit seiner ventralen Seite nach links auf einer gedachten rechten „Achse" in → Extension. Andere Autoren beschreiben zuerst die Achse und dann die Bewegungsrichtung (besser Orientierungslinie). Primär traumatisch oder oft kompensatorisch bedingt. Behandlung primär über MET oder Manipulationstechniken (→ Manipulation) möglich.

Sakrum rechts/links: Umgekehrte Bewegung des Sakrums im Vergleich zum Sakrum links/ rechts mit Blick nach rechts über eine linke Orientierungsachse nach Mitchell. Zu beachten ist die abweichende Sichtweise bei anderen Autoren wie Meert. Dies ist für die eigentliche Behandlung nicht entscheidend. Primär traumatisch oder oft kompensatorisch bedingt. Behandlung primär über MET oder Manipulationstechniken möglich.

Unilaterale Sakrumdysfunktion in Extension: Biomechanisch nicht nachvollziehbar; reiner Palpationsbefund/Eindruck. Sakrum soll sich auf einer Seite in Extensionsrichtung sowohl auf dem „langen" als auch auf dem „kurzen" Pol des Iliosakralgelenks bewegen. Entsprechender Palpationsbefund: → Sulkus „voll" (d. h., der Sulkus am Iliosakralgelenk ist weniger tief zu palpieren, das Os sacrum bewegt sich nach posterior und füllt den Raum mehr aus) und → AIL ventral/kranial auf betroffener Seite positioniert. Primär traumatisch oder kompensatorisch bedingt. Behandlung in der Regel über MET oder Manipulation möglich.

Unilaterale Sakrumdysfunktion in Flexion: Biomechanisch nicht nachvollziehbar; reiner Palpationsbefund/Eindruck. Sakrum soll sich auf einer Seite in Nutations- oder Flexionsrichtung sowohl auf dem „langen" als auch auf dem „kurzen" Pol des Iliosakralgelenks bewegen. Entsprechender Palpationsbefund: Sulkus „hohl" (d. h., der Sulkus am Iliosakralgelenk ist deutlicher in der Palpation zu spüren, das Os sacrum bewegt sich nach anterior, sodass dieser tiefer wird) und AIL dorsal/kaudal auf betroffener Seite positioniert. Primär traumatisch oder kompensatorisch bedingt. Behandlung in der Regel über MET oder Manipulation möglich.

Bilaterale Sakrumdysfunktion in Extension: Wie zur unilateralen Dysfunktion beschrieben, wobei Bewegung auf beiden Seiten stattfindet. Kontranutationsstellung des Sakrums. Auch von den Biomechanikern eher akzeptierte Dysfunktion; Achsenbeschreibung in Höhe des 2. Sakralwirbels (S2) nicht eindeutig bewiesen. Primär traumatisch bedingt, aber auch oft als → Kompensation vorzufinden. Palpationsbefund. Behandlung in der Regel über MET oder Manipulation möglich.

Bilaterale Sakrumdysfunktion in Flexion, Nutationsstellung des Sakrums: Wie zur unilateralen Dysfunktion in → Flexion beschrieben, allerdings findet die Bewegung auf beiden Seiten statt. Primär traumatisch bedingt, aber auch oft als Kompensation vorzufinden. Palpationsbefund. Behandlung in der Regel über MET oder Manipulation möglich.

Vgl. → Nutation, → Gegennutation.

Kyphose

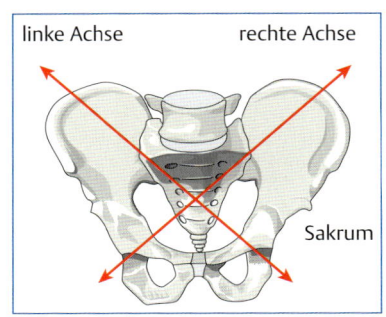

Orientierungslinien am Sakrum nach Mitchell.
(nach Mitchell FL, Mitchell PK. Handbuch der MuskelEnergieTechniken: Diagnostik und Therapie. Bd. 3: Becken und Sakrum. Stuttgart: Hippokrates; 2006: 55)

Literatur
Meert GF. Das Becken aus osteopathischer Sicht. München: Urban & Fischer in Elsevier; 2003
Mitchell FL, Mitchell PK. Handbuch der MuskelEnergieTechniken: Diagnostik und Therapie. Bd. 3: Becken und Sakrum. Stuttgart: Hippokrates; 2006
Marcus Fröhlich

Kyphose *f*; *Etym.:* griech. *kýphos* „der Buckel"; *engl.:* Kyphosis
Kontext: Diagnostik
Als Kyphose wird die nach posterior konvexe Krümmung der Wirbelsäule bezeichnet, die physiologisch oder pathologisch auftreten kann.
Eine physiologische Kyphose ist die natürlich auftretende, minimale dorsale Krümmung der BWS. Eine Kyphose ist pathologisch, wenn sie in anderen Abschnitten der Wirbelsäule, z. B. in der HWS oder LWS, auftritt oder ihre Ausprägung den physiologischen Grenzwert nach dorsal-konvex von über 40° überschreitet.
Die Messung des Kyphosewinkels erfolgt durch Röntgenverfahren und die Bestimmung des Winkels nach Cobb.
Man unterteilt die Kyphosen weiterhin nach ihrer Struktur in funktionelle und fixierte Kyphosen:
- Die funktionelle Kyphose entsteht als → Kompensation für andere Wirbelsäulenabschnitte und lässt sich durch Ausgleichsbewegungen korrigieren.
- Die fixierte (strukturelle) Kyphose kann nicht ausgeglichen werden, da knöcherne Veränderungen die pathologische Position fixiert haben.

Karolin Krell

L

Läsion, intraossäre, der Diaphyse *f*;
Etym.: lat. *laesio* „Verletzung"; *intra* „innerhalb, hinein" u. *os* „Knochen"; *engl.:* Intraosseous lesion of the diaphysis
Kontext: Diagnostik

Läsionstyp, der den Verlust der elastischen Verformbarkeit des Knochens bzw. der → Diaphyse beschreibt.

Der Knochen im menschlichen Skelett muss belastbar sein, aber gleichzeitig ein bestimmtes Maß an → Elastizität aufweisen, um nicht plötzlich zu brechen. Für die Knochenfestigkeit ist der Gehalt an Mineralstoffen verantwortlich. Die erforderliche Elastizität wird durch die kollagene Knochenmatrix (→ Kollagen) gewährleistet. Ein Verlust dieser Elastizität kann zu einer → Funktionsstörung führen und entspricht im Mechanical-Link-Kontext einer intraossären Läsion (vgl. → Mechanical Link).

Getestet wird die elastische Verformung eines Röhrenknochens in verschiedene Richtungen: Biegung in anteriore, posteriore und laterale Richtung sowie → Torsion und → Traktion.

Claudia Hafen-Bardella

Läsion, osteopathische *f*;
Etym.: lat. *laesio* „Verletzung"; griech. *ostéon* „Knochen" u. *páthos* „Leid, Leidenschaft"
Kontext: Diagnostik

Beschreibt die Dysfunktion oder Störung von Strukturen im gesamten Körpersystem.

Man unterscheidet die primäre und die sekundäre Dysfunktion bzw. Läsion der Struktur, die durch eine Behandlung wieder ins Gleichgewicht gebracht werden soll. Sie ist auch als Verletzungsort oder → Trauma innerhalb eines Gewebeanteils anzusehen.

Vgl. → Dysfunktion, somatische, → Läsion, primäre.

Literatur
Liem T. Morphodynamik in der Osteopathie: Grundlagen und Anwendung am Beispiel der kranialen Sphäre. 2. Aufl. Stuttgart: Haug; 2013
Littlejohn JM. Osteopathische Diagnostik und Therapie von John M. Littlejohn. Pähl: Jolandos; 2013
Rivard J, Grimsby O. Therapievorschlag 1: Gewebespezifisch dosieren und gezielt steigern. Manuelle Therapie 2013; 17: 14–18

Marcus Fröhlich

Läsion, positionale *f*; *Etym.:* lat. *laesio* „Verletzung"; *positio* „Stellung, Lage"; *engl.:* Positional lesion
Kontext: Diagnostik

Von dem englischen Osteopathen Parnall Bradbury geprägter Begriff zur Bezeichnung von traumatisch entstandenen Dysfunktionen der oberen HWS (und des Beckens), die röntgenologisch sichtbar zu machen sind.

Der Befund einer positionalen Läsion beinhaltet die lokale → Palpation der Gewebe, → Bewegungstests und Röntgenbilder (lateral und anteroposterior bei der HWS), um die genaue Position der Dysfunktion zu ermitteln. Darauf basierend wird die Richtung der Korrektur durch eine Impulstechnik bestimmt.

Das Konzept von Bradbury wurde von dem englischen Osteopathen Tom Dummer erweitert und fand als → Specific Adjusting Technique (→ SAT) Verbreitung und Eingang in die osteopathische Literatur.

Tobias Dobler

Läsion, primäre *f*; *Etym.:* lat. *laesio* „Verletzung"; *primus* „an erster Stelle"; *engl.:* Primary Lesion
Kontext: Philosophie, osteopathische Therapiemodelle

Ursächliche, primäre Läsion einer Funktionsstörung.

Der Begriff „primäre Läsion" wird in diversen osteopathischen Therapiemodellen als die hauptsächlich zu suchende und zuerst – oder sogar als einzige – zu behandelnde → Funktionsstörung verwendet. Manche Therapiemodelle (→ Mechanical Link, → Specific Adjusting Technique) sehen vor, dass nach der Behandlung der primären Läsion keine weitere → Intervention nötig ist, die Selbstregulation und → Selbstheilungskräfte des → Patienten werden mit der weiteren Regulation in Richtung Normalität beauftragt. Alle anderen gefundenen Dysfunktionen werden als sekundär (zweitrangig) betrachtet und sollen sich nach der Lösung des primären Problems selbsttätig regulieren.

Friederike Kaiser

Läsion, totale *f*; *Etym.:* lat. *laesio* „Verletzung"; *totus* „ganz, völlig"; *engl.:* Total lesion
Kontext: Diagnostik

Als totale Läsion wird die Summe aller im Moment vorhandenen Läsionen (dominante Läsionen und Kompensationsläsionen) bezeichnet –

unabhängig davon, ob diese mechanischen oder anderen Ursprungs sind.

Diese Läsionen sind untereinander gekoppelt und beeinflussen sich gegenseitig, deshalb werden sie in der Summe als eine Einheit betrachtet. Die totale Läsion ist verantwortlich für das momentane Beschwerdebild des → Patienten. Dementsprechend ist das Ziel einer Behandlung die Aufhebung aller Läsionen, also der totalen Läsion.

Das Konzept der totalen Läsion in der Osteopathie wurde 1954 von → H. H. Fryette definiert, der den Begriff „mechanische totale Läsion" von Dr. A. D. Becker (1920) übernahm und erweiterte. Gemäß dem holistischen Ansatz der Osteopathie von → A. T. Still erweiterte er das Konzept um weitere Einflussfaktoren oder Läsionen nichtmechanischen Ursprungs, welche Beschwerden verursachen oder begünstigen (vom Mitesser bis zur Cholera und von der Nervosität bis zur Psychose).

Das Konzept der totalen Läsion ist die Basis des → Mechanical Links.

Vgl. → Läsion, osteopathische.

Claudia Hafen-Bardella

Läsionskette *f*; *Etym.:* lat. *laesio* „Verletzung"; *engl.:* Mechanical Link
Kontext: Diagnostik

Läsionen, die voneinander abhängig sind.

Der Körper hat die Fähigkeit, Läsionen bzw. → Funktionsstörungen zu kompensieren, um das Körpergleichgewicht aufrechtzuerhalten. → Kompensationen trifft man überall dort an, wo der Körper die Möglichkeit hat, einen Ausgleich herbeizuführen. Diese Orte werden als sog. Kompensationsebenen bezeichnet. Ist eine Ebene überlastet, kommt es zu einer neuen Läsion, welche ihrerseits eine Kompensationsebene sucht. So entstehen Läsionen, die voneinander abhängig sind, d. h. Läsionsketten.

Löst man die ursprüngliche/primäre Läsion, so verschwinden automatisch alle Läsionen, welche zu dieser Kette gehören. Dies muss jeweils mit gezielten Tests überprüft werden.

Vgl. → Läsion, primäre, → Läsion, osteopathische.
Claudia Hafen-Bardella

Lasègue-Test *m*; *Syn.:* Straight Leg Raise Test
Kontext: Diagnostik

Spezifischer, auch in der Schulmedizin beschriebener Test des N. ischiadicus.

In Rückenlage wird einseitig das Bein des → Patienten über das Hüftgelenk in → Flexion bewegt, wobei primär das Kniegelenk in → Extension bleiben soll. Es sind weitere Abwandlungen des Tests möglich wie das Bragard-Zeichen. Der Test soll einen Hinweis auf die → Kompression des N. ischiadicus oder auf ein Wurzelreizzeichen geben. Der Test ist nur positiv, wenn eine Schmerzantwort durch den Patienten innerhalb der ersten 30–40° festgestellt wird. Ab 60° spricht man vom positiven Pseudo-Lasègue-Zeichen.

Die Aussagekraft des Tests wird diskutiert. Da viele Strukturen bei der Testung einbezogen werden, sind Fehlbeurteilungen möglich.

Literatur

Borden JN. The Lasègue Test. JAMA 1967; 201: 641
Dutton M. Orthopaedic: Examination, Evaluation, and Intervention. 2nd ed. New York: McGraw-Hill; 2008
Rabin A, Gerszten PC, Karausky P et al. The sensitivity of the seated straight-leg raise test compared with the supine straight-leg raise test in patients presenting with magnetic resonance imaging evidence of lumbar nerve root compression. Arch Phys Med Rehabil 2007; 88: 840–843

Marcus Fröhlich

Laxität *f*; *Etym.:* lat. *laxus* „schlaff, locker"; *engl.:* Laxity; *Syn.:* Beweglichkeit
Kontext: Physiologie

Laxität beschreibt die Fähigkeit eines Gelenks, → Translationen zu nutzen, um das physiologische Bewegungsausmaß auszuschöpfen.

Das Ausmaß der Laxität ist von der Beschaffenheit des Bindegewebes abhängig. Bei Bindegewebsschwäche nimmt die Laxität zu, was zu einem vergrößerten Bewegungsausmaß führen kann, also zur → Hyperlaxität.

Claudia Hafen-Bardella

Lebenskraft *f*; *Etym.:* althochdt. *lebēn* „übrig bleiben (im Sinne von: überleben nach einem Kampf)" u. *kraft* „Zusammenziehung (der Muskeln)"; *engl.:* Vital force, Potency; *Syn.:* Qi/Chi, Prana, Vitalität
Kontext: Geschichte, Philosophie

Unter Lebenskraft wird die Essenz des Lebendigen verstanden. Eine Kraft, die ausschließlich an ihrer Wirkung, eine sinnvolle Kombination von materiellen Substanzen intelligent zum Leben zu erwecken und zu erhalten, zu messen ist.

Seit Beginn des menschlichen Denkens treibt die Suche nach dem Verstehen dessen, was den Unterschied macht zwischen einem lebendigen und einem toten Körper, Philosophen und Wissenschaftler an und führte im Laufe der Wissenschaftsgeschichte zu vielen Hypothesen, ohne dass es bis heute einem Menschen gelungen ist, diese Frage endgültig zu klären, geschweige denn synthetisch Leben herzustellen.

Die meisten naturheilkundlichen Praktiken aller Kulturen beschränken sich darauf, die Lebenskraft in sinnvolle Bahnen zu lenken. In der Medizin wurde in der Regel die Bezeichnung für Lebenskraft mit der Methode assoziiert: In der traditionell chinesischen Medizin spricht man z. B. von Chi oder Qi, im indischen Ayurveda von Prana.

In dieser Tradition wurde für die biodynamische Osteopathie der amerikanische Begriff → Potency bei Übersetzungen beibehalten (vgl. → Biodynamik). Dies ist historisch vor dem Hintergrund zu verstehen, dass die europäische Osteopathie hauptsächlich von dem naturwissenschaftlich orientierten → J. M. Littlejohn geprägt wurde. Im Gegensatz zu → Still und → Sutherland verstand er sich als Vitalist, für den es bei der vital force nur um den rein existenziellen Antrieb des Lebendigen ging.

Dies ist eine Reduktion des ursprünglich großen Bedeutungsinhalts, der mit dem Begriff Lebenskraft im deutschen Sprachraum verbunden ist. Hier handelt es sich im weitesten Sinne um eine formgebende, spirituelle, überindividuelle Intelligenz und Antriebsmacht.

Friederike Kaiser

Leberbewegung f

Kontext: Viszerale Osteopathie

Hierbei handelt es sich um verschiedene Bewegungen der Leber.

Die osteopathische Terminologie zur Leberbewegung unterscheidet sich zum Teil von der Terminologie in anderen medizinischen Fachbüchern. Die passive Lebermobilität (→ Mobilität) bezieht sich auf die Bewegung der Leber während der Ein- und Ausatmung und folgt dem → Zwerchfell. Die intrinsische → Motilität entspricht der Wachstumsbewegung des Leberparenchyms. Die extrinsische Motilität steht in Bezug zu der embryologischen Entwicklung der Leber in der Körperhöhle.

Jan Porthun

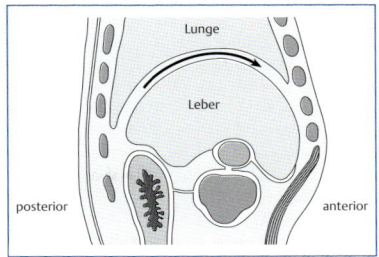

Mobilität und Motilität der Leber in Frontalebene. (Hebgen. Viszerosteopathie – Grundlagen und Techniken. 5. Aufl. Stuttgart: Haug; 2014: 101, Abb. 10.2)

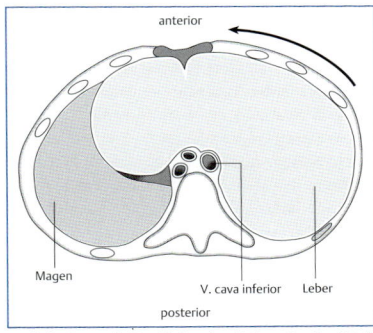

Mobilität und Motilität der Leber in Sagittalebene. (Hebgen. Viszerosteopathie – Grundlagen und Techniken. 5. Aufl. Stuttgart: Haug; 2014: 101, Abb. 10.3)

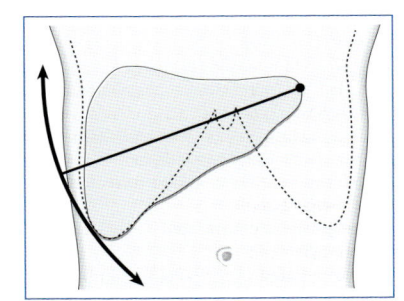

Mobilität und Motilität der Leber in Transversalebene. (Hebgen. Viszerosteopathie – Grundlagen und Techniken. 5. Aufl. Stuttgart: Haug; 2014: 102, Abb. 10.4)

Leberptose *f*; *Etym.:* griech. *ptōsis* „Fall, Senkung"; *engl.:* Hepatoptosis; *Syn.:* Hepatoptose
Kontext: Viszerale Osteopathie, Pathophysiologie
Tiefstand der Leber bei allgemeiner Eingeweidesenkung, oft kombiniert mit Chilaiditi-Syndrom.
Bereits bei einem Tiefstand von wenigen Millimetern sind Auswirkungen auf die venöse Drainage der Leber möglich. Im Fall einer Leberptose ist die diaphragmale Ansaugung der Leber nicht mehr optimal.
Die Diagnose einer Leberptose erfolgt mittels → Palpation, Auskultation und Ultraschall. Im Rahmen der → viszeralen Osteopathie finden sich verschiedene Techniken für die Behandlung einer dysfunktionellen Leberptose.
Vgl. → Senkung (Niere, Leber, Uterus).
Jan Porthun

Leberstau *m*; *Syn.:* Stauungsleber
Kontext: Viszerale Osteopathie, Pathophysiologie
Rückstau von Blut innerhalb der Leber.
Ein Leberstau führt zu einer Veränderung der Leber und ist durch einen insuffizienten venösen Abfluss gekennzeichnet. Es kommt bei chronischem Leberstau zur Zirrhosebildung (Cirrhose cardiaque). Eine der möglichen extrahepatischen Ursachen ist eine länger anhaltende Rechtsherzinsuffizienz.
Im osteopathischen Kontext sind bei Leberstau alle Systeme zu untersuchen und zu behandeln, die zu einem Rückstau des venösen Blutes in der Leber führen können. Die lokale Behandlung der Leber steht daher oftmals nicht im Vordergrund.
Jan Porthun

Leib *m*; *Etym.:* althochdt. *līb* „Leben" u. *lebēn* „leben, übrig bleiben (im Sinne von: überleben nach einem Kampf)", mittelhochdt. *līp* „Leib, Gestalt"; *engl.:* Body
Kontext: Philosophie
Der Leib steht in enger Beziehung zu Geist und Seele bei der ganzheitlichen Betrachtung des Menschen.
In der Osteopathie eingeführt wurde dieser Begriff, um der sprachlichen Präzision bei Übersetzungen von → Still und → Sutherland Rechnung zu tragen.
Im Gegensatz zu dem Begriff → Körper, dessen Objektcharakter die ganzheitliche Interaktion zwischen Therapeut und → Patient nicht sinnvoll abbilden kann, ist der Begriff Leib, wie er von dem Philosophen Maurice Merleau-Ponty und dem Anthroposophen Rudolf Steiner beschrieben wurde, geeignet, beide Partner einer Behandlungssituation als Subjekte darzustellen. Der menschliche Leib ist in ununterbrochenem Austausch mit der Welt. Leib und → Geist/→ Seele werden nicht als dualistische Gegenüberstellung, sondern als gemeinsame, sich gegenseitig bedingende Teilnehmer eines ständig die Wirklichkeit produzierenden und rezipierenden Prozesses betrachtet.
Damit kommt dieser Begriff den medizinphilosophischen Anforderungen an die Diskussion in der modernen Osteopathie näher als der bisher in den Übersetzungen verwendete Begriff Körper.
Literatur
Bunnin N, Yu J. The Blackwell Dictionary of Western Philosophy. London: Wiley-Blackwell; 2009
Friederike Kaiser

Leitsymptom *n*; *engl.:* Cardinal sign
Kontext: Pathologie
Symptom, das für eine bestimmte Krankheit oder Verletzung charakteristisch ist.
Osteopathische Anwendung auch im Bereich der → funktionellen Störungen, → STAR, TART.
Tobias Dobler

Lien Mécanique Ostéopathique *f*; *Etym.:* franz. *lien* „Verbindung, Band" u. *mécanique* „mechanisch"; griech. *ostéon* „Knochen", *pathos* „Leiden(schaft)"; *Abk.:* LMO
Vgl. → Mechanical Link.
Friederike Kaiser

Lift *m*; *Etym.:* engl. *to lift* „heben, anheben, hochheben"
Kontext: Techniken, Behandlung
Mit Lift werden in der Osteopathie Techniken bezeichnet, die sich entweder gegen die Schwerkraft richten oder durch ein Anheben einer Struktur gekennzeichnet sind.
Typische Beispiele:
- viszeral: Anheben des inneren Organs bei → Ptose
- parietal: Pelvis-Lift
- kraniosakral: Lift des Os frontale

Vgl. → Hebegriff.
Jan Porthun

Ligamentous Articular Strain *m*; *Etym.:* engl. *ligamentous articular strain* „ligamentäre artikuläre Spannung"
Kontext: Dysfunktion
→ Somatische Dysfunktion der ligamentären Spannung.
Ein Ligamentous Articular Strain führt zu einer → Dysbalance in Hinsicht auf die Zentrierung der artikulierenden Gelenkanteile.

Zur Behandlung wird das Gelenk unter Verwendung von axialem und longitudinalem Druck eingestellt, bis es zu einer vollkommenen Entspannung des Gewebes kommt. Diese Techniken wurden bereits von → A. T. Still und → W. G. Sutherland verwendet.
Jan Porthun

Liquor cerebrospinalis *m*; *Etym.*: lat. *liquidus* „flüssig, klar, rein"; *cerebro* „Gehirn" u. *spina* „Dorn, Stachel, Rückgrat"
Kontext: Anatomie, Physiologie
Der Liquor cerebrospinalis ist eine klare und farblose Flüssigkeit, die im Bereich des Gehirns und Rückenmarks aufzufinden ist. Ein normaler Erwachsener besitzt 120–200 ml. Circa 500–700 ml werden im Gehirn in den Ventrikeln (Kammern) mit einer Geschwindigkeit von 0,3–0,4 ml/min von den Plexi choroidei aus dem arteriellen Blut gebildet, danach wieder von den Granulationae arachnoidei in die venösen Blutleiter resorbiert und umspülen das gesamte ZNS. Die chemische Zusammensetzung ist der des Blutes ähnlich. Die Entdeckung der Substanz und ihrer Kommunikationswege ist Francois Magendie (*1783, †1855) zuzuschreiben. Hauptfunktion des Liquors ist der mechanische Schutz vor Erschütterung.

Die in der Osteopathie gängige Vorstellung, dass der Liquor sowohl der Ernährung als auch der Informationsübertragung dient, gilt in der Wissenschaft als umstritten. Dass die Produktion und Resorption in einem rhythmischen Auf- und Abschwellen des Drucks vor sich gehen soll, machte immerhin die Existenz einer palpablen Minimalbewegung der Schädelknochen bei noch nicht verknöcherten Suturen plausibel. Seitdem jedoch neuere Untersuchungen das traditionelle oben genannte Modell der Liquorproduktion und -resorption infrage stellen, die Regulation des Liquordrucks regelmäßig durch hydrostatische und osmotische Kräften zwischen Gefäßkapillaren und der interstitiellen Flüssigkeit überall in den flüssigkeitsgefüllten Räumen vermuten und damit das rhythmische Auf- und Abschwellen nicht mehr erklärbar ist, muss auch diese Referenz der kranialen Osteopathie zu naturwissenschaftlich bewiesenen physiologischen Abläufen hinterfragt werden.

Kontext: kraniale Osteopathie, biodynamische Osteopathie, Philosophie
Schon für → A. T. Still galt der Liquor cerebrospinalis als „das höchste bekannte Element". Dieser Gedanke wurde von → Sutherland bei seinen Forschungen in die kraniale Osteopathie aufgenommen: Die Bewegungsfähigkeit des Liquors in seinen anatomischen Räumen, den Ventrikeln und den Hirnhäuten, sowie seine rhythmische Produktion und Resorption diente zunächst als Erklärungsmodell für mechanische Phänomene, z. B. den kranialen Rhythmus und dessen Übertragung durch die reziproke Spannungsmembran auf den gesamten Körper. Ausgehend von den Ideen → Swedenborgs erweiterten er und seine Mitarbeiter des → SCTF, insbesondere → Rollin Becker, die Bedeutung des Liquors als Substanz, die als Träger der → Potency alle spirituellen Kräfte im menschlichen Körper repräsentiert.

In der biodynamischen Osteopathie (vgl. → Biodynamik) ist die angenommene Fähigkeit des Liquors, Information aufzunehmen, abzugeben und zu transportieren, Metapher und Medium zugleich für → Gesundheit im ganzen Körper, → Lebenskraft, göttliche Weisheit und die Interaktion zwischen → Geist und Materie (vgl. → Körper). Dabei wird begrifflich nicht mehr präzise zwischen (Körper-)→ Flüssigkeiten im Allgemeinen und dem Liquor cerebrospinalis als spezielle Flüssigkeit des Nervensystems unterschieden. Der mechanische physiologische Bewegungsantrieb wird dabei durch eine spirituelle, kosmische Bewegungsursache – einer Eigenbewegung des Liquor selbst – durch die Macht einer geistigen Kraft ersetzt.

Vgl. → Spannungsmembran, reziproke.

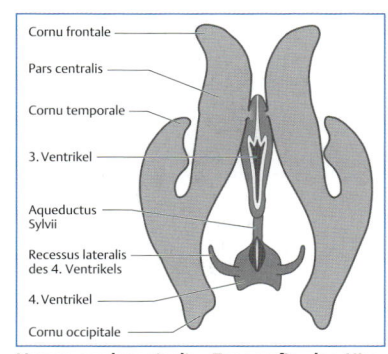

Liquor cerebrospinalis. Topografie der Hirnventrikel, von oben. (Liem T. Kraniosakrale Osteopathie: Ein praktisches Lehrbuch. 6. Aufl. Stuttgart: Haug; 2013: 281, Abb. 9.4)

Literatur
Becker R. Leben in Bewegung & Stille des Lebendigen. Pähl: Jolandos; 2007
Chikly B, Quaghebeur J. Hydrodynamik des Liquor cerebrospinalis – eine Neubewertung. OM 2014; 1: 4–14
Hartmann C, Hrsg. Das große Sutherland-Kompendium: Die Schädelsphäre. Einige Gedanken. Unterweisungen in der Wissenschaft der Osteopathie. 2. Aufl. Pähl: Jolandos; 2013
Still AT. Philosophy of Osteopathy. Kirksville: A. T. Still; 1899
Friederike Kaiser

Listening
n; *Etym.:* engl. *listening* „das Zuhören"
Kontext: Diagnostik
Als Listening wird eine Untersuchungsmethode des Therapeuten innerhalb eines osteopathischen Konzepts beschrieben.
Der Osteopath versucht, mit seinen Händen Gewebeveränderungen und/oder Dysfunktionen zu erspüren. Dabei werden die vom Körper des → Patienten ausgehenden Signale empfangen.
Das Listening kann mit dem Fokus global auf den gesamten Körper angewandt werden = globales Listening (→ Ecoute-Test, → Global-Listening-Test) oder gezielt auf eine Region des Körpers = lokales Listening.
Vgl. → Test, globaler, → Test, lokaler.
Literatur
Barral J-P, Mercier P. Visceral Manipulation. Seattle: Eastland Press; 1988
Liem T, Dobler TK. Leitfaden Osteopathie: Parietale Techniken. 3. Aufl. München: Urban & Fischer in Elsevier; 2010
Jana Lehmann

Littlejohn, John Martin (Ph.D., LL.D., M.D., D.O.) *m*
Kontext: Geschichte, Philosophie
John Martin Littlejohn (*15.02.1865, †08.02.1947) ist einer der Gründerväter der Osteopathie.
Lebenslauf: Littlejohn wurde 1865 als Sohn von Reverend James und Elisabeth Walker (Scott) Littlejohn in Glasgow, Schottland, geboren. Von 1882–1892 studierte er an der Universität Glasgow Medizin, Jura, Theologie, Naturphilosophie und Soziologie. Er unterrichtete zwischen 1882 und 1887 Theologie in Glasgow – zunächst als Tutor, später als ordentlicher Professor.
1886 arbeitete er als Pfarrer in Nordirland. Um den gesundheitlichen Beeinträchtigungen durch das schlechte Klima zu entgehen, übersiedelte er 1892 mit seinen Brüdern James und William in die USA und setzte seine Studien an der Universität von Columbia fort.
1895 besuchte er → A. T. Still, der ihn nach einem Unfall erfolgreich behandelte. Daraufhin begann Littlejohn 1897 seine Ausbildung bei Still an der → ASO, unterrichtete dort zeitgleich als Professor für Physiologie, Psychologie und Psychiatrie und war Mitglied der Schulleitung.
1900 heiratete er die Engländerin Mabel Alice Thompson, trennte sich von der ASO und gründete das Littlejohn College and Hospital, Chicago (später: The Chicago School of Osteopathy), an der er als Präsident und Professor für Osteopathische Therapie und Praxis bis 1913 tätig war. Zeitgleich unterrichtete er Physiologie am homöopathischen Hering Medical College, Chicago.
1913 ging er zurück nach England und gründete 1917 die → British School of Osteopathy (BSO), die er bis zu seinem Tod 1947 in Essex, England, leitete.
Veröffentlichungen: 1892 *Christliche Feiertage*, 1894 *Die politische Theorie der Scholastik*, 1895 *Die Evolution des Staates*, 1898 *Vorlesungen über Physiologie*, 1899 *Psychophysiologie*, 1899 *The Science of Osteopathy*, 1900 *Psycho-Pathologie*, 1900–1903 Herausgeber der Zeitschrift *The Journal of Science of Osteopathy*, 1902 *Behandlung mit Osteopathie*, 1907 *Prinzipien und Theorie der Osteopathie* und *Praxis der Osteopathie*, 1908 *Psychiatrie*.
Philosophie: Als einer der 3 Gründerväter der Osteopathie hat Littlejohn einen sehr eigenen Beitrag zur Geschichte und Philosophie der Osteopathie geleistet: Als Universalgelehrter und studierter Mediziner bezog er sich stark auf die europäische wissenschaftliche Forschung, die Ende des 19. Jahrhunderts ihren Schwerpunkt auf die Physiologie aller Körperprozesse legte. Dabei konzentrierte er sich auf Untersuchungen zum vegetativen Nervensystem (Marie François Xavier Bichat, 1801), die nervale Steuerung der Vasomotorik (Claude Bernard, 1851) sowie die Studien von Iwan P. Pawlow, der den koordinierenden Einfluss des Nervensystems auf alle Organfunktionen lehrte und damit den Begriff „Ganzheitsmedizin" prägte (1883). Weitere wichtige Impulsgeber für Littlejohn waren Rudolf Virchow, Robert Koch und Louis Pasteur. Vgl. → Ganzheit.
Alle diese Wissenschaftler standen für eine Abkehr vom alten mechanistisch-physikalisch begründeten Krankheitsbegriff zu einem modernen biologisch-physiologischen, kommunikativen Konzept. Dabei werden die wissenschaftlich unerklärbaren Anteile eines lebendigen Körpers als

metaphysisch unter der Kategorie Vitalismus eingeordnet und bilden nicht wie bei A. T. Still und → W. G. Sutherland einen integralen Anteil der osteopathischen Philosophie. Somit bewegt sich Littlejohn in einem dualistischen Weltbild, wobei für ihn physiologische Prozesse die seelischen erklären und damit auch beeinflussen können.

Das von ihm vertretene osteopathische Therapiemodell setzt bei einer Beeinflussung aller physiologischen Prozesse über das Nervensystem an: Vermittelt durch die neurologische, vegetative und vasomotorische Steuerung – meist über segmentale, an den Wirbel- und Rippengelenken angreifende → Mobilisationen und → Manipulationen – können alle Systeme erreicht werden. Sein Konzept der → Inhibition (Hemmung) und Stimulation (Förderung) der Nervenleitung dient über die Regulation des Blutflusses zur Behandlung aller Krankheiten, auch psychischer. Ein komplexes biomechanisches Modell zum Auffinden von vermehrt beanspruchten oder blockierten Regionen und Segmenten der Wirbelsäule (→ mathematische Linien), die damit als Ursache für Erkrankungen erkennbar und therapierbar sind, bilden den therapeutischen Ansatz seines Behandlungskonzepts. Für Littlejohn erfüllt sein osteopathisches Konzept durchaus den Anspruch einer Ganzheitsmedizin: Durch eine Beeinflussung der Physiologie werden im → Körper nicht nur physische, sondern auch mentale und psychische Prozesse steuerbar. Allerdings lehnte er sowohl den spirituellen und/oder religiösen Aspekt der Osteopathie von Still und später Sutherland als auch deren intuitiven Behandlungszugang als unwissenschaftlich ab. Bei der Gewinnung von Erkenntnissen setzte er mehr Vertrauen in die Wissenschaft als in den Erfahrungsaustausch und die Beobachtung der Natur. Seine Trennung von der ASO 1900 wurde durch diesen Konflikt unumgänglich.

Littlejohns Zugang beeinflusste in der ersten Hälfte des 19. Jahrhunderts stark die europäische Linie der Osteopathie. Sein wissenschaftliches Erbe wurde konsequent von → John Wernham im The John Wernham College of Classical Osteopathy aufgenommen und überliefert. Bis heute findet sich dort die größte Sammlung von Littlejohns Schriften.

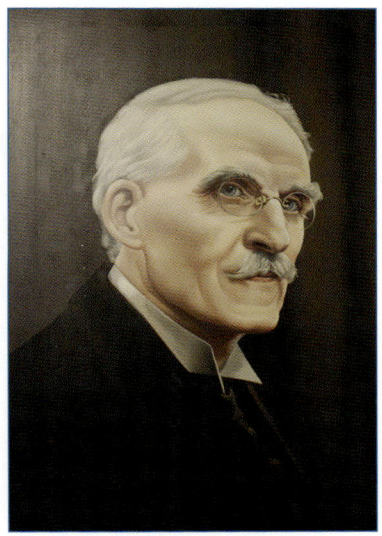

John Martin Littlejohn, ca. 1931. (Photograph courtesy of the John Wernham College of Classical Osteopathy [Maidstone UK])

Literatur
Hall ET, Wernham J. The Contribution of John Martin Littlejohn to Osteopathy. First published in 1998. Maidstone, GB: John Wernham College of Classical Osteopathy; 2007
Hartmann C, Hrsg. Das große Littlejohn-Kompendium: Ausgewählte Fachartikel und Abhandlungen zur Osteopathie: 1899–1939. Pähl: Jolandos; 2013
Friederike Kaiser

Loge von Guyon *f*; *Etym.:* benannt nach dem Pariser Chirurgen und Urologen J. C. F. Guyon; *Syn.:* Loge de Guyon, Guyon-Loge
Kontext: Neurologie, Anatomie
Die Loge von Guyon ist eine Engstelle im Handwurzelbereich.
Sie wird vom Os pisiforme und dem Hamulus des Os hamatum gebildet und palmar von Fasern des Retinaculum flexorum verschlossen. Der N. ulnaris sowie die A. ulnaris passieren diese Loge. Bei → Kompression des N. ulnaris in der Loge kommt es zu → Sensibilitätsstörungen und Muskellähmung im Versorgungsbereich des N. ulnaris = N.-ulnaris-Syndrom.

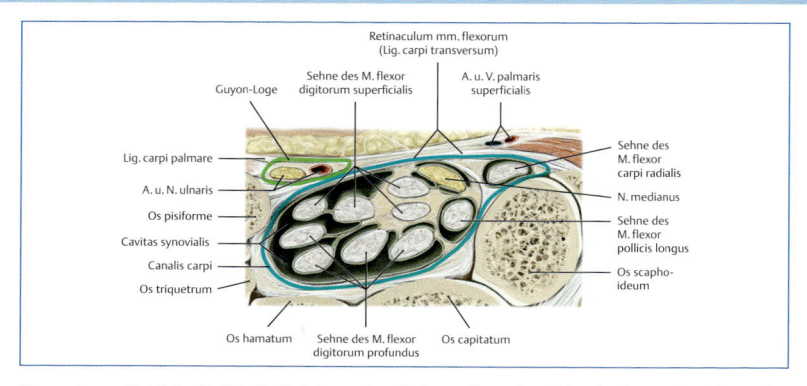

Guyon-Loge. (Schünke M, Schulte E, Schumacher U. Prometheus. LernAtlas der Anatomie. Allgemeine Anatomie und Bewegungssystem. Illustrationen von M. Voll und K. Wesker. 3. Aufl. Stuttgart: Thieme; 2011: 402, Ba)

Literatur
Martini AK. Orthopädische Handchirurgie. Berlin, Heidelberg: Springer; 2008
Schmidt H-M, Lanz U. Chirurgische Anatomie der Hand. 2. Aufl. Stuttgart: Thieme; 2003
Jana Lehmann

Lokaler Test *m*
Vgl. → Test, lokaler.
Jan Porthun

Lokalisation *f*; *Etym.:* lat. *locus* „Ort, Stelle, Platz, Bereich"; *engl.:* Localization; *Syn.:* Ortung, Topografie
Kontext: Anatomie, Diagnostik
Die Lokalisation oder Topografie beschreibt die einzelnen Strukturen des Körpers und ihre räumlichen Lagebeziehungen zueinander, d. h. Lage, Nachbarschaft und Verlauf der Gewebe (Nerven, Blutgefäße, Knochen, Muskeln, Sehnen, Organe etc.).
Der Osteopath muss über sehr gute anatomisch-topografische Kenntnisse verfügen, um sein Handwerk auszuüben. Mithilfe von → Referenzpunkten ist es ihm möglich, eine Struktur mit den Händen zu finden, zu ertasten, ihr zu folgen und sie zu beurteilen (→ Palpation). Dazu müssen die osteopathischen Hände so geschult sein, dass sie die verschiedenen Gewebe (Muskel, Knochen, Organ, Arterie, Nerv etc.) erkennen.
Auch die Interpretation bildgebender Verfahren erfolgt aufgrund fundierter topografisch-anatomischer Kenntnisse.
Claudia Hafen-Bardella

Lymphmapping *n*; *Etym.:* lat. *lympha* „klares Wasser", engl. *mapping*: „Abbildung, Kartierung"; *Abk.:* MLM; *engl.:* Manual lymphatic mapping
Kontext: Diagnostik
Das MLM ist ein Diagnostik- und Kartierungssystem, das alle Lymphabflusswege des Körpers erfasst.
Entwickelt wurde das System von Bruno Chikly. Mit dem MLM ist man in der Lage, einen genauen Befund der Abflusswege der Lymphe im ganzen Körper zu erstellen, indem man an bestimmten → Referenzpunkten (z. B. Axilla, Leiste usw.) die Richtung und die Qualität des Flusses global erfasst und beurteilt. Das Lymphsystem ist in vier Abflussquadranten eingeteilt, welche durch Wasserscheiden strikt voneinander abgegrenzt sind.
Gibt es im Lymphsystem ein Problem und kommt es zu einem Stau, so kann dies mit dem MLM erkannt und erfasst werden. Stauzonen und vom Körper gewählte Umgehungswege (z. B. Durchbrechen von Wasserscheiden) werden klar definiert. Der Befund wird mit Pfeilen festgehalten und dokumentiert. Anhand dieser Kartierung ist es möglich, das Lymphsystem gezielt osteopathisch zu behandeln. Der Lymphfluss kann unterstützt und umgeleitet werden, um Stauzonen abzubauen und zu beheben.
Vgl. → Manual Lymphatic Mapping, → Quadrant.

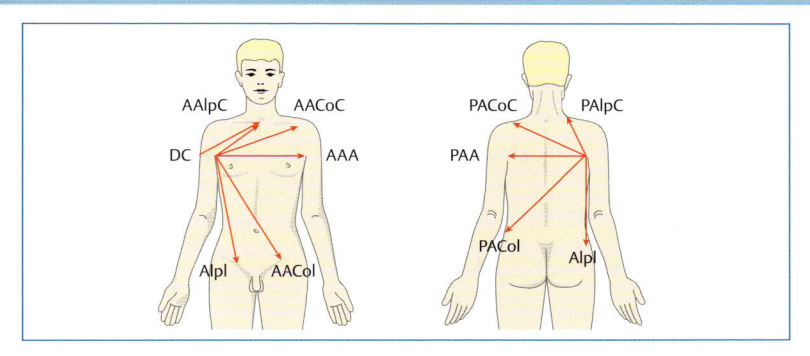

Lymphmapping – alternative Abflusswege.
AAA = anteriorer axillo-axillärer Abfluss; AIpI = axillo-ipsilateraler inguinaler Abfluss; AAIpC = anteriorer axillo-ipsilatero-klavikulärer Abfluss; AACoC = anteriorer axillo-kontralatero-klavikulärer Abfluss; AACoI = anteriorer axillo-kontralatero-inguinaler Abfluss; PAA = posteriorer axillo-axillärer Abfluss; PACoI = posteriorer axillo-kontralatero-inguinaler Abfluss; PAIpC = posteriorer axillo-ipsilateraler klavikulärer Abfluss; PACoC = posteriorer axillo-kontralatero-klavikulärer Abfluss; DC = Delta-klavikulärer Abfluss.

Literatur
Chikly B. Silent Waves: Theory and Practice of Lymph Drainage Therapy. West Palm Beach, FL: Upledger Institute; 2001
Claudia Hafen-Bardella

Lymphtechniken *f*; *engl.:* Lymphatic techniques
Kontext: Manuelle Therapie
Spezifische, manualtherapeutische Griffe, um den Abtransport der Lymphe aus dem Gewebe und durch die Lymphbahnen in Richtung der Lymphknoten zu verbessern.
Da Lymphgefäße zwar teilweise über Klappen, aber nicht über muskuläre Strukturen verfügen, sind sie auf einen passiven Transport mittels → Kompression durch umliegende Gewebe angewiesen. Eine Verbesserung des Lymphtransports verbessert die Stoffwechsellage der Gefäße und erhöht somit ihre Leistungsfähigkeit.
Tobias Krug

Magnetismus m; *Etym.:* *mágnēs, líthos magnēs* „Magnetstein"; *Syn.:* magnetisches Heilen, Mesmerismus; modern: bioenergetisch, biomagnetisch

Kontext: Philosophie, Geschichte
Heilen mit Magnetismus.

Magnetismus zu Heilzwecken ist seit mehr als 4000 Jahren bekannt. Dabei wurden je nach technischem Entwicklungsstand Zitteraale, magnetische Heilsteine (Magnetit, Blutstein etc.), polarisierende Magneten oder komplizierte Elektrogeräte (Elektrotherapie) verwendet. Spätestens seit Jesus ist das Heilen durch Handauflegen bekannt. Als Heilmethode benannt wurde sie durch die Arbeit von Franz Anton Mesmer. 1779 veröffentlichte dieser seinen *Bericht über die Entdeckung des animalischen Magnetismus*. Er protokollierte darin seine Erfahrungen mit dem Gefühl der Anziehung und Abstoßung, die er beim Streichen über einen menschlichen Körper wahrnahm und seiner therapeutischen Beeinflussung von gestörten Feldern. Der wissenschaftliche Gehalt seiner Arbeit wurde von Zeitgenossen als eher mangelhaft eingestuft und die erreichte Heilwirkung auf die Einbildungskraft seiner → Patienten zurückgeführt.

Zu Lebzeiten → A. T. Stills hatte der Mesmerismus zusammen mit dem → Spiritismus und der → Phrenologie eine Blüte in der amerikanischen Gesellschaft zu verzeichnen. Gesellschaften für Spiritismus und Phrenomagnetismus waren weitverbreitet und der Zugang zu metaphysischen Erklärungsmodellen für Heilerfolge und der Kontakt zur Geisterwelt gesellschaftlich durchaus anerkannt, wenn auch von kirchlicher Seite kritisiert. In seiner ersten Praxisankündigung 1875 bezeichnete sich Still noch als „magnetischer Heiler", ebenso wie viele andere, die zu dieser Zeit in den USA eine Heilpraxis eröffneten. Es ist davon auszugehen, dass die Entwicklung der frühen Osteopathie von diesem Einfluss nicht unberührt war. Allein die Tatsache, dass durch eine Arbeit mit den Händen Heilungserfolge zu verzeichnen waren, revolutionierte die Heilkunde und fand ihren Niederschlag in vielen weiteren Therapiemethoden wie z. B. der → Chiropraktik.

Zu Beginn des 20. Jahrhunderts war die technologische Entwicklung so weit fortgeschritten, dass es möglich wurde, die elektromagnetische Aktivität von tierischen und menschlichen Organen aufzuzeichnen (Elektroenzephalografie [EEG], Elektrokardiogramm [EKG]). Der nächste Schritt, der Aktivität lebendiger Gewebe eine lebenswichtige Funktion zuzuordnen und sich dies zu Heilzwecken zunutze zu machen, wurde zwar von einigen Wissenschaftlern gegangen, aber die Fortschritte und der Einfluss der pharmakologischen Industrie beendete für längere Zeit die Forschung in diesem Gebiet.

Zu heutiger Zeit haben Methoden wie Reiki oder therapeutisches Berühren, die mit dem elektromagnetischen Feld zwischen → Patient und Therapeut arbeiten, eine ausreichend interessierte Lobby, sodass die Erforschung ihrer Wirkungsweise durch wissenschaftlich anerkannte Studien erfolgt. Das Phänomen der elektromagnetischen (heute: bioenergetischen, biomagnetischen) Felder ist ein wichtiger Bereich biomedizinischer Forschung für die → Diagnostik (MRT) und Heilung geworden.

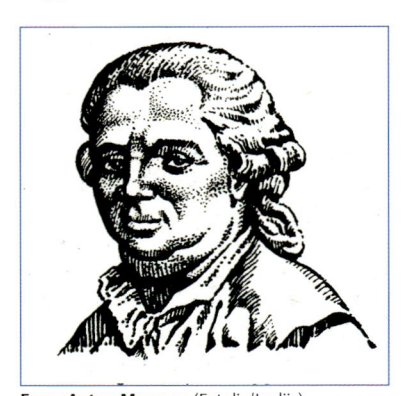

Franz Anton Mesmer. (Fotolia/Juulijs)

Literatur
Oschman JL. Energiemedizin: Konzepte und ihre wissenschaftliche Basis. 2. Aufl. München: Urban & Fischer in Elsevier; 2009
Trowbridge C. Andrew Taylor Still, 1828–1917. 4. Aufl. Pähl: Jolandos; 2006
Friederike Kaiser

Malokklusion

f; *Etym.:* lat. *malus* „schlecht, mangelhaft" u. *occludere* „einschließen, verschließen"; *engl.:* Abnormal/malfunctional occlusion; *Syn.:* Dysokklusion, Störung des Zusammenbisses
Kontext: Kieferorthopädie, Zahnmedizin, Diagnostik

Eine Malokklusion beschreibt die unzureichende oder fehlende harmonische → Okklusion, die durch Zahnfehlstellungen, Kieferabweichungen, vorzeitigen Kontakt beim Zusammenbiss und nicht angepasste zahnärztliche Versorgungen (Füllungen, Kronen) entstehen kann.

→ Viola Fryman beschreibt die Malokklusion bei Heranwachsenden als „ein Problem mit einer → somatischen Dysfunktion". Um optimale Ergebnisse bei einer Korrektur zu erzielen, sollten Kinder eine osteopathische Behandlung, insbesondere in the kranialen Bereich, erhalten.

Literatur
Liem T, Schleupen A, Zweedijk R, Hrsg. Osteopathische Behandlung von Kindern. 2. Aufl. Stuttgart: Haug; 2012
Karolin Krell

Manipulation

f; *Etym.:* franz. *manipulation* „Handhabung"; *Syn.:* Impuls, Impulstechnik, Thrust, HVLA
Kontext: HVLA-Techniken

Heute weniger häufig verwendeter Begriff zur Beschreibung osteopathischer Artikulationstechniken.

Seit dem Einzug weiter differenzierter Techniken wie → funktionelle Techniken, → MET, → HVLA, viszerale Techniken, → fazilitierter Positional Release (FPR) etc. um die 1970er-Jahre in die Stundenpläne der Osteopathieschulen verliert der Begriff zunehmend an Bedeutung.

Literatur
Lomba JA, Peper W. Handbuch der Chiropraktik und strukturellen Osteopathie. 4. Aufl. Stuttgart: Haug; 2013
Robert Nier

Manöver, totales abdominelles

n; *Syn.:* Grand Manoeuvre Abdominale, globales Manöver
Kontext: Viszerale Techniken

Das totale abdominelle Manöver ist eine allgemeine viszerale Technik, bei der das gesamte abdominelle Paket vom Therapeuten während der Ausatmung nach kranial mobilisiert wird.

Es eignet sich als zirkulatorische Technik zur Verbesserung der abdominalen Hämodynamik und der → Trophik, als vorbereitende Maßnahme zur → Sensibilisierung des Bindegewebes vor spezifischen Techniken sowie zur Behandlung einer globalen Enteroptose.

Die Durchführung wird in verschiedenen Variationen beschrieben. Der Therapeut kann von kaudal „schieben" oder von kranial „ziehen". Es kann in der Ausatmung nach kranial mobilisiert oder nur der Organbewegung gefolgt werden. In der Einatmung wird die kaudale Organbewegung verhindert (bei → Ptosen und abdominaler Hypertension) oder mobilisiert (bei abdominaler Hypotension). Sobald keine weitere kraniale Bewegung mehr stattfindet, kann der Therapeut das Manöver durch sanftes Lösen beenden oder den Druck zu Beginn der Einatmungsphase plötzlich lösen, um eine intensivere zirkulatorische Stimulation zu bewirken.

Eine Variante kann dem → Patienten zur Selbstbehandlung als Übung für zu Hause empfohlen werden: Hierbei wird die Aufwärtsbewegung des Organpakets durch das Heranziehen der Oberschenkel in Verbindung mit vertiefter Atmung unterstützt.

Literatur
Hebgen E. Viszeralosteopathie – Grundlagen und Techniken. 5. Aufl. Stuttgart: Haug; 2014
Helsmoortel J, Hirth T, Wührl P. Lehrbuch der viszeralen Osteopathie. Stuttgart: Thieme; 2002
Angelina Böttcher

Manual Lymphatic Mapping

n; *Abk.:* MLM; *Syn.:* Lymphabflusskartierung, Lymphmapping
Kontext: Diagnostik

Kartierung der Lymphabflusswege.
Vgl. → Lymphmapping.
Claudia Hafen-Bardella

Mathematische Linien

f; *Etym.:* lat. *mathematica* „Gelerntes, Kenntnis"; *linea* „Linie"; *engl.:* Polygon of Forces; *Syn.:* Henry-Linien
Kontext: Biomechanik, GOT, Philosophie, Geschichte

Die mathematischen Linien zeigen statische Zusammenhänge auf.

Mit den mathematischen Linien werden Schwerkraftbezüge im Bereich des Beckens und der Wirbelsäule gezeichnet und grafisch sichtbar gemacht. Dabei haben einzelne Wirbel und Regionen, z. B. Th 4 (4. Brustwirbel), eine spezielle Bedeutung, da sich an diesen Stellen die Schwerkraftlinien (→ Kraftlinien) treffen und damit eine besondere Spannung erzeugen können.

Die Leistung, aus vielen Krankengeschichten und Statikbefunden eine grafische Darstellung herzustellen, ist als eine Weiterentwicklung der Erkenntnismethoden in der Wissenschaft der Osteopathie zu bewerten. Grafische Darstellungen sind Abstraktionsleistungen, die Wissen und Erkenntnis aus der sinnlichen Wahrnehmung in einen kognitiven Erkenntniswert transformieren, also in Zahlen, Daten und Vektoren. Das Verarbeiten dieses Wissens wiederum in eine gezeichnete Linie verlegt die Erkenntnis zurück aus dem kognitiven Prozess in einen sinnlichen Wahrnehmungsakt. Ein Osteopath kann nun den visuellen Vergleich der bekannten Statiklinien mit dem vor ihm stehenden → Patienten vornehmen, um auf diese Weise aus den konzentrierten Erfahrungen jahrelanger osteopathischer Arbeit zu profitieren. Die Erklärung, warum ein → Beckenschiefstand mit einer Herzsymptomatik (Dysfunktion 4. Brustwirbel) assoziiert sein kann, wird somit sichtbar.

Die Idee, Erfahrung zu verallgemeinern und dann grafisch darzustellen, ist nicht neu. In der Osteopathie begann spätestens → J. M. Littlejohn aus einer Menge von Einzeldaten eine Ursachensystematik zu erarbeiten. Lange Zeit wurde ihm die Urheberschaft dieses Konzepts zugeschrieben, allerdings gibt es in seiner Literatur keine Hinweise darauf. Mit Sicherheit hat → John Wernham (D. O.) die Idee aufgenommen und zusammen mit der Technik → General Osteopathic Treatment (→ GOT) zu einem Diagnose- und Behandlungskonzept ausgearbeitet. Der einzige Hinweis, dass Littlejohn diese Idee kannte, sind Aufzeichnungen, die unter dem Namen Henry-Lines in den Archiven des John Wernham College of Classical Osteopathy in Maidstone (GB) lagern. Es bleibt also die Frage offen, wem tatsächlich die Urheberschaft für die Forschungs- und Erkenntnisleistung zuzuschreiben ist.

Vgl. → Henry-Linien.

Friederike Kaiser

Matrix, interzelluläre *f*

Vgl. → Interzellularsubstanz.

Jan Porthun

Maximalfläche *f*

Kontext: Neurophysiologie, Dermatome, Reflexzonen

Überempfindliche Zonen, die sich nicht nur in einem Punkt konzentrieren, sondern segmentübergreifend sind.

Sie äußern sich durch flächige Hauteinziehungen, subkutane Schwellungen oder Hyperpigmentationen. In der klinischen Praxis werden sie sowohl als diagnostisches Mittel als auch als Therapiefläche verschiedener Anwendungen, z. B. bei der

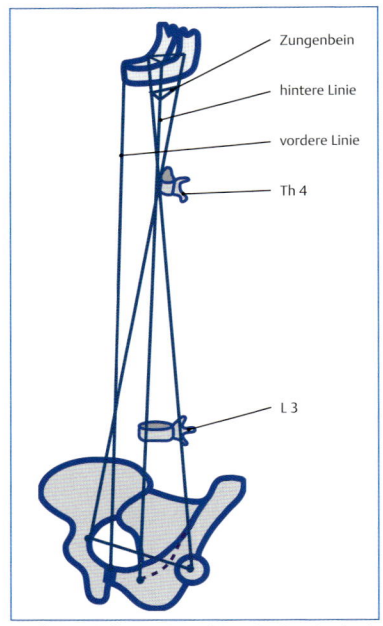

Mathematische Linien. (Liem T. Kraniosakrale Osteopathie: Ein praktisches Lehrbuch. 6. Aufl. Stuttgart: Haug; 2013: 491, Abb. 17.25)

Bindegewebsmassage oder bei subkutanen Infiltrationen, genutzt.

Literatur

Wancura-Kampik I. Segment-Anatomie: Der Schlüssel zu Akupunktur, Neuraltherapie und Manualtherapie. 2. Aufl. München: Urban & Fischer in Elsevier; 2010

Robert Nier

Maximalpunkt *m*

Kontext: Neurophysiologie, Dermatome, Reflexzonen

Von dem deutschen Sportmediziner Wolfgang Kohlrausch entdeckte Reflexzonen, die auf denen von Head und McKenzie basieren (→ Head-Zonen). Es handelt sich um tief liegende organbezogene Schmerzpunkte, die sich in → hyperalgetischen Zonen der Skelettmuskulatur befinden und sich von der Tiefe zur Oberfläche kegelförmig ausbreiten. Neben der Osteopathie finden sie in der Muskelreflexzonenmassage, Akupunktur, Bindegewebs- und Segmentmassage und manuellen Therapie Anwendung.

Literatur
Wancura-Kampik I. Segment-Anatomie: Der Schlüssel zu Akupunktur, Neuraltherapie und Manualtherapie. 2. Aufl. München: Urban & Fischer in Elsevier; 2010
Robert Nier

McBurney-Punkt *m*

Kontext: Neurophysiologie, Reflexzonen

Nach dem amerikanischen Chirurgen Charles McBurney benannter Schmerzpunkt, der als diagnostisches Zeichen einer Appendizitis herangezogen werden kann, jedoch für die Diagnose nicht beweisend oder zwingend erforderlich ist.

Er ist am Anfang des zweiten Drittels einer Verbindungslinie zwischen dem rechten Darmbeinstachel und dem Bauchnabel zu finden.

Literatur
Trepel M. Neuroanatomie: Struktur und Funktion. 5. Aufl. München: Urban & Fischer in Elsevier; 2011
Wancura-Kampik I. Segment-Anatomie: Der Schlüssel zu Akupunktur, Neuraltherapie und Manualtherapie. 2. Aufl. München: Urban & Fischer in Elsevier; 2010
Robert Nier

McConnell, Carl Philip (D.O.) *m*

Kontext: Geschichte

Carl Philip McConnell (*1874, †1936).

Der US-Amerikaner Carl Philip McConnell zählte ohne Frage zu den Pionieren der frühen Osteopathie. Er galt als enger Vertrauter → A. T. Stills und Befürworter der Standardisierung von Behandlungstechniken.

Geboren 1874 in Mendora (Wisconsin) kam er erstmals im August 1894 mit der Osteopathie in Berührung – und zwar als Patient von Stills Sohn Charles. Zu jener Zeit beklagte McConnell die zunehmende Verschlechterung seiner Sehfähigkeit. Die klassische Medizin fand keine Lösung, sodass McConnells Hoffnungen der noch jungen Osteopathie galten. Gemeinsam mit A. G. Hildreth behandelte Still den beginnenden Gewebeschwund von McConells Sehnerv, dessen Ursache eine erlittene Nackenverletzung war. Die einige Monate lang dauernde Behandlung war so erfolgreich, dass McConnells Sehfähigkeit wiederhergestellt wurde.

Diese Eigenerfahrung motivierte McConnell, im Oktober 1894 an der → ASO in Kirksville (Missouri) eine Ausbildung zum Osteopathen zu beginnen, die er 1896 erfolgreich abschloss. Von 1897–1900 lehrte er als Fakultätsmitglied der ASO die Fächer Theorie und Praxis der Osteopathie und Osteopathische Diagnostik.

1900 zog McConnell nach Chicago. Dort eröffnete er seine eigene Praxis und praktizierte die folgenden 36 Jahre lang Osteopathie. Zudem lehrte er im Chicago College of Osteopathy.

Neben seiner Praxistätigkeit saß McConnell von 1904–1905 als gewählter Präsident der American Osteopathic Association vor, 1905 wurde er zum ersten Direktor des neu gegründeten A. T. Still Research Institute berufen. Von 1920–1922 war er Herausgeber des *Journal of Osteopathy*, der Zeitschrift der American Osteopathic Association. Carl Philip McConnell verstarb 1936 in Palm Springs. Er hinterließ eine Vielzahl an Publikationen, darunter allein mehr als 250 Artikel. Bereits 1899 erschien sein erstes Lehrbuch *Practice of Osteopathy*, das er in der späteren 3. Auflage gemeinsam mit Charles Clayton Teall veröffentlichte. Sein im Jahr 1917 publiziertes Buch *Clinical Osteopathy* ist das erste in einer Serie des A. T. Still Research Institutes.

In seinen Veröffentlichungen behandelte McConnells zumeist Themen zu osteopathischen → Prinzipien und deren Umsetzung in der osteopathischen Praxis, beispielsweise Techniken zur Behandlung viszeraler und anderer ventral gelegener Strukturen.

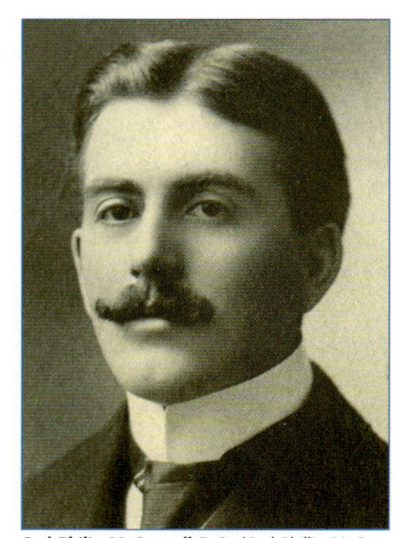

Carl Philip McConnell D.O. (Carl Phillip McConnell, ca. 1899, Facility Composite Photo; Museum of Osteopathic Medicine, Kirksville, MO, [1975.97.09], image altered. | Museum of Osteopathic Medicine, Kirksville, MO)

Literatur
McConnell CP. The Practice of Osteopathy. Reprint. Kirksville: A.T. Still University; 1899
McConnell CP. Clinical Osteopathy. Chicago: The AT Still Research Institute; 1917
McConnell CP, Teall CC. The Practice of Osteopathy. Kirksville, Missouri: Journal Printing Company; 1906
Torsten Liem

Mechanical Link m; *Etym.*: engl. *mechanical* „mechanisch"; *link* „Verbindung, Verknüpfung, Bindeglied"

Kontext: Osteopathische Therapiemodelle, Geschichte

Mechanische Verbindung, ein osteopathisches Therapiemodell.

Das Konzept des Mechanical Link wurde 1978 von dem französischen Osteopathen → Paul Chauffour (D.O.) entwickelt und 1984 gemeinsam mit seinem Kollegen Dr. J. M. Guillot der Öffentlichkeit vorgestellt. 1990 schließt sich der Franzose Eric Prat (D.O.) Paul Chauffour an, und gemeinsam entwickeln sie die komplexe Untersuchungs- und Behandlungsmethode. Sie veröffentlichten 2003 ihr Buch *Mechanical Link* in den USA. Weitere Publikationen folgten. Seither wird die Methode mit einem Lehrkörper weltweit unterrichtet und stetig weiterentwickelt. 2007 wurde der Verein „Association LMO" gegründet.

Das Modell basiert auf der Idee, in jeder osteopathischen Sitzung in 8 → Funktionseinheiten alle momentan vorhandenen osteopathischen Läsionen, d. h. die totale Läsion, des Körpers zu finden und zu beheben. Befunderhebung und Behandlung erfolgen gemäß einem klaren Protokoll. Mit → Provokationstests auf allen Körperstrukturen und Systemen (Abfolge von über 400 Tests) werden alle Läsionen bestimmt. Die Behandlung beginnt bei der primären Läsion, welche durch einen → Balancetest aus allen gefundenen positiven Tests ermittelt wird, und endet, sobald alle Läsionen verschwunden sind.

Die Läsionen werden mit einer Recoil-Technik gelöst (→ Recoil). Die Suche nach der totalen Läsion nimmt den größten Teil der Zeit bei Therapiesitzungen ein, die Lösung der Dysfunktion sehr viel weniger. Der Mechanical Link kann auch nur diagnostisch und/oder in Kombination mit anderen Methoden genutzt werden.

Das Behandlungsmodell erfüllt dank seiner klar strukturierten und einheitlich gelehrten Methode den Anspruch auf Patientensicherheit und wissenschaftliche Reproduzierbarkeit.

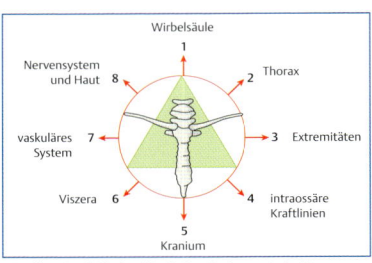

Mechanical Link: die 8 Funktionseinheiten.

Vgl. → Läsion, osteopathische, → Läsion, primäre, → Läsion, totale.

Literatur
Hafen C. Reliabilitätsstudie über die Befunderhebung der Wirbelsäule nach der Methode Lien Mécanique Ostéopathique [Masterarbeit]. Wien: Wiener Schule für Osteopathie (WSO); 2009
Michaud J, Chauffour P, Prat E. Mechanical Link: Osteopathic Lesions of Bones. Vannes, France: Sully; 2012
Somody-Neplaz I, Chauffour P, Prat E. Der Mechanical Link. OM 2007; 1: 4–9
Claudia Hafen-Bardella

Melzack, Ronald m

Kontext: Geschichte, Neurophysiologie, Triggerpunkte

Prof. Dr. Ronald Melzack (*19.07.1929).

Ronald Melzack, geboren in Montreal/Quebec, Kanada, ist ein bekannter Psychologe und emeritierter Professor an der McGill University. Zusammen mit → Dr. Patrick David Wall entwickelte er die Gate-Control-Theorie und revolutionierte damit das bis dahin geltende Schmerzverständnis. 1965 publizierten sie diese Schmerztheorie im Wissenschaftsmagazin *Science* mit dem Artikel „Pain mechanisms: a new theory". Melzach und Wall propagieren erstmals in großem Umfang die Wechselwirkung von psychologischen und sozialen Aspekten auf die Schmerzintensität. Ferner entwickelte er später die berühmte Schmerzskala „MC Bill Pain Questionnaire". Er begründete als Herausgeber das *Wall & Melzack's Textbook of Pain*.

Vgl. → Schmerz.

Literatur
Melzack R, Wall PD. Pain mechanisms: a new theory. Science 1965; 150: 971–979
Robert Nier

Mesenchym *n*; *Etym.:* griech. *mésos* „mittlerer, in der Mitte" u. *égchyma* „Aufguss"; *engl.:* Mesenchyme; *Syn.:* embryonales Bindegewebe
Kontext: Histologie, Embryologie

Das Mesenchym geht in der Embryonalzeit aus dem Mesoderm hervor und stellt ein pluripotentes Füll- und Stützgewebe dar.

Unterschieden werden das intraembryonale Mesenchym als Ursprung für andere Gewebearten sowie das extraembryonale Mesenchym, das als Stützgewebe dient. Aus dem Mesenchym entwickeln sich Knochen und Knorpel; lockeres, straffes und retikuläres Bindegewebe; das blutbildende System, Blut- und Lymphgefäße; die glatte Muskulatur und der Herzmuskel; Niere und Nebennierenrinde.

Jan Porthun

MET *f*; *engl.:* Muscle energy technique; *Syn.:* Muskel-Energie-Technik
Kontext: Osteopathische Therapiemodelle

Die MET ist ein von → Fred Mitchell sr. entwickeltes Behandlungskonzept.

Es wird zur Therapie eingeschränkter Gelenkbeweglichkeit und Muskelfunktionsstörungen eingesetzt. Bei der Ausführung der Technik bringt der Therapeut durch gezielte → Palpation das Gewebe bis an die Grenze der → Barriere. Hier wird der → Patient aufgefordert, gegen den Widerstand des Therapeuten Spannung aufzubauen. Nach der Anspannungsphase wird der Patient aufgefordert, die Spannung wieder zu lösen. Der Therapeut wartet die Gewebeentspannung ab und sucht dann die erneute Grenze der Barriere auf. Die Technik wird 3–5 × wiederholt. Ein Beispiel einer MET stellt die postisometrische Relaxation (PIR) nach Lewit dar.

Literatur

Chaitow L. MuskelEnergieTechniken in der Osteopathie und Manuellen Medizin. Stuttgart: Haug; 2004

Lewit K. Manuelle Medizin bei Funktionsstörungen des Bewegungsapparates. 8. Aufl. München: Urban & Fischer in Elsevier; 2007

Mitchell FL, Mitchell PK. Handbuch der MuskelEnergie-Techniken: Diagnostik und Therapie. Bd. 1–3. Stuttgart: Hippokrates; 2006

Jana Lehmann

Methode, funktionelle *f*; *Etym.:* griech. *méthodos* „Weg oder Gang einer Untersuchung"; lat. *functio* „Tätigkeit, Verrichtung, Geltung"; *engl.:* Functional method
Kontext: Methodologie

Methode, mit der → Funktionsstörungen oder Läsionen behandelt werden können.

Dabei wird die Funktion des Gewebes wiederhergestellt mit dem Ziel, den Körper in ein Gleichgewicht zu führen, um eine schmerzfreie und entspannte Situation zu schaffen. Die Behandlung beschränkt sich nicht auf die Behandlung des Gewebes, welches Symptome aufweist, sondern sie zielt darauf ab, → Läsionsketten zu erkennen und zu lösen.

Sämtliche osteopathischen Techniken und Methoden haben dieses Ziel: Manipulations-, Kraniosakral- und Viszeraltechniken, direkte und indirekte Techniken, fasziale Techniken, Elastizitätstechniken etc.

Vgl. → Faszientechnik, → Läsion, osteopathische, → Technik, direkte/indirekte.

Claudia Hafen-Bardella

Methodisten *m*; *Etym.:* engl. *method* „Methode"; *engl.:* Methodist Church
Kontext: Philosophie, Geschichte

Eine aus der anglikanischen Kirche hervorgegangene Religionsgemeinschaft, gegründet von dem englischen Prediger John Wesley (*1703, †1791). Nach einem persönlichen Bekehrungserlebnis durch den Heiligen Geist brachte John Wesley seine Kirche als Missionar 1735 nach Georgia. Die Methodisten wurden im 19. Jahrhundert zu der größten Kirchengemeinde in den USA. Form und Inhalt ihrer Kirchenlehre passten gut in das Amerika des 19. Jahrhunderts. Laienprediger verbreiteten die Idee einer göttlichen Vollkommenheit, zu der jeder Mensch durch eine gute Gesinnung und sinnvolle Lebensführung Zugang erlangen konnte. Die puritanischen (Bescheidenheit und Reinheit) und pietistischen (Hilfe durch Glauben) Prinzipien der Gemeinden waren darauf ausgerichtet, dass durch die Anwendung klarer biblischer Regeln, unter Zuhilfenahme von Erfahrung, Vernunft und dem Beistand Gottes, ein solches gutes Leben gelingen konnte. Die Methodisten vertraten die Abschaffung der Sklaverei, die Gleichberechtigung der Frauen, traten ein für die Reformierung von Gefängnissen und lehnten den Genuss von Alkohol ab. Diese sehr lebenspraktische Religion, mit Seelsorge für jede Familie, der Verbreitung einer Volksheilkunde, gegenseitiger Nachbarschaftshilfe und dem Versprechen, dass durch die Wiederherstellung der ursprünglichen Harmonie und göttlichen Ordnung die Erlösung möglich sein sollte, passte gut in die von Kriegswirren und Siedlerströmen bestimmte Gesellschaft Amerikas.

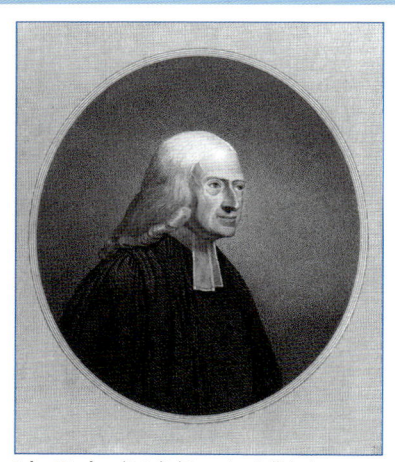

John Wesley. (Fotolia/Georgios Kollidas)

→ A. T. Still selbst wuchs durch seinen Vater, der ein methodistischer Laienprediger war, in diese Religion hinein und arbeitete selbst zeitweise als Prediger. Dieser Beruf beinhaltete die Arbeit als Arzt in den Siedlergruppen sowie im Lazarett während des Bürgerkriegs. Seine dort gemachten Erfahrungen können als Ausgangspunkt für das Entwickeln einer neuen, nebenwirkungsfreien und dennoch für alle zugänglichen Heilweise gesehen werden. Auch wenn Still und seine Osteopathie von Vertretern dieser Religion lange keine Anerkennung erfuhr, blieb er doch zeitlebens den moralischen Werten der methodistischen Kirche verbunden.

Literatur

Trowbridge C. Andrew Taylor Still, 1828–1917. 4. Aufl. Pähl: Jolandos; 2006
Friederike Kaiser

Midline *f*; *Etym.:* engl. *midline* „Mittellinie"
Kontext: Osteopathische Konzepte

Der Begriff wird in verschiedenen Zusammenhängen genutzt, Hintergrund ist in der Regel eine gedachte, messbare oder palpable Mittellinie.
Die Midline kann sich als kraniokaudale Achse auf den gesamten Körper beziehen, als embryologische Midline z. B. Bezug auf die Oozyte nehmen, als Mittellinie einer Extremität aufgefasst werden oder z. B. auch als bioenergetische Midline im Rahmen der bioenergetischen Richtung innerhalb der Osteopathie Verwendung finden.
Jan Porthun

Mitchell, Fred sr./jr. *m*
Kontext: Geschichte, viszerale Osteopathie

Frederic Lockwood Mitchell sr., D.O. (*1909, †1974) und Frederic Lockwood Mitchell jr., D.O., F.A.A.O., F.C.A. (*10.01.1929) in Chattanooga, Tennessee, USA, sind die Begründer der → Muskel-Energie-Technik (→ MET).
Nach einem Unfall im Jahre 1934, bei dem Fred Mitchell jr. großflächige Verbrennungen 3. Grades erlitt, drohte ihm Nierenversagen. Die medizinische Behandlung zeigte wenig Erfolg. Die Eltern wandten sich an den Osteopathen Dr. Charles Owens, der den jungen Mitchell mit Chapman-Reflextechniken behandelte. Der 5-Jährige überlebte. Fred L. M. Mitchell sr. prägte dieses Erlebnis so grundlegend, dass er sein Geschäft verkaufte. Er studierte von 1937–1941 am Chicago College of Osteopathy. Aus den Theorien von T. J. Ruddy und Carl Kettler entwickelte er eine Technik, die muskuläre Anspannungen zur Aufhebung von Bewegungseinschränkungen nutzt, die MET (vgl. → Anspannung, muskuläre).
Sein Sohn Fred L. M. Mitchell jr. führte die Forschungen seines Vaters weiter und veröffentlichte 1973 und 1979 die *Muscle Energy Manuals I–III* und verbreitete damit die MET weltweit. Heute gehören die MET zu den osteopathischen Grundlagenfächern der meisten Osteopathieschulen. Fred L. M. Mitchell jr. ist Professor Emeritus des College of Osteopathic Medicine der Michigan State University. Die Familie praktiziert und lehrt weiterhin das MET-Konzept in den USA.

Literatur

Chaitow L. MuskelEnergieTechniken in der Osteopathie und Manuellen Medizin. Stuttgart: Haug; 2004
Chaitow L. Muskel-Energie-Techniken. 2. Aufl. München: Urban & Fischer in Elsevier; 2008
Mitchell FL, Mitchell PK. Handbuch der MuskelEnergie-Techniken: Diagnostik und Therapie. Bd. 1–3. Stuttgart: Hippokrates; 2006
Angelina Böttcher

MLM *n*; *engl.:* Manual Lymphatic Mapping
Vgl. → Lymphmapping.
Claudia Hafen-Bardella

Mobilisation *f*; *Etym.:* franz. *mobilisation* „Einberufung, Einziehung, Mobilisierung, Rekrutierung"; *engl.:* Mobilisation
Kontext: Techniken, Behandlung

Sowohl von außen kann man therapeutisch den Körper beeinflussen, indem man ihn mobilisiert, aber auch im Körper selbst sorgen Austauschprozesse zwischen den Zellen und Geweben für ständige Bewegung.

Osteopathisch nutzt man die Mobilisation, um den Stofftransport zu verbessern, Organe oder Gewebe wieder in ihre ursprüngliche Position oder Bewegungsmuster zurückzubegleiten oder hypertone Gewebezustände zu regulieren.
Tobias Krug

Mobilität *f*; *Etym.:* lat. *mobilis* „beweglich"
Kontext: Fortbewegung
Fähigkeit einer Person zur selbstständigen Fortbewegung. Die Mobilität kann vorübergehend oder dauerhaft eingeschränkt sein.
Kontext: Biomechanik
Beweglichkeit einer anatomischen Struktur (Gelenke, Gewebeschichten, Organe). Die Organe (Viszera) weisen eine palpable Beweglichkeit (Mobilität) auf. Diese kann aktiv getestet werden. Durch Atmung induzierte Mobilität der Organe ist passiv palpierbar.
Vgl. → Motilität, → Motrizität.
Jan Porthun

Molding *n*; *Etym.:* engl. *molding* „das Formen, Ausgestalten"; *Syn.:* Modellieren; modellierende Technik
Kontext: Techniken, Behandlung
Richtet sich auf das knöcherne Gewebe mit dem Ziel, → intraossäre Dysfunktionen zu korrigieren. Molding kommt vorzugsweise an Schädelknochen zur Anwendung, kann jedoch auch an anderen Knochen eingesetzt werden wie z. B. dem Kalkaneus. Besonders effektiv ist diese Technik in der Zeit, während die Formgebung der Knochen im Zuge des Wachstums noch nicht zum Abschluss gekommen ist.
Unterschieden wird die Behandlung bei einer Vorwölbung, Abflachung bzw. bei intraossären → Spannungsmustern. Die therapeutischen → Impulse werden mit den Fingerspitzen, dem Handteller oder dem Os pisiforme gegeben. Der Therapeut gibt entweder Impulse in die entgegengesetzte Richtung oder stellt eine ausgeglichene Gewebespannung ein und wartet auf den → Release. Der therapeutische Impuls kann in Abhängigkeit von der vorliegenden Dysfunktion sehr sanft sein oder auch mit deutlichem Druck erfolgen.
Jan Porthun

Morphodynamik *f*; *Etym.:* griech. *morphē* „Gestalt, Form" u. *dynamikós* „mächtig, wirksam"
Kontext: Osteopathische Modelle
Innere und äußere Dynamiken, die Einfluss auf Strukturen im menschlichen Körper haben.

Die morphodynamische Betrachtung geht auf physikalische, biologische, rhythmische, psychische und phänomenologische Aspekte aller Dynamiken im Menschen und den Geweben ein und macht so die Wechselbeziehungen zwischen Struktur und Funktion verständlich. Es gibt inzwischen eigene Fortbildungen, die sich speziell mit dem Thema Morphodynamik beschäftigen.

Literatur
Liem T. Morphodynamik in der Osteopathie: Grundlagen und Anwendung am Beispiel der kranialen Sphäre. 2. Aufl. Stuttgart: Haug; 2013
Jan Porthun

Motilität *f*; *Etym.:* lat. *motor* „Beweger"
Kontext: Biomechanik
Bezeichnet die Fähigkeit zur Eigenbewegung. Dagegen wird die Eigenschaft, bewegt werden zu können, als → Mobilität bezeichnet.
In der Biologie und der Medizin bezeichnet Motilität unwillkürliche Bewegungsvorgänge im Körper. Eine gesteigerte Bewegungsaktivität wird als Hypermotilität bezeichnet, eine reduzierte als Hypomotilität. Der Begriff wird in der Medizin und in der Osteopathie uneinheitlich verwendet:
- **Medizin:** Motilität bezeichnet z. B. die Eigenbewegung des Darms (Peristaltik).
- **Osteopathie:** Hierunter versteht man die natürliche rhythmische minimale Eigenbewegung (7–9 Zyklen pro min) eines Organs, die notwendig ist, damit das Organ seine Funktion erfüllen kann. Es wird zwischen extrinsischer und intrinsischer Motilität unterschieden, wie zur → Leberbewegung erläutert.

Jan Porthun

Motrizität *f*; *Etym.:* lat. *motor* „Beweger"
Kontext: Biodynamik
Bewegung eines Organs im Raum, die durch andere Körperstrukturen bedingt wird.
Unterschieden werden die dynamische und statische Motrizität:
- Der Begriff dynamische Motrizität wird für die Bewegung des Organs im Raum verwendet. Hervorgerufen wird sie durch die lokomotorische Aktivität des Bewegungsapparats.
- Die posturale Aktivität des Bewegungsapparats induziert die statische Motrizität und dient der Stabilisierung der Position des jeweiligen Organs.

Beide Begriffe wurden im deutschen Sprachraum insbesondere durch Jérôme Helsmoortel eingeführt.
Jan Porthun

Muskel-Energie-Technik f; *engl.:* Muscle energy technique

Vgl. → MET.

Jana Lehmann

Muskelkette, myofasziale Kette f; *Etym.:* griech. *mys* „Muskel", lat. *fascia* „Binde, Band"; *engl.:* Muscle chains

Kontext: Biomechanik, Therapiemodelle

Entwicklung eines Grundkonzepts von Muskelketten von Herman Kabat, dem Entwickler der propriozeptiven neuromuskulären Fazilitation (PNF).

Hierbei erfolgt die Integration eines schwachen Muskels in eine funktionelle Muskelkette, deren Stimulation zu seiner Kräftigung führen und insgesamt die Koordination von Bewegungsabläufen verbessern soll.

Weiterentwicklung der PNF und Ergänzung um therapeutische Interpretationen und Zugänge durch die Osteopathin Godelieve Struyf-Denys, die 10 spiralförmige Muskelketten benennt, die ihr zufolge die Körperhaltung und -funktion essenziell beeinflussen sollen.

Weitere Muskelkettensysteme wurden u. a. von dem Rolfer Tom Myers und dem Osteopathen Leopold Busquet entwickelt.

Literatur

Richter P, Hebgen E. Triggerpunkte und Muskelfunktionsketten in der Osteopathie und Manuellen Therapie. 4. Aufl. Stuttgart: Haug; 2015

Tobias Dobler

Muskeltest m; *engl.:* Muscle function testing; *Syn.:* Muskelfunktionstest

Kontext: Diagnostik, Behandlung

Der Muskeltest ist ein Bestandteil der manuellen → Untersuchung, der über die Kraft individueller Muskeln bzw. Muskelgruppen und für die Einschätzung des Ausmaßes von Störungen peripherer Nerven genutzt wird.

Häufig wird die Methode nach Vladimir Janda genutzt, der davon ausgeht, dass eine Muskelkraft notwendig ist, um einen Körperteil im Raum bewegen zu können. Es gibt folgende Stufen der Muskelkraft:

a) Die Muskulatur ist imstande, einen der Bewegung von außen entgegengesetzten Widerstand zu überwinden.
b) Die Muskulatur kann nur die Schwerkraft überwinden.
c) Die Muskulatur kann Körperteile nur noch unter Ausschluss der Schwerkraft überwinden.
d) Es kommt nur eine Muskelanspannung zustande, eine Bewegung bleibt aus.

Die Bedeutung von Muskeltests besteht darin, zu analysieren, ob Einschränkungen in der Beweglichkeit des Bewegungsapparats vorliegen (z. B. Muskelverkürzungen), die die Bewegungsamplitude einschränken. Ebenfalls können → Hypermobilitäten durch Muskelfunktionstests erkannt werden.

Vgl. → Verkürzung, myofasziale.

Literatur

Janda V. Manuelle Muskelfunktionsdiagnostik. 4. Aufl. München: Urban & Fischer in Elsevier; 2009

Karolin Krell

Muster, kompensatorisches n; *Etym.:* lat. *compensare* „gegeneinander abwägen, ausgleichen"; *engl.:* Compensatory pattern

Kontext: Pathologie

Im weiteren Sinne Bezeichnung von klinisch erkennbaren Dysfunktionen (z. B. Asymmetrien), die als Ausgleich für sog. primäre Störungen entstanden sind (vgl. → Läsion, primäre). So kann eine funktionelle (oder strukturelle) → Beinlängendifferenz zu hierfür typischen Ausgleichshaltungen und -bewegungen führen.

Im engeren Sinne Bezeichnung des sog. universellen Musters oder Common Compensatory Pattern nach Gordon Zink (→ Kompensationsmuster). Dieses häufig klinisch auftretende Muster wird beschrieben als Pronationsstellung des rechten Fußes, einer → Beckenverwringung bei → Rotation anterior des rechten und einer Rotation posterior des linken Os coxae, des Sakrums in → Torsion anterior nach links um die linke schräge Achse (vgl. → Schrägachse, linke/rechte), Skoliose der Wirbelsäule (LWS und HWS konvex links, BWS konvex rechts) und Schultertiefstand rechts. Als Ursachen für dieses Phänomen werden u. a. Rechtshändigkeit, Geburtsvorgang, embryologische Rotationsbewegungen und die hierdurch bedingte asymmetrische Verteilung der Organgewichte genannt.

Literatur

Greenman PE. Lehrbuch der Osteopathischen Medizin. 3. Aufl. Stuttgart: Haug; 2005

Tobias Dobler

Myofaszitis f; *Etym.:* griech. *mys* „Muskel", lat. *fascia* „Binde, Band", griech. *-itida* „Entzündung"; *engl.:* Myositis fibrosa

Kontext: Diagnostik, Pathologie, Triggerpunkte

Verhärtung eines Muskels aufgrund von fibrosiertem interstitiellem Gewebe.

Robert Nier

Myogelose

Myogelose *m*; *Etym.:* griech. *mys* „Muskel", lat. *gelare* „gefrieren, erstarren"

Kontext: Diagnostik, Pathologie, Triggerpunkte

Verhärtung mit Druckschmerzhaftigkeit in einem Muskel, welche bei mechanischer Provokation mit einem dem → Patienten bekannten → Schmerz assoziiert ist.

Gewebeuntersuchungen haben gezeigt, dass es sich um die gleiche Pathophysiologie handelt wie beim myofaszialen TrP. Der Ausdruck ist noch vor der Entdeckung des Aktin-Myosin-Komplexes im Muskel entstanden. Damals nahm man an, es handelt sich um ein Verklumpen bzw. Erstarren (Gelieren) von Myoproteinen. Da physiologische Untersuchungen zunehmend komplexere Entstehungsmechanismen aufdecken, verliert der Ausdruck immer mehr an Bedeutung.

Bei der Myogelose lag das Augenmerk auf das durch die Stoffwechselstörung entstandene und zu palpierende Knötchen, wobei die Trp-Theorie sich auf die Schmerzausstrahlung und die Verkürzung von Muskelfasern konzentrierte. Da myofasziale TrPs jedoch besser untersucht sind, setzt sich diese Bezeichnung in der Medizin immer mehr durch.

Vgl. → Triggerpunkt, myofaszialer.

Literatur

Simons DG, Travell JG, Simons LS. Handbuch der Muskel-Triggerpunkte. Bd. 1: Obere Extremitäten, Kopf, Thorax; Bd. 2: Untere Extremität und Becken. München: Urban & Fischer in Elsevier; 2014

Robert Nier

Myotom

Myotom *n*; *Etym.:* griech. *mys* „Muskel" u. *tomē* „Schnitt"; *engl.:* Myotome

Kontext: Neurophysiologie, Embryologie, Dermatome, Segmentlehre

In der → Embryologie bezeichnet man als Myotome die muskulären Ursegmente eines Embryos, welche sich aus den dorsolateralen Anteilen der → Somiten, den Dermatomyotomen, entwickeln.

In der Anatomie bezeichnet man die Muskulatur, die von einem Spinalnerv innerviert wird, als Myotom. Myotome sind Ansammlungen von Myoblasten, die sich in folgende 2 Anteile untergliedern:

- Epimer: Ursprung für die autochthone Rückenmuskulatur
- Hypomer: Aus diesem entwickeln sich die Flexoren der Wirbelsäule, die Schulter- und Hüftmuskulatur sowie die Rumpf- und Extremitätenmuskulatur.

Literatur

Mitchell B, Sharma R. Embryology: An Illustrated Colour Text. 2nd ed. London: Churchill Livingstone in Elsevier; 2012

Karolin Krell

Narbe f; engl.: Scar

Kontext: Physiologie, Diagnostik, Pathologie
Narbengewebe ist ein faserreiches Ersatzgewebe, das im Rahmen der Wundheilung durch Fibroblasten gebildet wird, und stellt den Endzustand einer erfolgreichen Wundheilung dar.
Eine Narbe ist kein statisches Gewebe, da charakteristische Umbauvorgänge des Gewebes stattfinden, die sog. Narbenreife. Zu dieser zählen die Vermehrung von Kollagenfasern (→ Kollagen) und deren → Kontraktion, die zu einer Narbenschrumpfung führen. Gleichzeitig nimmt die Dichte der Blutgefäße im Narbengewebe ab, was zu einer charakteristischen Abblassung der Narbe führt.

Karolin Krell

Nebennierenmark n; engl.: Adrenal medulla

Kontext: Neurophysiologie, autonomes Nervensystem
Innerer Teil der Nebennieren.
Im Nebennierenmark befinden sich chromaffine Zellen, die auf Anregung sympathischer Fasern hin → Adrenalin und Noradrenalin ausschütten. Diese Zellen stammen embryologisch aus der Neuralleiste und können so dem → autonomen Nervensystem zugeordnet werden, obwohl das Nebennierenmark morphologisch eher einer Drüse gleicht.
Im Unterschied zu den Nervenzellen des autonomen Nervensystems, die die Botenstoffe nur in den synaptischen Spalt abgeben, von wo sie postsynaptisch über Rezeptoren in die Nervenzelle eingeschleust werden, setzt das Nebennierenmark seine Stoffe direkt in die angrenzenden Kapillaren frei. Diese gelangen über die Blutbahn zum Zielorgan (z. B. zum Herzen, wo sie den Anstieg von Herzfrequenz und Blutdruck bewirken). Osteopathisch muss somit bei übersteigerter sympathischer vegetativer → Reaktion auch an Dysfunktionen der Nebenniere gedacht werden.

Literatur
Silbernagl S, Despopoulos A. Taschenatlas der Physiologie. 8. Aufl. Stuttgart: Thieme; 2012
Ulfig N. Kurzlehrbuch Neuroanatomie. Stuttgart: Thieme; 2008

Marie-Louise Seyen

Nebenschmerzzone f

Kontext: Diagnostik, Pathologie, Triggerpunkte
Der Bereich einer Schmerzausstrahlung von einem aktiven TrP, der über den Bereich der → Hauptschmerzzone hinausgeht.
Die Nebenschmerzzone ist bei erhöhter Erregbarkeit aktiver TrPs vorhanden.
Vgl. → Schmerz, → Triggerpunkt, aktiver myofaszialer.

Literatur
Simons DG, Travell JG, Simons LS. Handbuch der Muskel-Triggerpunkte. Bd. 1: Obere Extremitäten, Kopf, Thorax; Bd. 2: Untere Extremität und Becken. München: Urban & Fischer in Elsevier; 2014

Robert Nier

Nervenkompressionssyndrom n

Vgl. → Engpasssyndrom.

Jan Porthun

Neuroplastizität f; Etym.: griech. neūron „Nerv" u. plássein „bilden, formen"; engl.: Neuroplasticity

Kontext: Neurologie
Beschreibt die Fähigkeit des Nervensystems, seine Struktur, Funktion und Verbindungen zu reorganisieren.
Veränderungen beruhen auf intrinsischen und extrinsischen Stimuli und können auf verschiedenen Ebenen beobachtet werden: molekular, zellulär, systematisch und behavioral. Die Ursachen sind z. B. Reaktionen auf Krankheit oder besondere Anforderungen, Lernvorgänge und Therapiemaßnahmen.
Die Plastizität kann als adaptiv oder maladaptiv bezeichnet werden – je nachdem, ob der Prozess zu einer Verbesserung oder Verschlechterung neuronaler Funktionen führt.

Literatur
Cramer SC, Sur M, Dobkin BH et al. Harnessing neuroplasticity for clinical applications. Brain 2011; 134: 1591–1609

Tobias Dobler

Neurotom n; Etym.: griech. neūron „Nerv" u. tomē „Schnitt"; engl.: Neurotome

Kontext: Neurophysiologie, Embryologie, Dermatome, Segmentlehre
Als Neurotom wird das morphologische bzw. molekulare Übergangssegment bezeichnet, woraus sich das spätere menschliche Gehirn entwickelt.
Ein Neurotom ist daher nicht als ein Segment definierbar.

Literatur
Mitchell B, Sharma R. Embryology: An Illustrated Colour Text. 2nd ed. London: Churchill Livingstone in Elsevier; 2012
Karolin Krell

Neutralposition *f*; *Etym.:* lat. *neutralis* „keiner Partei angehörend, sächlich" u. *positio* „Stellung, Lage"; *engl.:* Neutral position, neutral zone; *Syn.:* Neutralstellung
Kontext: Diagnostik
Klinisch verwendet für eine Position von Gelenken oder Geweben, die momentan keine Bewegungen (z. B. → Flexion oder → Rotation) ausführen und sich dadurch in der Stellung der geringsten Spannung umgebender Strukturen befinden. Die Neutralposition orientiert sich an der Neutral-Null-Methode, die definiert ist als die Gelenkstellung, die ein gesunder Mensch im aufrechten Stand mit hängenden Armen und nach vorne ausgerichteten Daumen einnimmt. Im Unterschied zur Neutral-Null-Stellung kann der Begriff Neutralposition individuell angewendet werden, also auch bei Personen bzw. Geweben, die nicht die optimale Neutral-Null-Stellung einnehmen können.
Tobias Dobler

Neutralstellung, dynamische *f*; *Etym.:* lat. *neutralis* „keiner Partei angehörend, sächlich"; griech. *dynamikós* „mächtig, wirksam"
Kontext: Positional Release Techniken, Behandlung
Ein von → Harold V. Hoover geprägter Begriff zur Erklärung der ablaufenden physiologischen Vorgänge in den beteiligten Körperstrukturen bei der Einstellung einer → PRT.
Dabei beschrieben wird ein Mobilisierungsvorgang, der im Gegensatz zur statischen → Positionierung einer PRT steht und einen still ablaufenden Regenerationsprozess im Gewebe auslösen soll.
Literatur
Chaitow L. Positional Release-Techniken in der Manuellen Medizin und Osteopathie. München, Jena: Urban & Fischer; 2003
Robert Nier

Nierenptose *f*; *Etym.:* griech. *ptōsis* „Fall, Senkung"; *Syn.:* Wanderniere, Senkniere, Nephroptose
Kontext: Viszerale Osteopathie, Pathophysiologie
Abnorme Beweglichkeit der Niere (Ren mobilis), die eine Absenkung der Niere verursachen kann. Schlanke Personen sind häufiger betroffen. Eine Nierenptose ist in der Regel asymptomatisch, kann aber auch schmerzhafte Beschwerden verursachen. Im Rahmen der Osteopathie wird die Nierenptose manuell diagnostiziert und behandelt. Eine weitere Möglichkeit der ambulanten Diagnosestellung eröffnet die Verwendung von Ultraschalldiagnostik.
Vgl. → Senkung (Niere, Leber, Uterus).
Jan Porthun

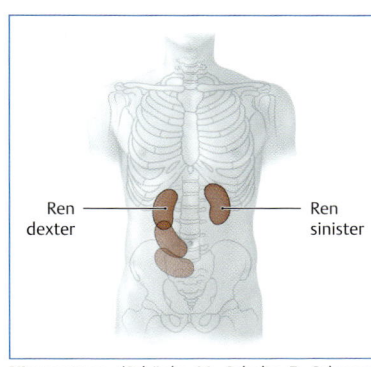

Nierenptose. (Schünke M, Schulte E, Schumacher U. Prometheus. LernAtlas der Anatomie. Innere Organe. Illustrationen von M. Voll und K. Wesker. 3. Aufl. Stuttgart: Thieme; 2012: 282, Bc)

Nutation *f*; *Etym.:* lat. *nutare* „winken, wanken, schwanken, zuwinken"; *engl.:* Nutation
Kontext: Parietale Osteopathie
Bewegung des Os sacrum zwischen den beiden Darmbeinen (Ossa ilii).
Als **anteriore Nutation** wird hierbei die Bewegung der kranialen Basis des Os sacrum nach ventral und der kaudalen Spitze (Apex) des Os sacrum nach dorsal bezeichnet. Im aufrechten Stand ist die anteriore Nutation gekoppelt mit der → Exspiration (Ausatembewegung der Lungen).
Eine **posteriore Nutation** ist die entsprechende Gegenbewegung und findet sich somit häufig auch unter der Bezeichnung → Gegennutation.
Tobias Krug

Observation

Observation *f*; **Etym.:** lat. *observare* „beobachten, überwachen"; **engl.:** Observation; **Syn.:** Inspektion
Kontext: Diagnostik
Bei der Observation eines Patienten handelt es sich um einen Sichtbefund.
Dabei versucht der Therapeut schon beim ersten Kontakt mit dem → Patienten durch genaue Beobachtung typische Haltungs- und Bewegungsmuster oder Verhaltensweisen zu erfassen und ggf. zu dokumentieren. Diese zunächst allgemeine Observation des Patienten geht folglich in eine gezielte Observation, d. h. → Inspektion, des Patienten über, die eine Betrachtung des Patienten im Stand von allen Seiten (meist im entkleideten Zustand) umfasst.
Jana Lehmann

Okklusion *f*; **Etym.:** lat. *occludere* „einschließen, verschließen"; **engl.:** Occlusion; **Syn.:** Verschließung, Verschluss
Kontext: Kieferorthopädie, Zahnmedizin, Diagnostik
Eine Okklusion beschreibt die Verschließung eines Organs bzw. von Körperpassagen, die durch körpereigenes Gewebe im Rahmen eines Krankheitsbildes (z. B. periphere arterielle Verschlusskrankheit, pAVK) oder iatrogen bedingt sein kann.
Zahnmediziner bestimmen die Okklusion der Ober- zu den Unterkiefern in einer optimalen Schlussbissstellung. Vgl. → Malokklusion, → Okklusionsstörung.
Karolin Krell

Okklusionsstörung *f*; **Etym.:** lat. *occludere* „einschließen, verschließen"; **engl.:** Dysfunctional occlusion
Kontext: Kieferorthopädie, Zahnmedizin, Diagnostik
Bezeichnet das gestörte Zusammenspiel der Zähne des Ober- und Unterkiefers. Bereits minimalste Veränderungen des Kauapparats können erhebliche Dysfunktionen hervorrufen.
Ursächlich für eine Okklusionsstörung kann ein Abrieb der Zähne durch Knirschen, Zahnlücken, Zahnfehlstellungen, nicht optimal angepassten Zahnersatz oder auch eine insuffiziente kieferor-

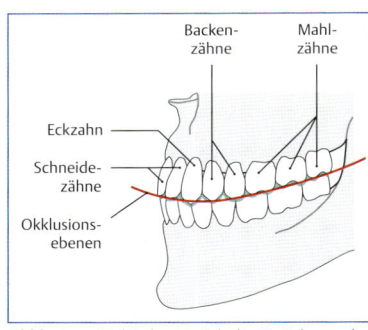

Okklusion. (Schünke M, Schulte E, Schumacher U. Prometheus. LernAtlas der Anatomie. Kopf, Hals und Neuroanatomie. Illustrationen von M. Voll und K. Wesker. 1. Aufl. Stuttgart: Thieme; 2005: 37, Ca)

thopädische Behandlung sein. Psychoemotionaler Stress und Störungen der → Okklusion können zu nächtlichem Knirschen (Bruxismus) und Pressen der Zähne führen.
Eine gestörte Okklusion führt zu einer Fehlbelastung der Kiefergelenke mit unphysiologischer Beanspruchung und reflektorischer Verspannung der umliegenden Muskulatur. Diese Fehlbelastung kann dauerhaft über neuromuskuläre Mechanismen zu einer Fehlkoordination der Muskelaktivitäten durch das ZNS führen und damit Beschwerden in umliegenden Regionen des Stütz- und Bewegungsapparats hervorrufen.
Vgl. → Malokklusion.
Karolin Krell

OMT *f*
Vgl. → osteopathische manipulative Therapie.
Jan Porthun

Osteopathie *f*; **Etym.:** griech. *ostéon* „Knochen" u. *páthos* „Leid, Leidenschaft"
Kontext: Allgemeine Definition
Die Osteopathie ist eine manuelle Form der Medizin. Sie dient der Diagnostik und Therapie von → Funktionsstörungen und folgt einem ganzheitlichen Behandlungskonzept.
Ziel ist die Wiederherstellung der körperlichen Funktionsfähigkeit durch manuelle Lösung von Bewegungseinschränkungen aller Gewebearten sowie die Aktivierung und Unterstützung der → Selbstheilungskräfte.
Vgl. → Osteopathische Medizin.
Kontext: Philosophie, Behandlungsansatz, historische Entwicklung

Die osteopathische Herangehensweise an die Medizin folgt ihrer eigenen Philosophie. Sie betrachtet den menschlichen Organismus als untrennbare Einheit, die als Ganzes funktioniert und behandelt werden muss. Der Osteopath konzentriert seine → Untersuchung und Behandlung auf die möglichen Ursachen der Störung, nicht auf die Bekämpfung von Symptomen. Der Osteopath betrachtet daher auch das Umfeld des → Patienten und bezieht psychoemotionale Aspekte, Ernährung, Bewegung und Entspannung in seine → Behandlungsstrategie ein. In der Osteopathie werden weder Medikamente verwendet noch Operationen durchgeführt. Die → Diagnostik erfolgt weitestgehend mit den Händen. Sie versteht sich als eine Ergänzung zur Schulmedizin.

Die Osteopathie ist ein offenes System, welches nicht an überholten oder widerlegten Erkenntnissen festhält. Sie ist vielmehr bemüht, die Therapie durch Forschung voranzubringen, wissenschaftliche Erkenntnisse in das Behandlungskonzept zu integrieren und sich selbst stetig zu hinterfragen.

Die osteopathischen Techniken untergliedern sich in folgende Bereiche:
- Parietale Techniken betreffen Binde- und Stützgewebe (z. B. Knochen, Knorpel, Gelenke und → Faszien) und die Muskulatur.
- Viszerale Techniken betreffen Organe, Blut- und Lymphgefäße und zugehörige Strukturen.
- Kraniosakrale Techniken betreffen Schädel, Nervensystem, Liquorräume und zugehörige Strukturen.

Begründer der Osteopathie war → Andrew Taylor Still im 19. Jahrhundert. Die Prinzipien wurden u. a. von → John Martin Littlejohn und → William Garner Sutherland maßgeblich weiterentwickelt und ergänzt. Bis heute entwickelt sich die Osteopathie stetig weiter. Die von Still definierten → Prinzipien gelten nach wie vor.

Vgl. → parietale Osteopathie, → viszerale Osteopathie, → kraniosakrale Osteopathie.

Kontext: Berufsbezeichnung und Anerkennung in Deutschland

In Deutschland ist die Berufsbezeichnung „Osteopath" nicht gesetzlich geschützt oder als Heilberuf anerkannt. Die Ausbildung ist nicht standardisiert. Die Mehrzahl der Ausbildungsinstitute folgt den Vorgaben der Bundesarbeitsgemeinschaft Osteopathie (BAO). Seit einigen Jahren bieten mehrere deutsche Hochschulen das Studium der Osteopathie mit Abschluss Bachelor und Master of Science in Osteopathie an. Hierfür läuft ein Akkreditierungsverfahren.

In Deutschland müssen Osteopathen einen zusätzlichen medizinischen Beruf erlernen, um → Patienten behandeln zu dürfen. Um weisungsunabhängig arbeiten zu können, muss der deutsche Osteopath zusätzlich approbierter Arzt oder Heilpraktiker sein.

Kontext: Weltweite Verbreitung

Das Land mit den meisten Osteopathen weltweit sind die USA, gefolgt von Frankreich und dann Deutschland. In den USA hat sich die Lehre von den klassischen osteopathischen Prinzipien weg in Richtung der Schulmedizin entwickelt. Die Osteopathendichte in Bezug auf die Einwohnerzahl ist in Frankreich allerdings am höchsten, danach folgen die USA und Belgien.

Angelina Böttcher

Osteopathisch lymphatische Techniken

f; *Abk.:* OLT; *engl.:* Osteopathic lymphatic techniques

Kontext: Techniken, Behandlung

Mittels passiver → Mobilisation und unter Zuhilfenahme der Atmung des → Patienten soll der Lymphtransport verbessert werden.

Hierbei wird u. a. die Saugwirkung des Thorax genutzt (durch wiederholten Druck und Lösen, sog. "thoracic pump technique"), um einen Unterdruck im lymphatischen System zu erzeugen und den Transport der Lymphe aus der Peripherie zu verbessern.

Da das Lymphsystem einer Dynamik unterliegt, die u. a. einen Teil zur Gesamtdynamik des → PRM beiträgt, ist dies bei der Behandlung zu berücksichtigen.

→ A. T. Still betrachtete das Lymphsystem als wichtigen Baustein für Gesundheit und entwickelte Techniken speziell für dieses System. Weiterentwickelt wurde das osteopathische Verständnis der Lymphe in Bezug zu Gesundheit u. a. durch → Elmer D. Barber, C. Earl Miller, Frederic P. Millard und → Frank Chapman. Auch → William G. Sutherland und Gordon Zink (vgl. → Kompensationsmuster) legten besonderen Wert auf einen ungestörten Fluss der Lymphe. In den letzten Jahren wurde der Zugang zum lymphatischen System durch Bruno Chikly um das sog. → Lymphmapping erweitert.

Literatur

Chikly BJ. Manual techniques addressing the lymphatic system: origins and development. J Am Osteopath Assoc 2005; 105: 457–464

Tobias Krug, Tobias Dobler

Osteopathische Manipulative Therapie
f; **Abk.:** OMT
Kontext: Techniken, Behandlung
Therapeutische Anwendung manuell geführter Kräfte mit dem Ziel, die physiologische Funktion zu verbessern und/oder die → Homöostase zu unterstützen, die durch eine → somatische Dysfunktion gestört wurde.

Zur Verfügung steht eine breite Vielfalt an Techniken: OMT beinhaltet alle manuellen Techniken, die von osteopathischen Ärzten und Osteopathen zur Behandlung von → somatischen Dysfunktionen im parietalen, viszeralen und kraniosakralen System eingesetzt werden.

Vgl. → parietale Osteopathie, → viszerale Osteopathie, → kraniosakrale Osteopathie.
Jan Porthun

Osteopathische Medizin
f; **Etym.:** griech. *ostéon* „Knochen" u. *páthos* „Leid, Leidenschaft"; lat. *medicus* „Arzt"; engl.: Osteopathic medicine; **Syn.:** Osteopathie
Kontext: Allgemeine Definition
Die Osteopathische Medizin ist ein Zweig der medizinischen Wissenschaften, der von osteopathischen Ärzten und Osteopathen ausgeübt wird und sich auf die philosophischen Prinzipien von → A. T. Still begründet. Sie verbindet die → Prinzipien der Osteopathie mit den allgemein anerkannten Standards der Medizin.

Die → Osteopathie betont die wechselseitige Beziehung zwischen Struktur und Funktion und unterstützt die Fähigkeit des Organismus, salutogenetische Ressourcen zur Wiederherstellung und Erhaltung der → Gesundheit einzusetzen (vgl. → Salutogenese). Sie beinhaltet insbesondere eine umfassende manuelle → Untersuchung, → Diagnostik, Therapie und Prävention von → Funktionsstörungen bzw. → somatischen Dysfunktionen in folgenden 3 Teilbereichen:

- → parietale Osteopathie: muskuloskelettales System
- → viszerale Osteopathie: viszerale Organe
- → kraniosakrale Osteopathie: peripheres und zentrales Nervensystem

Die Osteopathische Medizin ergänzt und erweitert das etablierte Medizinsystem im Kontext einer integrierten Patientenversorgung, die sowohl evidenzbasiert als auch patientenzentriert arbeitet.
Jan Porthun

Palpation f; *Etym.:* lat. *palpare* „fühlen, tasten, streicheln"; *engl.:* Palpation

Kontext: Diagnostik

Die Palpation stellt ein diagnostisches Verfahren dar, bei dem der Therapeut und der Patient in Kontakt treten.

Durch das Auflegen der Hände und sanftes Drücken versucht der Therapeut, fokussierte Strukturen im Körper des → Patienten auf ihre → Gewebebeschaffenheit zu untersuchen. Dabei kann er den Fokus auch auf tiefer im Körper liegende Organe lenken. Über die Palpation nimmt der Therapeut Information aus dem Körper auf und kann somit die dysfunktionalen Regionen im Körper lokalisieren.

Literatur

Krause R. Palpation – Wahrnehmung – Heilung: Ein Übungsbuch. Stuttgart: Sonntag; 2008

Liem T. Kraniosakrale Osteopathie: Ein praktisches Lehrbuch. 6. Aufl. Stuttgart: Haug; 2013

Jana Lehmann

Palpation, schnellende n; *Etym.:* lat. *palpare* „fühlen, tasten, streicheln"; *engl.:* Snapping palpation

Kontext: Diagnostik, Triggerpunkte

→ Provokationstest, der eine lokale Zuckungsreaktion (→ Kontraktion von Muskelfasern) der Muskulatur auslösen soll.

Die Finger werden dabei im rechten Winkel zur Faserrichtung auf die druckdolente Stelle gelegt und anschließend wie bei einer Gitarrenseite nach unten und dem folgend wiederum nach hinten gezogen. Die Haut wird dabei mitgezogen. Durch eine → Vorspannung der Muskulatur kann die Zuckungsreaktion leichter ausgelöst werden.

Robert Nier

Palpationsfähigkeit f; *Etym.:* lat. *palpare* „fühlen, tasten, streicheln"

Kontext: Untersuchung, Physiologie

Osteopathisch tätige Therapeuten führen ihre → Untersuchung und Behandlung mittels der Hände durch und schulen lange und intensiv ihr Tastvermögen, die Palpationsfähigkeit. So werden die Hände zu sehr empfindsamen Instrumenten, mit denen feinste Störungen oder Veränderungen des Gewebes wahrgenommen werden können.

So wie ein Musiker über ein erstaunlich gut trainiertes Gehör verfügt, so zeichnet einen osteopathisch tätigen Therapeuten eine enorme Feinfühligkeit seiner Hände aus. Spannungen in den Muskeln und die Positionen der Knochen können genau ertastet werden. Mit sehr weichen Griffen wird auch die Beweglichkeit der Bauchorgane beurteilt. Manchmal findet man hier Organe, die stark unter Druck stehen oder sich nicht gut bewegen. Das alles können sorgsam geschulte Hände genauso erfühlen, wie ein Musiker exzellent die richtigen Töne und Rhythmen aus der Musik heraushört. Bei beiden, dem Musiker und dem osteopathisch tätigen Therapeuten, bedarf es in der Regel einer langen Ausbildung und regelmäßigem Üben, um ihre Fähigkeiten zu entwickeln.

Das Tastempfinden beruht auf einer Vielzahl von speziellen Sensoren. Diese Sensoren befinden sich in der Haut, in den Muskeln, in den Bändern und Gelenken. Temperatur, Druck, Bewegung, → Vibration sind Reize, die von den Sensoren in den Händen wahrgenommen werden. Diese leiten ihre Information über die Nervenbahnen zum Gehirn. Dort werden die ankommenden Informationen verarbeitet. So werden uns Reize wie Druck oder Temperatur bewusst. Auf dem recht kleinen Gebiet der Hand sind weit mehr Sensoren anzutreffen als auf einem gleich großen Gebiet des Rückens oder der Beine. Daraus erklärt sich die enorme Fähigkeit des Tastens mit den Händen. Durch beständiges Training kann ein osteopathisch tätiger Therapeut sehr feine Veränderungen am menschlichen Körper wahrnehmen.

Literatur

Porthun J. Osteopati. For spedbarn, barn og voksne. Hagenow: Ondefo; 2008

Jan Porthun

Palpationsschema n; *Etym.:* lat. *palpare* „fühlen, tasten, streicheln" u. *schema* „Haltung, Gestalt, Form"; *engl.:* Palpation routine

Kontext: Diagnostik, Palpation

Ein Palpationsschema ist ein fester Ablauf eines manuellen Untersuchungsvorgangs.

Der Therapeut folgt diesem Schema, um keine Körperareale zu vergessen, den → Patienten während der → Untersuchung so selten wie möglich umlagern zu müssen und die Untersuchungszeit zu verkürzen.

Es gibt zahlreiche vorgeschlagene Untersuchungsabläufe, jedoch kein festgelegtes Palpationsschema, das für alle Therapeuten gültig ist. Vielmehr muss jeder Therapeut ein für ihn praktikables System finden, mit dem er gut arbeiten kann. Generell gilt: „vom Groben zum Feinen", „vom Globalen zum Speziellen".

Es empfiehlt sich, den Beginn der Untersuchung für den Patienten möglichst angenehm zu gestalten. So kann der Therapeut beispielsweise mit seiner Untersuchung an den Füßen oder am Rücken des Patienten beginnen und sich dann langsam zu den sensibleren Regionen wie Bauch, Gesicht und Brustkorb begeben.

Angelina Böttcher

PAM *m*; **engl.:** Primary respiratory mechanism (PRM)

Vgl. → primärer Atmungsmechanismus.

Friederike Kaiser

Parietale Osteopathie *f*; **Etym.:** lat. *parietalis* „zur Wand gehörig"; griech. *ostéon* „Knochen" u. *páthos* „Leid, Leidenschaft"

Kontext: Teilgebiet der Osteopathie

Teilbereich der → Osteopathie, der sich mit den Knochen, Gelenken, → Faszien und Muskeln befasst.

→ Chiropraktik und manuelle Therapie weisen starke Überschneidungen zur parietalen Osteopathie auf. Speziell für den osteopathischen Blickwinkel auf die Diagnose und Behandlung von Knochen, Gelenken, Faszien und Muskeln ist der Dysfunktionsbegriff und die ganzkörperliche Integration.

Die parietale Osteopathie kann nicht losgelöst von den anderen Teilbereichen der Osteopathie betrachtet werden.

Jan Porthun

Patient *m*; **Etym.:** lat. *patiens* „geduldig, ausharrend, ertragend"; **engl.:** Patient

Kontext: Allgemeine Definition

Als Patient bezeichnet man eine Person, die eine ärztliche Dienstleistung bzw. Leistungen, die durch andere Heilberufe durchgeführt werden, in Anspruch nimmt.

Ein Patient leidet zumeist an einer Erkrankung oder an den Folgen eines Unfalls, wenn er in der Praxis vorstellig wird. Aber auch Gesunde, u. a. Schwangere, Blutspender, Neugeborene, Empfänger von Präventionsleistungen und Vorsorgeuntersuchungen, zählen zur Gruppe der Patienten.

Karolin Krell

Phänomen, übertragenes autonomes *f*; **Etym.:** griech. *phainomenon* „ein sich Zeigendes"; griech. *autos* „selbst" u. *nomos* „Gesetz"

Kontext: Diagnostik, Neurophysiologie, Triggerpunkte

Durch einen oder mehrere TrPs verursachte Symptome wie Schwitzen, Gänsehaut (pilomotorisch), Zittern sowie vasodilatatorische oder sekretorische Erscheinungen.

Sie treten in der Regel in den von diesen TrPs erzeugten Schmerzarealen auf.

Vgl. → Schmerz, → Triggerpunkt.

Robert Nier

Phrenologie *f*; **Etym.:** griech. *phrēn* „Geist, Gemüt, Zwerchfell" u. *lógos* „Lehre"; **engl.:** Phrenology; **Syn.:** Kranioskopie

Kontext: Philosophie, Geschichte

Lehre, dass die Form der Schädelkalotte Anhaltspunkte für die Ausprägung der unterschiedlichen Hirnareale und damit der geistigen und seelischen Potenziale eines Menschen gibt.

Die Phrenologie wurde zu Beginn des 19. Jahrhunderts von dem österreichischen Arzt und Anatom Franz Joseph Gall (*1758, †1828) begründet. Er war überzeugt, dass das Gehirn der eigentliche Sitz aller geistigen Fähigkeiten des Menschen und der Tiere sei. Die Größe und die Form der einzelnen Areale könnten einen Aufschluss über die Ausprägung der in diesem Areal angesiedelten Charaktereigenschaften oder Fähigkeiten geben. Das Zusammenspiel der unterschiedlichen Hirnareale sei ausschlaggebend für die geistigen und seelischen Möglichkeiten eines Menschen. Aufgrund von anatomischen Studien (Gehirnsektionen) und Verhaltensweisen, Eigenschaften und dem Charakter dieser Menschen vor ihrem Tod, konstruierte er eine topologische Aufgliederung des Gehirns in für unterschiedliche Aufgaben gegliederte „Organe". Damit ist er ein Vorläufer der im 20. Jahrhundert erfolgten funktionellen Differenzierung des Gehirns (Paul Broca und Carl Wernicke) und den daraus entstehenden Neuro- und Kognitionswissenschaften von heute. Seine Theorie, dass die Ausprägung der einzelnen Hirnareale von außen zu erkennen sei, wurde seiner wissenschaftlichen Reputation längerfristig zum Verhängnis und bescherte ihm die unangenehme Nähe zur Rassenkunde des Nationalsozialismus.

Die Phrenologie machte Gall zu seinen Lebzeiten berühmt. Sie wurde als Konzept der Lebensberatung in ganz Europa und Nordamerika bekannt. Die Annahme, den späteren Lebensweg eines Kindes schon ab dem 6. Lebensjahr wissenschaftlich bestimmen zu können, also quasi die Zukunft voraussagen zu können, stellte eine große Faszination für seine Zeitgenossen dar und brachte ihm, seinen Kollegen und Nachfolgern ein großes zahlungskräftiges Publikum.

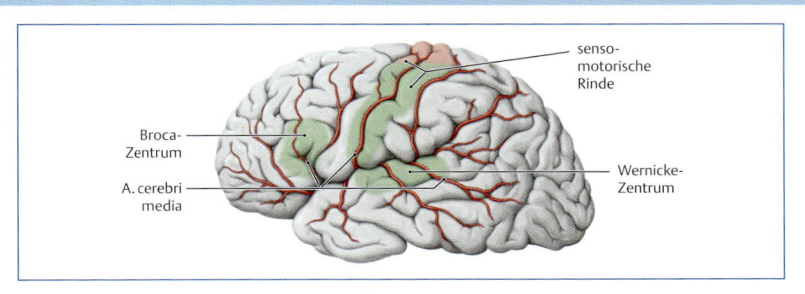

Hirnareale nach Broca und Wernicke. (Schünke M, Schulte E, Schumacher U. Prometheus. LernAtlas der Anatomie. Kopf, Hals und Neuroanatomie. Illustrationen von M. Voll und K. Wesker. 3. Aufl. Stuttgart: Thieme; 2012: 369, Ca)

Zu Zeiten → A. T. Stills gab es in den USA diverse Gesellschaften für Phrenologie, die in der Regel mit spiritistischen Gesellschaften (vgl. → Spiritismus) und Vertretern des Mesmerismus (vgl. → Magnetismus) zusammenarbeiteten bzw. auftraten. Alle diese Gruppen bedienten das Bedürfnis des aufstrebenden Bürgertums der USA, speziell der nordöstlichen Distrikte, durch die Beantwortung von eigentlich metaphysischen Fragen, Sicherheit und Kontrolle über das eigene Leben und das der Familie zu erlangen. Es ist anzunehmen, dass Still über seine 2. Frau Mary Elvira Turner, die im Staat New York geboren und aufgewachsen war, in Kontakt zu diesen Theorien kam. Die Phrenologie unterstützte ihn in seiner Meinung, dass es einen Ort im Körper geben musste, an dem die → Seele zu finden sei.

Literatur
Trowbridge C. Andrew Taylor Still, 1828–1917. 4. Aufl. Pähl: Jolandos; 2006
Friederike Kaiser

Pivot-Punkt *m*; *Etym.:* engl. pivot „Drehpunkt"; *engl.:* Pivot point
Kontext: Biomechanik
Die Bezeichnung Pivot-Punkt wird im osteopathische Kontext für Dreh-, Ruhe- oder Wechselpunkte gebraucht.
Um den Pivot-Punkt herum erfolgt in der Regel eine Bewegung. An den Pivot-Punkten der Schädelnähte wechselt der → Suturenschluss derart, dass die aufeinandertreffenden Nahtränder ihre Ausrichtung von intern nach extern und umgekehrt ändern.
Vgl. → Drehpunkt.
Jan Porthun

Point of Balance *m*
Kontext: Techniken, Behandlung
Gleichgewichtspunkt, an dem einer oder mehrere der auf diesen Punkt einwirkenden Faktoren ausgeglichen sind.
Dies kann sich z. B. auf mechanische, fluidische oder elektrochemische Einflüsse, die auf eine Struktur, Körperregion oder den gesamten Körper wirken, beziehen.
Jan Porthun

Point of Balanced Fascial Tension *m*; *Abk.:* PBFT
Kontext: Techniken, Behandlung
Gleichgewichtspunkt der faszialen Spannungen, an dem die einwirkenden faszialen → Spannungsmuster ausgeglichen sind.
Dieser → Point of Balance lässt sich für den gesamten Körper oder eine lokale Region anwenden. Der Therapeut spürt ein Gefühl der Weichheit und Leichtigkeit, wenn der PBFT eingestellt ist.
Jan Porthun

Point of Balanced Ligamentous Tension *m*; *Abk.:* PBLT
Kontext: Techniken, Behandlung
Punkt der ausgeglichenen ligamentären Spannungen.
Der PBLT wird hauptsächlich für die Gelenkbehandlung genutzt. Einer der bekanntesten Vertreter dieses Behandlungsprinzips ist → W. G. Sutherland. Er kann mit anderen Gleichgewichtspunkten kombiniert werden. Bei der Einstellung eines Gelenks im PBLT verspürt der Therapeut kaum noch eine Spannung der lokalen artikulären Strukturen.
Vgl. → BLT.
Jan Porthun

Point of Balanced Membranous Tension *m*; *Abk.:* PBMT
Kontext: Techniken, Behandlung
Punkt der ausgeglichenen Membranspannungen. Der PBMT kommt hauptsächlich am Schädel zur Anwendung. Eine Behandlung erfolgt z. B. so, dass der Therapeut seinen palpatorischen Fokus auf die Ebene der Membranspannungen lenkt, diese an einen spannungsfreien Punkt begleitet und dort belässt, bis das Dysfunktionsmuster ausgeglichen ist.
Jan Porthun

Point of Balanced Tension *m*
Kontext: Techniken, Behandlung
Punkt, an dem die mechanischen Spannungen, die auf eine anatomische Struktur wirken, ausgeglichen sind.
Einwirkende Kräfte werden in ihrem Kraft- und Richtungsvektor vom Therapeuten so eingestellt, dass sich die Struktur in einem Gleichgewichtspunkt befindet und entspannt.
Jan Porthun

Positional Release Techniken *f*; *Abk.:* PRT; *engl.:* Positional release techniques
Kontext: Positional Release Techniken, Behandlung
PRT ist in der Osteopathie ein Sammelbegriff für verschiedene therapeutische Verfahren, die mittels → Positionierung eine spontane Gewebeentspannung und Schmerzreduktion des Körpers herbeiführen.
PRT sind sanfte Weichteiltechniken und zählen zu den indirekten Techniken. Unter PRT fallen heute u. a. die Strain-Counterstrain-Methode von → Jones (auch → Jones-Technik genannt), Fascial Release Techniken, → fazilitierte Positional Release Techniken, → funktionelle Techniken von Bowles und Hoover und die kranialen Techniken. Bei diesen Verfahren wird eine sich unter Spannung befindende Zone durch exakte Lageveränderung von der gespannten Ausgangssituation in eine schmerzfreie und angenehme Position gebracht.
→ Harold V. Hoover und → Charles Bowles beschrieben die → Gelöstheit und Entspanntheit (→ State of Ease) der beteiligten Körperpartien mit dem Begriff dynamische Neutralstellung. Es ist ein dynamischer Vorgang der Gewebe innerhalb ihrer normalen physiologischen Grenzen. Der Technik werden sowohl propriozeptive, neurologische, zirkulatorische, emotionale wie auch psychische Wirkweisen zugesprochen.
Vgl. → Neutralstellung, dynamische.

Literatur
Chaitow L. Positional Release-Techniken in der Manuellen Medizin und Osteopathie. München, Jena: Urban & Fischer; 2003
Jones LH. Strain-Counterstrain. Osteopathische Behandlung der Tenderpoints. 2. Aufl. München: Urban & Fischer in Elsevier; 2005
Robert Nier

Positionierung *f*; *Etym.:* lat. *positio* „Stellung, Lage"
Kontext: Positional Release Techniken, Behandlung
Positionierung des → Patienten während der → PRT.
Um eine Gewebeentspannung, eine dynamische Neutralstellung, der dysfunktionalen Zone zu erreichen, bedient sich der Therapeut bestimmter Manöver zur Einstellung des Körpers oder eines Körperteils des Patienten.
Vgl. → Neutralstellung, dynamische.

Literatur
Chaitow L. Positional Release-Techniken in der Manuellen Medizin und Osteopathie. München, Jena: Urban & Fischer; 2003
Jones LH. Strain-Counterstrain. Osteopathische Behandlung der Tenderpoints. 2. Aufl. München: Urban & Fischer in Elsevier; 2005
Robert Nier

Potency *f*; *Etym.:* lat. *potentia* „Lebenskraft, Kraft, Macht, Wirksamkeit, Potenz"; *engl.:* Potency
Kontext: Biodynamische Osteopathie, Philosophie
Spezifischer Begriff der biodynamischen Osteopathie (vgl. → Biodynamik).
Der Begriff Potency wurde ähnlich wie der Begriff → Fulkrum durch biodynamisch arbeitende Osteopathen nicht ins Deutsche übersetzt, sondern als Anglizismus übertragen.
Innerhalb des biodynamischen Kontextes umschreibt Potency die Macht, Möglichkeit und Intelligenz des → Liquor cerebrospinalis, vermittelt durch die inhärente Bewegung auf den ganzen Körper zu wirken und → Gesundheit zu schaffen bzw. wiederzufinden. Die Potency zeigt sich den zu ihrer → Palpation ausgebildeten Osteopathen durch eine spiralförmige Fluktuationsbewegung innerhalb des kraniosakralen Systems.
Der Begriff Potency umfasst ähnlich wie der im naturphilosophischen Kontext verwendete deutschsprachige Begriff → Lebenskraft sowohl die dem Leben innewohnende Energie und Vitalität als auch das Wissen und die Weisheit über die richtigen und sinnvollen Prozesse, die zur harmonischen Ausgestaltung der Welt notwendig sind.
Friederike Kaiser

Primärer Atmungsmechanismus m;
Etym.: lat. *primus* „an erster Stelle"; franz. *mécanisme* „Getriebe, Zusammenspiel von allen Teilen einer Maschine, selbsttätiger, maschinenmäßiger Ablauf"; **Abk.:** PAM; **engl.:** Primary respiratory mechanism (PRM); **Syn.:** primärer respiratorischer Mechanismus

Kontext: Kraniale Osteopathie

Von → W. G. Sutherland entwickelter Begriff, um die von ihm erforschte unwillkürliche Ein- und Ausatmungsbewegung aller Körperstrukturen um eine Mittelachse des Körpers zu benennen.

Sutherland verwendete den Zusatz „primär", sowohl um auszudrücken, dass diese Bewegung zeitlich vor der sog. sekundären Zwerchfellatmung auftritt, sobald ein Organismus über Leben verfügt, als auch um ihre vorrangige Bedeutung für die → Gesundheit zu betonen. An eine Atmungsbewegung eines Fisches (Kiemenbewegung) fühlte er sich ca. 1900 bei der Betrachtung des Os temporale und Os sphenoidale (Schädelknochen) erinnert, sodass ihm die Bezeichnung Atmungsmechanismus als angemessen erschien.

Die Bewegungen der Körperstrukturen, die auf der Mittellinie liegen, werden als → Flexion und → Extension, die Bewegungen der paarigen Knochen, die seitlich davon liegen, als Innenrotation und Außenrotation bezeichnet. Diese Bewegung findet ca. 6–12× pro min bei der schnellen und 6× innerhalb von 10 min bei der langsamen → Tide statt. Die Quelle ihres Antriebs ist der Atem des Lebens → (Breath of Life), die → Potency (→ Lebenskraft), sie wird repräsentiert und transportiert durch den → Liquor cerebrospinalis. Die Bewegung wird mit dem Begriff Tide als ein den Gezeiten ähnliches Phänomen assoziiert. Qualität, → Frequenz und Amplitude der PAM geben Aufschluss über die → Gesundheit des Gewebes bzw. des → Patienten und werden als wichtige Parameter bei der Befunderhebung und Therapie angesehen.

Wie viele Begriffe der von Sutherland entwickelten kranialen Osteopathie ist auch die Existenz, Entstehung und der Ausdruck dieses Phänomens nicht unumstritten. Die tatsächliche Existenz einer rhythmischen Gewebebewegung wurde zwar schon im 19. Jahrhundert als Traube-Hering-Mayer-Mechanismus erkannt, aber auf eine andere Ursache zurückgeführt: Da der arterielle Druck für die Versorgung der kleinsten Arteriolen durch das Herz alleine nicht ausreicht, wird eine vegetative rhythmische Unterstützung im Bindegewebe initiiert. Andere Untersuchungen negieren jede palpable rhythmische Bewegung des Schädels bzw. des übrigen Körpers überhaupt und führen als Beweis Forschungsergebnisse an, die allerdings nicht reproduzierbar waren.

Friederike Kaiser

PRM m; engl.: Primary respiratory mechanism
Vgl. → primärer Atmungsmechanismus.

Friederike Kaiser

Prinzipien f; Etym.: lat. principium „Anfang, Ursprung, Grundlage"

Kontext: Philosophie, Geschichte

Der Begriff Prinzip hat im modernen Sprachgebrauch ein breites Bedeutungsfeld: Grundlagen, Gesetzmäßigkeiten, Gesetze, Leitsätze, Naturgesetze, Richtlinien.

Im osteopathischen Kontext werden folgende Bedeutungsfelder gefunden.

Kontext: Geschichte, Naturgesetz

→ A. T. Still war noch in der Vorstellung verwurzelt, dass Gott oder ein Schöpfer die Natur und den Menschen in Perfektion erschaffen habe. Die Aufgabe und die Möglichkeit des Menschen bestanden darin, die Prinzipien, nach denen Mensch, Natur, Geist und → Gesundheit funktionieren, grundsätzlich zu begreifen und entsprechend zu handeln. Der Weg des Begreifens bestand zu seiner Zeit darin, die Natur zu beobachten und daraus die richtigen Schlüsse zu ziehen. Still selbst benennt keine definierten Prinzipien seines osteopathischen Konzepts, seine Texte bleiben allgemeiner, auch wenn sich daraus durchaus Gesetzmäßigkeiten ableiten lassen.

In diesem Sinne publizierten seine ersten Schüler ebenfalls die Prinzipien der osteopathischen Philosophie eher allgemein: Wenn alle Organe und Knochen an ihrem angestammten Ort, der Zu- und Abfluss und die Produktion der lebensnotwendigen → Flüssigkeiten wie Blut und Lymphe gewährleistet, die neurologischen Versorgungsstränge ungestört sind, dann können die Natur und ihre Heilkräfte der Gesundheit ihren Weg weisen. Die Aufgabe des Osteopathen ergibt sich daher von selbst. Wie er sie durchführt, bleibt seiner Behandlungskunst überlassen. Insofern können diese Prinzipien als quasi naturgesetzliche und damit unumstößliche Voraussetzungen für (osteopathisches) Handeln allgemein angesehen werden, wobei der naturgesetzliche Aspekt sowohl Objektivität verspricht als auch neue Entdeckungen und Erweiterungen der osteopathischen Herangehensweise zulässt.

Es war zu diesem Zeitpunkt medizinhistorisch noch nicht nötig, Leitsätze oder Richtlinien zu formulieren, um die Tätigkeit eines Osteopathen gegenüber anderen Praktikern abzugrenzen und zu rechtfertigen.
Kontext: Osteopathische Leitsätze/Grundlagen
Das ändert sich im Rahmen der Regulierung des Gesundheitswesens in den USA durch den → Flexner-Report (1910). Jetzt begannen einzelne Vertreter der Osteopathie, Grundlagen zu definieren, sowohl als Rechtfertigung als auch als Begründung ihrer Arbeit. Ab diesem Zeitpunkt sind Prinzipien in der Osteopathie sowohl bei den klassischen als auch bei den kranialen Osteopathen als Erklärungen und Grundlagen für das therapeutische Konzept zu verstehen. Dabei können die Prinzipien sowohl begrifflich, inhaltlich als auch in der Anzahl variieren: Sie betonen die Individualität jedes → Patienten, die Einheit des Einzelnen als → Körper, → Geist und → Seele, eine natürlich vorhandene Immunität, die Integrität des Blutes, die strukturelle Integrität, die Wichtigkeit der normalen Blutversorgung, die Existenz einer unwillkürlichen Bewegung, die Beweglichkeit von Schädelknochen etc. oder auch ganz allgemein, dass es die Natur ist, die heilt.

Ab 1950 folgte eine bis heute währende Debatte um die Formulierung allgemeingültiger Prinzipien im Sinne einer **Richtlinienverordnung**, die alle sich als Osteopathen begreifende Praktiker unterschreiben können und müssen und die der Abgrenzung gegenüber anderen Therapien dienen können. Dabei schälen sich für die klassische Osteopathie **4 Prinzipien** heraus, die je nach Schwerpunkt in der Herangehensweise an der Arbeit leicht variieren, aber die im Grundsatz bis heute für die → Osteopathie richtungsweisend bleiben:

1. Der Mensch ist eine Einheit, eine Einheit aus Körper, Geist und Seele.
2. Der Körper besitzt die Fähigkeit, sich selbst zu regulieren.
3. Struktur und Funktion verhalten sich zueinander → reziprok.
4. Eine vernünftige Therapie basiert auf den genannten Voraussetzungen.

Damit erlangen die osteopathischen Prinzipien ihren Rang, als Definition der Grundlagen (1. bis 3. Prinzip) sowie als davon abgeleitete Handlungsanweisung (4. Prinzip), also als Behandlungsprinzip, gelten zu dürfen.

Ähnliche Funktion haben die Prinzipien des → primären Atmungsmechanismus, wie sie → W. G. Sutherland benannt hat, bei denen ebenfalls durch die Definition eines Modells die Voraussetzungen für therapeutische → Interventionen geschaffen werden.
Friederike Kaiser

Provokationstest *m*; *Etym.:* lat. *provocare* „hervorrufen, herausfordern"
Kontext: Medizinische Diagnostik
Der Provokationstest steht in der Medizin für ein Untersuchungsverfahren, wenn durch andere Methoden keine eindeutige Diagnose gestellt werden kann.
Mit dem Provokationstest soll gezielt eine körperliche oder psychische → Reaktion auf ein Medikament oder einen Reiz hervorgerufen (provoziert) werden.
Kontext: Diagnostik beim Mechanical Link
Im Mechanical-Link-Konzept wird mit dem Provokationstest die Gewebereaktion an der Grenze seiner → Elastizität beurteilt.
Das Gewebe wird durch → Traktion oder → Kompression an seine elastische Grenze gebracht. Beurteilt wird das Verhalten des Gewebes an dieser Grenze. Das Gewebe kann hart oder weich sein und entsprechend eine plastische Verformung zulassen oder verhindern. Bei einem harten Stopp ist der Test positiv.
Vgl. → Mechanical Link.
Claudia Hafen-Bardella

PRT *f*
Vgl. → Positional Release Techniken.
Robert Nier

Ptose *f*; *Etym.:* griech. *ptōsis* „Fall, Senkung"
Kontext: Pathophysiologie
Herabsinken von Organen unter dem Einfluss der Schwerkraft, z. B. → Nierenptose und → Leberptose.
Es gibt insbesondere im Rahmen der → viszeralen Osteopathie diagnostische Verfahren und auch spezielle Behandlungstechniken, um eine Ptose festzustellen und zu behandeln.
Vgl. → Senkung (Niere, Leber, Uterus).
Kontext: Augenheilkunde
Vollständiges oder auch teilweises Herabhängen eines oder beider oberen Augenlider. Eine Ptose im Kindesalter kann zu einer Amblyopie führen.
Jan Porthun

Puls, therapeutischer *m*
Vgl. → therapeutischer Puls.
Tobias Krug

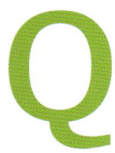

Quadrant *f*; *Etym.:* lat. *quadrans* „Viertel";
engl.: Quadrant
Kontext: Allgemeine Medizin

Als Quadrant wird ein Abschnitt bezeichnet, der mit 3 weiteren Abschnitten ein Ganzes bildet.

Der Bauch wird in 4 Viertel eingeteilt, wobei man dann vom oberen rechten oder oberen linken Bauchabschnitt sowie vom unteren rechten oder unteren linken Bauchabschnitt spricht.

Eine ähnliche Unterteilung erfolgt im Bereich des Gebisses. Das erwachsene Gebiss besteht aus 32 Zähnen, aufgeteilt in 4 Viertel à 8 Zähne. Die einzelnen Quadranten werden durchnummeriert von 1–4, wobei man, von frontal schauend, im Uhrzeigersinn zählt.

Tobias Krug

R

Reaktion *f*; *Etym.:* lat. *reactio* „Rückhandlung"; *engl.:* Reaction
Kontext: Physiologie, Verhalten
Oberbegriff für eine beobachtbare oder nicht beobachtbare (Gegen-)Handlung, die aufgrund einer vorhergehenden Handlung oder eines → Stimulus erfolgt.
Marlene Maurer

Recoil *m*; *Etym.:* engl. *recoil* „Rückstoß, Rückprall"
Kontext: Techniken, Behandlung
Bei der Recoil-Technik wird mit einer Überspannung und schnellen, aber sanften Bewegung Gewebe mobilisiert.
Der Osteopath führt das Bewegungssystem während des Ausatmens des → Patienten an die → Bewegungsgrenze heran und erhöht die Gewebespannung. Bei der Einatmung des Patienten verhindert der Osteopath durch Halten des Gewebes an der Bewegungsgrenze, dass sich die Gewebespannung löst (vgl. → Halten und Lösen). Dies wird über einige Atemzyklen durchgeführt. Am Ende der letzten Ausatmung wird unmittelbar vor dem nächsten Einatmen ein kurzer → Impuls über die Bewegungsgrenze hinaus gegeben und sofort wieder gelöst, wodurch das Gewebe in seine Ausgangsposition zurückschnellt.
Jan Porthun

Referenzpunkt *m*; *Etym.:* lat. *referre* „sich auf etwas beziehen, auf etwas zurückführen"; *engl.:* Reference point
Kontext: Anatomie, Diagnostik
Referenzpunkte sind anatomisch markante Strukturen, die in der Medizin eine tragende Rolle einnehmen.
Sie dienen der genauen → Palpation, Diagnosefindung und Therapieplanung. Insbesondere für die → Untersuchung der Gestalt biologischer Organe haben sie eine grundlegende Bedeutung.
Jana Lehmann

Referenzzone *f*; *Etym.:* lat. *referre* „sich auf etwas beziehen, auf etwas zurückführen"; *engl.:* Zone of reference, referral zone; *Syn.:* Übertragungszone
Kontext: Triggerpunktbehandlung
Ein stimulierter myofaszialer Triggerpunkt überträgt eine Reaktion in ein für ihn charakteristisches Areal, die sog. Referenzzone.
Diese kann in unmittelbarer Nähe oder weit entfernt vom betroffenen Muskel liegen. Die Reaktion erfolgt sensibel, motorisch oder → autonom. Die Referenzzone ist in der Regel nicht dermatombezogen.
Auch in Bezug auf die Stimulation von Akupunkturpunkten wird von Referenzzonen gesprochen.
Vgl. → Übertragungszone.
Literatur
Pongratz D, Zierz S, Hrsg. Neuromuskuläre Erkrankungen: Diagnostik, interdisziplinäre Therapie und Selbsthilfe. Köln: Deutscher Ärzte-Verlag; 2003
Simons DG, Travell JG, Simons LS. Handbuch der Muskel-Triggerpunkte. Bd. 1: Obere Extremitäten, Kopf, Thorax; Bd. 2: Untere Extremität und Becken. München: Urban & Fischer in Elsevier; 2014
Angelina Böttcher

Referred Pain *m*; *Etym.:* engl. *to refer* „sich beziehen auf, zuordnen, verweisen" u. *pain* „Schmerz"; *Syn.:* Übertragungszone (Referenzzone)
Kontext: Diagnostik, Neurophysiologie, Triggerpunkte
Eine durch die Provokation eines entfernten TrPs reproduzierbare und vom → Patienten wiedererkennbare Schmerzregion.

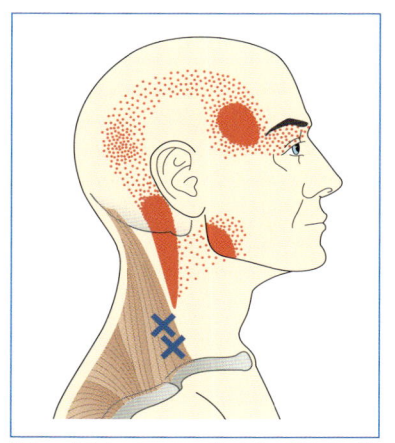

Referred Pain eines myofaszialen TrPs im M. trapezius, Pars descendens. (Gautschi R. Manuelle Triggerpunkt-Therapie: Myofasziale Schmerzen und Funktionsstörungen erkennen, verstehen und behandeln. 2. Aufl. Stuttgart: Thieme; 2013: 2, Abb. 1.2)

Bei der Aktivierung treten die dazugehörenden → autonomen (z. B. Schwitzen, Gänsehaut), sensorischen (z. B. Ausstrahlung von Schmerzen) und motorischen (→ Kontraktion der Muskulatur) Reaktionen auf. Das wahrgenommene Schmerzareal ist einem peripheren Nerv oder → Dermatom meist nicht zuzuordnen.

Vgl. → Schmerz, → Triggerpunkt.

Literatur
Gautschi R. Manuelle Triggerpunkt-Therapie: Myofasziale Schmerzen und Funktionsstörungen erkennen, verstehen und behandeln. 2. Aufl. Stuttgart: Thieme; 2013
Simons DG, Travell JG, Simons LS. Handbuch der Muskel-Triggerpunkte. Bd. 1: Obere Extremitäten, Kopf, Thorax; Bd. 2: Untere Extremität und Becken. München: Urban & Fischer in Elsevier; 2014

Robert Nier

Reflex, neurovaskulärer *m*; *Etym.:* lat. *reflexus* „das Zurückbeugen"; griech. *neûron* „Nerv", lat. *vasculum* „kleines Gefäß"; *engl.:* Neurovascular reflex

Kontext: Neurologie, Physiologie, Kinesiologie

Vom Chiropraktor Terrence Bennet wurden in den 1930er-Jahren sog. neurovaskuläre Reflexpunkte auf der Körperoberfläche benannt, die er therapeutisch für die Behandlung von Organen verwendete.

→ George J. Goodheart, Gründer der angewandten Kinesiologie, erweiterte das Konzept um die von ihm entdeckte Wirkung der Stimulation der Reflexpunkte auf muskuläre Funktionen.

Literatur
Leaf D. The Historical Development of Applied Kinesiology and its Diagnostic and Therapeutic Usage. Kansas: International College of Applied Kinesiology; 2012

Tobias Dobler

Reflex, viszerosomatischer *m*; *Etym.:* lat. *reflexus* „das Zurückbeugen"; *viscus* „Fleisch, inneres Organ", griech. *sōma* „Körper"; *engl.:* Viscerosomatic reflex

Kontext: Neurophysiologie

Durch funktionelle oder pathologische Prozesse ausgelöste anhaltende viszerale → Afferenzen können über die Verschaltung mit somatischen Efferenzen im Rückenmark zu einer sog. Fazilitation führen.

Hierbei sind klinisch im Bereich des betroffenen Wirbelsegments, zu dem die Afferenz gelangt, erhöhte Temperatur und Schwitzen, subkutane Ödembildung und Bewegungseinschränkungen der Wirbelgelenke auffindbar.

Literatur
Liem T, Dobler TK, Puylaert M. Leitfaden Viszerale Osteopathie. 2. Aufl. München: Urban & Fischer in Elsevier; 2013

Tobias Dobler

Reflexpunkt, neurolymphatischer *m*;
Syn.: Chapman-Punkt

Kontext: Neurophysiologie, Reflexzonen

Von dem Arzt und Osteopathen → Frank Chapman entdeckte Lymphverquellungszonen der Oberflächenfaszie, welche dann auch als hirsekorngroße und strangartige Verhärtungen im Muskel oder Periostbereich lokalisiert werden können und mit → Funktionsstörungen von inneren Organen einhergehen (s. S. 126–127).

Laut Chapman bewirkt die Stimulation der Punkte eine Aktivierung der Autoregulationsmechanismen, welche sich innerhalb von Sekunden durch körperliche Symptome äußern. Diese werden u. a. durch viszerofasziale Verbindungen von den oberflächlichen Bindegewebshüllen zu den inneren Organen erklärt. Ferner werden über die → Mobilisation der im Zwischenzellraum eingelagerten Substanzen Entzündungsmediatoren wie Bradykinin und Histamin in die Blutbahn abgegeben, was das lokale Schmerzgeschehen lindern soll.

Durch Charles Owen, der die Aufzeichnungen Chapmans zusammentrug und verbreitete, sowie die gute praktische Anwendbarkeit wurde dieses Reflexmodell integraler Bestandteil der osteopathischen Lehre. Auch die von dem amerikanischen Chiropraktor → George J. Goodheart entwickelte angewandte Kinesiologie verwendet die neurolymphatische → Reflextheorie.

Literatur
Weber KB, Bayerlein R. Neurolymphatische Reflextherapie nach Chapman und Goodheart: Anwendung in Manueller Medizin, Osteopathie und Ortho-Bionomy. 3. Aufl. Stuttgart: Haug; 2014

Robert Nier

Reflexpunkt, neurolymphatischer

- M. subclavius
- M. lavator scapulae
- M. sternocleidomastoideus
- Nackenstrecker
- Nackenbeuger
- M. teres minor
- M. subscapularis
- M. Brachioradialis
- M. serratus anterior
- Adduktoren-Gruppe
- M. flexor policis longus
- M. biceps brachii
- M. pronator teres
- M. infraspinatus
- Mm. rhomboidei
- M. quadriceps
- M. sartorius
- M. gracilis
- M. gastrocnemius
- M. soleus
- M. tibialis posterior
- M. psoas
- M. iliacus
- sakrospinale Gruppe
- Orientierungspunkt Nabel
- ischiokrurale Gruppe
- Beckenbodenmuskulatur
- M. sakrospinale Gruppe
- M. glutaeus maximus
- schräge und quere Bauchmuskulatur
- M. rectus abdominis

- Zwerchfell
- Kaumuskulatur
- M. deltoideus
- M. teres major
- M. supraspinatus
- Arm
- M. trapezius – kran. Anteil/Nacken
- M. popliteus
- M. pectoralis major pars sternalis
- M. pectoralis major pars clavicularis
- M. latissimus dorsi
- M. supinator
- M. trapezius – mittlerer und kaudaler Anteil
- M. triceps
- M. latissimus dorsi
- M. quadratus lumborum
- M. tibialis anterior
- M. glutaeus medius und minimus
- M. piriformis
- Peronaeus-Gruppe
- M. flexor hallucis longus
- M. flexor hallucis brevis
- M. opponens pollicis
- M. opponens digiti minimi
- M. tensor fasciae latae

Chapman-Punkte für den Bewegungsapparat, Ansicht von ventral. (mod. n. Weber KG, Bayerlein R. Neurolymphatische Reflextherapie nach Chapman und Goodheart. 3. Aufl. Stuttgart: Haug; 2014: 119)

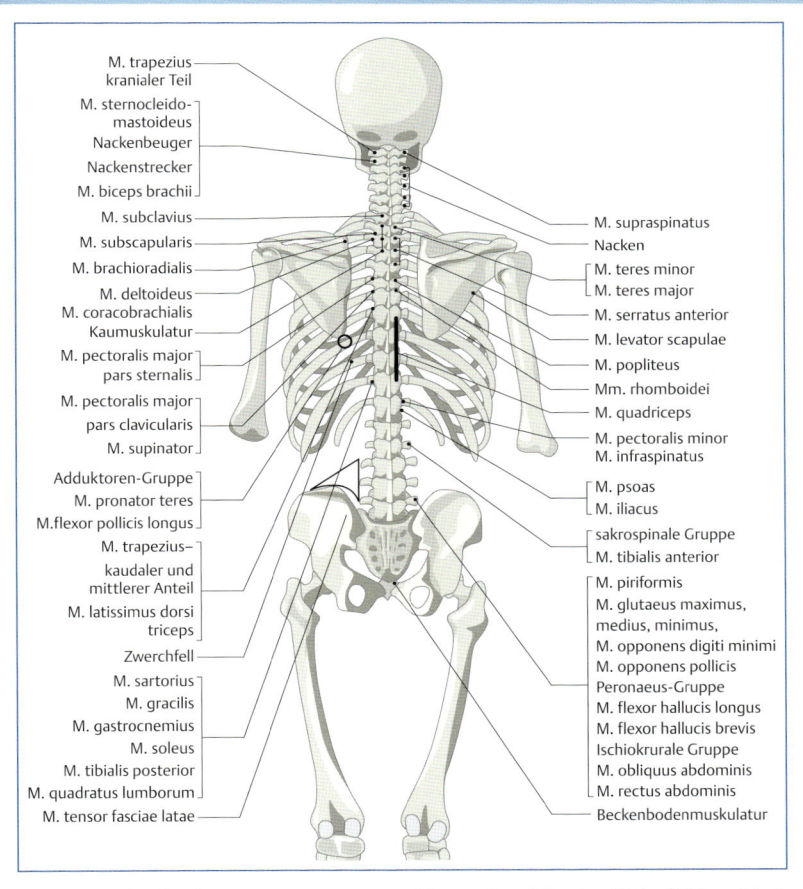

Reflextheorie

Chapman-Punkte für den Bewegungsapparat, Ansicht von dorsal. (mod. n. Weber KG, Bayerlein R. Neurolymphatische Reflextherapie nach Chapman und Goodheart. 3. Aufl. Stuttgart: Haug; 2014: 120)

Reflextheorie *f*; *Etym.:* lat. *reflexus* „Zurückbeugen", griech. *theōría* „das Zuschauen; Betrachtung, Untersuchung"
Kontext: Neurophysiologie
Als Reflextheorie bezeichnet man verschiedene Modelle, die das Verhalten bzw. die Funktionen des ZNS in unterschiedlichem Maße auf Reflexe zurückführen. In der heutigen Neurophysiologie werden Reflexe als Teil, nicht als Grundlage des menschlichen Nervensystems angesehen.
Man spricht von einem Reflexgeschehen, wenn eine sensorische Erregung des Nervensystems eine bestimmte reproduzierbare Tätigkeit oder Hemmung von motorischen Nerven verursacht, ohne dass diese Wirkung durch das Bewusstsein oder den Willen vermittelt wird.
Beispiele: Husten infolge von Schleimhautreizung der Atemwege, Pupillenverengung auf Lichtreiz, Lidschluss bei Annäherung von Fremdkörpern, Apnoe bei kaltem Wasser auf dem Gesicht etc. Auch komplexere Handlungen wie Lachen und Weinen sind Reflexbewegungen, ebenso viele Drüsenentleerungen des Körpers.
Kontext: Geschichte

Bereits René Descartes postulierte im 17. Jahrhundert, dass jegliches Verhalten auf Gesetze der Physik (insbesondere der Mechanik) zurückzuführen ist.

Anfang des 19. Jahrhunderts führte → Charles S. Sherrington Tierexperimente zur Erforschung der Grundlagen von motorischer Kontrolle durch (vgl. → Tierversuch). Seine Schlussfolgerungen waren, dass der Reflex die Basis für motorisches Verhalten ist. Er glaubte, ein sensorischer → Stimulus führt zu einer → Reaktion, die wiederum eine weitere Reaktion stimuliert usw. Er ging von miteinander verbundenen Reflexketten aus und glaubte, dass ohne Sensorik keine Motorik möglich sei. Seine Forschungen wurden von Iwan P. Pawlow weitergeführt. Er bewies die Konditionierbarkeit (Erlernbarkeit) von Reflexen.

Mitte des 20. Jahrhunderts bewies Edward Taub, dass Motorik auch ohne Sensorik möglich ist. Er durchtrennte bei Affen die afferenten Bahnen der Arme, sodass diese volle motorische Kontrolle, aber keinerlei Sensorik besaßen. Durch Übung konnten die Affen ihre Extremitäten nach und nach wieder einsetzen.

Angelina Böttcher

Reflexzentrum *n*; *Etym.*: lat. *reflexus* „Zurückbeugen" u. *centrum* „Mittelpunkt"; *engl.*: Reflex center

Kontext: Neuroanatomie, autonomes Nervensystem

Verschiedene vegetative Reflexe (viszeroviszeral oder viszerokutan) werden über parasympathische und sympathische Reflexzentren gesteuert. Es gibt 4 solcher Zentren:

- **Centrum ciliospinale:** zwischen Hals- und Brustrückenmark lokalisiert, sympathisch, zuständig für Pupillenerweiterung und Lidöffnung
- **Centrum vesicospinale:** im Lumbalmark (L 1–L 2) sympathisch für die Tonuserhöhung im Harnblasensphinkter, im Sakralmark (S 2–S 4) parasympathisch für die Harnblasenentleerung
- **Centrum anospinale:** lokalisiert wie das Centrum vesicospinale, sympathisch für die Tonuserhöhung im Analsphinkter, parasympathisch für die Darmentleerung durch Erhöhung der Peristaltik in Kolon und Rektum sowie Sphinkterentspannung
- **Centrum genitospinale:** lokalisiert wie die vorherigen beiden, sympathisch für die Ejakulation, parasympathisch für die Erektion

Literatur
Kahle W, Frotscher M. Taschenatlas der Anatomie. Bd. 3: Nervensystem und Sinnesorgane. 11. Aufl. Stuttgart: Thieme; 2013
Ulfig N. Kurzlehrbuch Neuroanatomie. Stuttgart: Thieme; 2008

Marie-Louise Seyen

Regelkreis *m*; *engl.*: Regulatory loop
Kontext: Physiologie

System zur Erhaltung der → Homöostase des Körpers.

Einfache Regelkreise werden als Reflexe bezeichnet. So führt ein Schmerzreiz zur Reizerfassung (über → Afferenzen) und nachfolgend zur → Reaktion (über Efferenzen), z. B. durch Zurückziehen der Hand. Komplexere Regelkreise sind z. B. Körpertemperatur, Blutdruck, pH-Wert des Blutes und hormonelle Regulationsmechanismen.

Elemente des Regelkreises:

- Regelgröße (folgend am Beispiel Blutdruck)
- Regelstrecke (arterielles System)
- Fühler (Barorezeptoren)
- Regler (Blutdruckzentrum Gehirn)
- Regelabweichung (erhöhter/verminderter Blutdruck)
- Stellgröße (Herzschlag, Arteriendurchmesser)
- Störgröße (körperliche Anstrengung)
- Führungsgröße (Sollwert Blutdruck: 120/80 mmHg)

Literatur
Bünte H, Bünte K. Das Spektrum der Medizin: Illustriertes Handbuch von den Grundlagen bis zur Klinik. Stuttgart: Schattauer; 2004

Tobias Dobler

Reizschwelle *f*
Kontext: Allgemeine Definition

Unter Reizschwelle wird die Grenze verstanden, oberhalb derer die Intensität eines Reizes eine Veränderung verursacht.

Sie ist keine konstante Größe, sondern u. a. abhängig von Art, Intensität und Dauer oder Wiederholung des Reizes sowie der Handlungsbereitschaft der Umgebung. Je nach Kontext kann der Begriff unterschiedliche Bedeutungen haben.

Kontext: Neurophysiologie, Nervenzelle

Die Reizschwelle eines Neurons wird als die geringste Stärke eines physiologischen Reizes definiert, die eine Änderung des Ruhemembranpotenzials zu einem Rezeptor-/Generatorpotenzial bewirkt bzw. – in Bezug auf afferente Zellen – ein Aktionspotenzial bildet. Den auslösenden Reiz selbst bezeichnet man als Schwellenreiz.

Kontext: Sinnesphysiologie, Psychologie

Die Reizschwelle eines Organs beschreibt den geringsten äußeren Reiz, der eine wahrnehmbare → Reaktion auslöst.

Sinnesphysiologisch ist die geringste Intensität eines äußeren Reizes gemeint, ab der ein Sinneseindruck, eine Wahrnehmung oder eine Empfindung geformt wird oder die Wahrnehmung zugeordnet wird.

Kontext: Verhaltensbiologie

Ab der Reizschwelle werden bestimmte Handlungen ausgelöst; wird diese unterschritten, erfolgt keine Reaktion.

Angelina Böttcher

Reizüberflutung *f*; *engl.:* Overstimulation, perceptual overload

Kontext: Neurophysiologie, Psychologie

Als Reizüberflutung wird eine auf einen oder mehrere Reize zurückgehende Überlastung eines Sinnesorgans oder des gesamten Nervensystems bezeichnet.

Meistens ist eine Häufung von Reizen gemeint, die vom Empfänger nicht mehr sinnvoll verarbeitet werden kann und keine adäquaten Reaktionen hervorruft. In Bezug auf das Nervensystem lösen diese Reizsummierungen Stress aus. Sie können das Gefühl der Überforderung zur Folge haben. Eine Reizüberflutung besteht unabhängig davon, ob sie für Mensch oder Tier als angenehm oder unangenehm empfunden wird.

Das sensorische System von Kindern ist in der Regel deutlich empfindlicher gegenüber Reizüberflutungen als das von Erwachsenen. Auch die Herkunft eines Menschen verändert seine Toleranz gegenüber summierten sensorischen Eindrücken.

Für die Osteopathie bedeutet dies, dass das therapeutische Umfeld möglichst behaglich und reizarm gestaltet werden sollte. Vor allem Lärm, starke Gerüche und unruhiges Licht können bei sensiblen Menschen eine behandlungshemmende Stressreaktion auslösen.

Angelina Böttcher

Reizung, chronische *f*; *engl.:* Chronic stimulation

Kontext: Neurophysiologie, Segmentlehre

Rückenmarkssegment (→ fazilitierten Segment) oder Gewebe, was seit längerer Zeit überempfindlich auf von außen oder von innen kommende Stimuli (Druckkräfte, Temperatur, chemische Substanzen) reagiert.

Meist ist die chronische Reizung entstanden durch eine akute Störung oder Erkrankung, die nicht ausheilen konnte, oder einen länger andauernden störenden Einfluss auf eine Körperregion. Damit einher geht eine gesenkte → Reizschwelle der beteiligten Zellen, verbunden mit einer gesteigerten Aktivität des Sympathikus, einem erhöhten Muskeltonus, Dysfunktionen und Blockaden von Wirbelkörpern sowie Trophikänderungen (→ Trophik) der beteiligten Gewebe.

Literatur

Richter P, Hebgen E. Triggerpunkte und Muskelfunktionsketten in der Osteopathie und Manuellen Therapie. 4. Aufl. Stuttgart: Haug; 2015

Robert Nier

Release *m*; *Etym.:* engl. *to release* „freigeben, loslassen, lösen"

Kontext: Techniken, Behandlung

Bezeichnet das Entspannen von Gewebe bzw. die Lösung von dysfunktionalen Störungen. Meist verwendet in Bezug auf (myo-)fasziale und kraniale Strukturen.

Tobias Dobler

Release, myofaszialer *m*; *Etym.:* griech. *mys* „Muskel", lat. *fascia* „Binde, Band"; engl. *release* „das Freigeben, Lösen"

Kontext: Techniken, Behandlung

Grundlegende osteopathische Behandlungsmethode.

Myofaszial bezieht sich auf den anatomischen und funktionalen Zusammenhang zwischen Muskel, Muskelhülle und umgebende ligamentäre Verbindungen. Mittels Zug- und Druckimpulsen (vgl. → Impuls) können mit dieser Technik Verklebungen, muskuläre → Dysbalancen und Bewegungseinschränkungen gelöst werden. Während beim direkten myofaszialen Release der Therapeut deutlichen Druck ausübt, wird beim indirekten myofaszialen Release mit minimaler Kraft ein sog. → Unwinding der → Faszien induziert.

Vgl. → Faszientechnik.

Jan Porthun

Release-Punkt *m*; *Etym.:* engl. *release* „das Freigeben, Lösen"

Kontext: Techniken, Behandlung

Der Punkt, an dem eine Gewebe- bzw. Körperpositionierung die größte Entspannung auslöst.

Der Release-Punkt kann einen lokalen, regionalen oder globalen Bezug haben.

Vgl. → Release.

Jan Porthun

Resilienz *f*; *Etym.:* lat. *resilire* „abprallen"; *engl.:* Resilience
Kontext: Salutogenese, Philosophie, osteopathisches Konzept

Resilienz beschreibt die physische Widerstandsfähigkeit gegenüber biologischen, psychosozialen und psychologischen Entwicklungsrisiken.

Es handelt sich dabei um Persönlichkeitsmerkmale wie Eigenständigkeit, Unabhängigkeit, Bestimmtheit, Ausdauer, Akzeptanz dem Leben und der eigenen Person gegenüber und der daraus entstehenden Anpassungsbereitschaft, Balance und Flexibilität gegenüber allgemeinen Anforderungen. In Studien konnte nachgewiesen werden, dass eine höhere Resilienz mit geringeren körperlichen Beschwerden korreliert bzw. nach traumatischen Ereignissen die Funktionsfähigkeit schneller wiedererlangt wurde.

Auf die Osteopathie übertragen vergleicht man die körperlichen Widerstandsressourcen, die sich in der Ausdruckskraft und dem Rhythmus von Geweben widerspiegeln. Somit dient die Resilienz als Parameter für die individuelle Fähigkeit des Körpers zur → Homöostase.

Literatur

Franke A, Antonowsky A, Schulte N. Salutogenese: Zur Entmystifizierung der Gesundheit. Tübingen: DGVT Deutsche Gesellschaft für Verhaltenstherapie; 1997

Schüffel W, Brucks U, Johnen R, Köllner V, Lamprecht F, Schnyder U, Hrsg. Handbuch der Salutogenese. Konzept und Praxis. Wiesbaden: Ullstein Medical; 1998

Hartmann C, Hrsg. Das große Still-Kompendium: Autobiografie, Philosophie der Osteopathie, Philosophie und mechanische Prinzipien der Osteopathie, Forschung und Praxis. 2. Aufl. Pähl: Jolandos; 2013

Marina Fuhrmann

Restricted range of motion *f*; *Etym.:* engl. *restricted range of motion* „eingeschränkte Beweglichkeit"

Vgl. → Dysfunktion, somatische.

Jana Lehmann

Restriktion *f*; *Etym.:* lat. *restringere* „zurückziehen, zurückbinden"; *engl.:* Restriction
Kontext: Dysfunktion

Osteopathisch gesehen handelt es sich hierbei um eine eingeschränkte Bewegung von Geweben, die Gelenke, Organe etc. betreffen kann.

Restriktionen können z. B. durch → Trauma, Überlastung, Stress oder eine eingeschränkte Stoffwechsellage verursacht und durch direkte oder indirekte Techniken aufgelöst werden.

Vgl. → Technik, direkte/indirekte.

Tobias Krug

Reziprok *Etym.:* lat. *reciprocus* „auf demselben Wege zurückkehrend"; *engl.:* Reciprocal
Kontext: Diagnostik, Behandlung

Adjektiv, das wechselseitige, gegenseitige oder sich aufeinander beziehende Sequenzen oder Abläufe beschreibt.

In der Osteopathie angewendet kann dies bedeuten, dass verschiedene Strukturen wechselseitig aufeinander wirken bzw. → Kompensationen in umliegenden Strukturen und Geweben verursachen. Beispielsweise können komprimierte Gelenksausschläge im Hüftgelenk zu einer Kompensation durch die LWS führen und unphysiologische Kräfte ausüben.

In der Mathematik ist der reziproke Wert der Kehrwert einer Zahl.

Karolin Krell

Rolfing *n*; *engl.:* Rolfing
Kontext: Philosophie, Geschichte, manuelle Therapie

Rolfing ist ein markenrechtlich geschützter Begriff für eine Methode der manuellen Körperarbeit, welche am Rolf Institute of Structural Integration in Boulder, USA, und dessen Tochterinstituten weltweit gelehrt wird.

Der Name geht zurück auf seine amerikanische Begründerin Ida Rolf (*1896, †1979), die ihre harmonisierende Arbeit an den → Faszien in der Auseinandersetzung mit der Schwerkraft zunächst als „Strukturelle Integration" bezeichnete. Die Ausrichtung am Ideal einer senkrechten Linie im Raum beansprucht unterschiedlich viel Energie eines Menschen, je nach seiner „Haltung".

In diesem Kontext werden die Faszien als das „Organ der Körperhaltung" angesehen. Das alle Körpergewebe durchdringende und umhüllende Netz der Faszien ist im Rolfing ebenso wie in der Osteopathie nicht nur ein auf mechanische Beanspruchung reagierendes Gewebe, sondern eine ganzheitlich zu betrachtende Form, die durch mechanische oder traumatische Reize ebenso wie durch emotionale und Umweltfaktoren zu beeinflussen und zu verändern ist. Im Rolfing gilt die gleiche Grundannahme wie in der Osteopathie: Jede Abweichung von der optimalen Situation im Körper muss mit → Kompensation und daher einer Schwächung und Behinderung der natürlich gegebenen → Gesundheit einhergehen. Das körperliche Gleichgewicht ist auch hier ein dynamisches und muss immer wieder reguliert werden. Wenn die eigene Regulationskraft nicht ausreicht, kann das Verhältnis zwischen den unterschiedlichen Spannungsregionen der Faszien durch Rolfing neu ausbalanciert werden.

Die Behandlung selbst wird durch einen langsamen, festen Druck auf das Bindegewebe ausgeführt. Je nach Tiefe, Körperregion und Verhärtungsgrad werden Fingerkuppen, Knöchel, Handflächen oder auch Ellenbogen eingesetzt. In der Regel werden 10 Sitzungen durchgeführt. Der Therapeut sieht sich nicht als Behandler, sondern als Unterrichtender für den Umgang des Einzelnen mit seiner Haltung. Am Ende jeder Sitzung muss das neue Körpergefühl geübt und in den Alltag integriert werden.

Ida Rolf stand der klassischen Osteopathie als verwandte Methode sehr positiv gegenüber. Mit der intensiven Betrachtung der Faszien in der modernen Osteopathie, auch vermittelt über Dr. Robert Schleip als Rolfer und Forscher am Fascia Research Project der Universität Ulm, schließen sich viele Lücken zwischen den beiden Therapieansätzen und lassen fließende Übergänge zu zwischen dem Rolfing als reine Faszientherapie und der Osteopathie als ganzheitlich den Körper betrachtende Behandlung.

Literatur

Oschman JL. Energiemedizin: Konzepte und ihre wissenschaftliche Basis. 2. Aufl. München: Urban & Fischer in Elsevier; 2009

Friederike Kaiser

Rotation *f*; *Etym.:* lat. *rotatio* „kreisförmige Umdrehung"; *engl.:* Rotation; *Syn.:* Rotationsbewegung, Drehung, Drehbewegung
Kontext: Diagnostik, Behandlung, Biomechanik

Beschreibt die Bewegung eines Punkts oder Körpers um eine Rotationsachse, die alle 3 Raumebenen umfasst.

Bei der osteopathischen → Untersuchung werden zumeist alle Raumebenen einbezogen:
- → Flexion/→ Extension
- Abduktion/Adduktion
- Außen-/Innenrotation

Die Gelenkarten, die eine Rotation erlauben, sind das Kugelgelenk und das plane Gelenk.

Karolin Krell

Sagittalebene f; *Etym.:* lat. *sagitta* „Pfeil"; *engl.:* Sagittal plane
Kontext: Richtungsbezeichnung, Körperebene
Alle vertikalen Ebenen, die parallel zur Sutura sagittalis des Schädels ausgerichtet sind und von ventral nach dorsal verlaufen.
Sie teilt den Körper in eine linke und rechte Seite. Verläuft sie genau durch die Mitte, wird sie als Mediansagittalebene oder Medianlinie bezeichnet.
Marlene Maurer

Sakralbasislinie f; *Etym.:* neulat. *(os) sacrum* „Kreuzbein"; *engl.:* Sacral baseline; *Syn.:* Kreuzbeinbasislinie
Kontext: Radiologie, Anatomie
Horizontale Hilfslinie in der Radiologie über der Basis des Os sacrum. Sie verläuft normalerweise über die am weitesten dorsal gelegene Kontur der dorsalen Wirbelkante des 1. Sakralwirbels (S1).
Die Sakralbasislinie ist eine von 4 Hilfslinien, die zur Diagnose und quantitativen Erfassung einer → Beinlängendifferenz mit → Beckenschiefstand dienen. Die hierzu benötigten Aufnahmen von LWS und Becken werden in anteroposteriorer (a. p.) und seitlicher Projektion des in Normalhaltung stehenden → Patienten gemacht. Die messtechnische Auswertung der anteroposterioren Aufnahmen im Stand beruht auf 2 horizontalen und 2 vertikalen Hilfslinien. Die Sakralbasislinie stellt die obere horizontale Hilfslinie dar, die untere verläuft durch den Scheitelpunkt der Femurköpfe.
Die vertikalen Hilfslinien verlaufen von dem unteren Filmrand aus durch den Scheitelpunkt des linken und rechten Femurkopfes bis zum Schnittpunkt mit der Sakralbasislinie. Die Differenz der Abstände des linken und rechten Femurkopfes vom unteren Filmrand ist die Beinlängendifferenz. Die Differenz der Abstände des linken und rechten Abschnitts der Sakralbasislinie vom unteren Filmrand ist ein Maß für die Neigung der Sakralbasis.
Literatur
Greenman PE. Lehrbuch der Osteopathischen Medizin. 3. Aufl. Stuttgart: Haug; 2005
Marlene Maurer

Sakrokokzygealgelenk n; *Etym.:* neulat. *(os) sacrum* „Kreuzbein", griech. *coccyx* „Kuckuck"; *engl.:* Sacrococcygeal joint; *Syn.:* Kreuzbein-Steißbein-Gelenk
Kontext: Anatomie
Eine gelenkige Verbindung zwischen der ovalen Oberfläche an der Spitze des Kreuzbeins und der Basis des Steißbeins.
Die anatomischen Bewegungen dieser Symphyse sind die passive → Flexion (Beugung) und → Extension (Streckung) während Defäkation und Entbindung.
Marlene Maurer

Salutogenese f; *Etym.:* lat. *salus* „Unverletztheit, Heil, Glück", griech. *genesis* „Geburt, Ursprung, Entstehung"; *engl.:* Salutogenesis
Kontext: Philosophie
Der Begriff bezeichnet ein Rahmenkonzept, das sich auf Faktoren und dynamische Wechselwirkungen bezieht, die zur Entstehung (Genese) und Erhaltung von → Gesundheit führen.
Die Salutogenese kann als ressourcenorientiertes Konzept – im Gegensatz zur Pathogenese als defizitorientiertes Konzept – betrachtet werden und stellt sich den Fragen, wie Gesundheit entsteht, wie sie bewahrt wird und welche Faktoren die Gesundheit erhalten.
Das Konzept wurde in den 1980er-Jahren von dem israelisch-amerikanischen Medizinsoziologen Aaron Antonovsky (*1923, †1994) als komplementärer Begriff zum klassischen Modell der Pathogenese entwickelt. Nach dem Modell der Salutogenese ist Gesundheit nicht als Zustand, sondern als Prozess zu verstehen: Antonovsky beschrieb den Perspektivenwechsel der Salutogenese durch eine Metapher, in der er das Leben mit einem Fluss verglich:
„Die Menschen schwimmen in verschiedenen Flüssen, deren Verschmutzung, Gefahrenquellen, Strudel und Stromschellen variieren. Niemand ist am sicheren Ufer. Die pathogenetisch orientierte Medizin legt das Augenmerk darauf, Ertrinkende aus dem Fluss zu ziehen. Die Salutogenese beschäftigt sich jedoch mit der Frage: Wie wird man in einem Fluss, dessen Natur von historischen, soziokulturellen und physikalischen Umweltbedingungen bestimmt ist, ein guter Schwimmer?" (Antonovsky 1997, S. 924)
Antonovsky definierte Gesundheit als ein labiles und gleichzeitig aktives, sich dynamisch regulierendes Geschehen, welches in seinem ständigen Streben in Richtung Gesundheit als permanent und nie ganz erfolgreich gesehen wird. Die Ge-

Gegenüberstellung pathogenetischer und salutogenetischer Sichtweisen.

Pathogenese	Salutogenese
→ Anamnese	Lebensgeschichte
Risikofaktoren	gesundheitsfördernde und -behindernde Verhaltensmuster
Symptome	generelle Lebensumstände
Ätiologie (Verlauf)	eigene Behandlungsansätze
Diagnose	Kohärenz und Resilienz
Therapie	Ausarbeitung salutogenetischer Ressourcen

sundheit muss seines Erachtens nach immer wieder neu aufgebaut werden. Ein Verlust an Gesundheit ist ein natürlicher und gegenwärtiger Prozess. Er fordert, dass die Suche nach spezifischen Krankheitsursachen (pathogenetischer Ansatz) durch gesundheitsfördernde Aspekte erweitert werden muss (salutogenetischer Ansatz). Dabei sind seine zentralen Aspekte

- die Aufrechterhaltung der → Homöostase (Gesundheit als Gleichgewicht),
- das Kontinuum zwischen Krankheit und Gesundheit (kein Mensch ist gänzlich krank oder gesund) und
- die Betonung der Gesundheitsfaktoren gegenüber Risikofaktoren (die salutogene Orientierung beschäftigt sich mit positiven Wirkfaktoren).

Der zentrale Bestandteil im Modell der Salutogenese ist das → Kohärenzgefühl, das zusammen mit der → Resilienz des einzelnen Menschen sein Gesundheitspotenzial ausmacht.

Das bekannte Zitat des Begründers der Osteopathie, → A. T. Stills, verweist auf die Parallelen zwischen dem modernen Modell der Salutogenese von Antonovsky und dem 100 Jahre davor entwickelten Konzept der → Osteopathie:

„*Gesundheit finden sollte das Anliegen eines Arztes sein. Jeder kann die Krankheit finden.*" (Still 2013, S. II-16)

Still kritisierte schon damals die Haltung des etablierten medizinischen Systems, bei der Versorgung von → Patienten das Augenmerk auf das Kranke zu legen, und forderte von seinen Schülern, sich auf die im Organismus angelegten → Selbstheilungskräfte, das Gesunde, zu konzentrieren.

Im heutigen Kontext der Gesundheits- und Krankenversorgung rückt das salutogenetische Modell zunehmend in das Bewusstsein von Kostenträgern, Therapeuten und Patienten. Damit erhält die Osteopathie als ausschließlich auf die Gesundheitspotenziale ausgerichtete Medizin große Aufmerksamkeit. Mit ihrem Anspruch, die Funktion aller im Körper befindlichen Systeme und Strukturen zu optimieren und alle notwendigen Regulierungsmechanismen anzusprechen, um die → Gesundheit zu erhalten oder wiederzuerlangen, erfüllt sie die Paradigmen des salutogenetischen Modells.

Die Parallelität der Konzepte zeigt sich bei der Fokussierung auf die Erhaltung oder Wiederherstellung von Gesundheit. Dabei werden bei Antonovsky mehr die psychoemotionalen Aspekte, bei Still mehr die physiologisch-anatomischen Grundlagen in den Mittelpunkt gestellt.

Literatur

Antonovsky A. Health, Stress and Coping: New Perspectives on Mental and Physical Well-Being. San Francisco: Jossey-Bass; 1979

Franke A, Antonowsky A, Schulte N. Salutogenese: Zur Entmystifizierung der Gesundheit. Tübingen: DGVT Deutsche Gesellschaft für Verhaltenstherapie; 1997

Hartmann C, Hrsg. Das große Still-Kompendium: Autobiografie, Philosophie der Osteopathie, Philosophie und mechanische Prinzipien der Osteopathie, Forschung und Praxis. 2. Aufl. Pähl: Jolandos; 2013

Schüffel W, Brucks U, Johnen R, Köllner V, Lamprecht F, Schnyder U, Hrsg. Handbuch der Salutogenese. Konzept und Praxis. Wiesbaden: Ullstein Medical; 1998

Marina Fuhrmann

SAT *f*

Vgl. → Specific Adjusting Technique.
Friederike Kaiser

Satellitentriggerpunkt, myofaszialer *m*;

Etym.: lat. *satelles* „Leibwächter", engl. *trigger* „Ansteuerung, Auslöser, Auslöseimpuls, Abzug (Gewehr oder Pistole)", griech. *mys* „Muskel", lat. *fascia* „Binde, Band"; ***engl.:*** Satellite trigger point
Kontext: Diagnostik, Neurophysiologie, Triggerpunkte

Myofaszialer TrP der neurogen oder biomechanisch durch das Vorhandensein eines anderen primären bzw. auslösenden TrPs entstanden ist. Bestätigt wird ein Satelliten-TrP durch seine Inaktivierung durch die Behandlung oder Desensibilisierung des auslösenden TrPs. Der TrP kann sich

sowohl in einem Synergisten, Antagonisten, einem Muskel mit neurologischer Beziehung zum auslösenden TrP und im Bereich der → Übertragungszone des → Schmerzes entwickeln.
Vgl. → Triggerpunkt.

Literatur
Simons DG, Travell JG, Simons LS. Handbuch der Muskel-Triggerpunkte. Bd. 1: Obere Extremitäten, Kopf, Thorax; Bd. 2: Untere Extremität und Becken. München: Urban & Fischer in Elsevier; 2014

Robert Nier

Schädeldachhaltung nach Sutherland *f*
Kontext: Kraniale Osteopathie
Wichtige Handhaltung im Rahmen der kranialen Osteopathie.
Der Therapeut sitzt am Kopfende des → Patienten. Die Daumenspitzen berühren nicht den Schädel des Patienten, stehen aber zueinander in Kontakt. Die Ellbogen liegen auf der Behandlungsbank, wodurch die Wahrnehmung von asymmetrischen Mustern erleichtert wird.

Jan Porthun

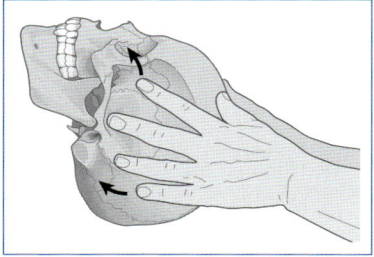

Schädeldachhaltung nach Sutherland. (Liem T. Kraniosakrale Osteopathie: Ein praktisches Lehrbuch. 6. Aufl. Stuttgart: Haug; 2013: 619, Abb. 22.1)

Schlüsselläsion *f*; *Etym.:* lat. *laedere* „beschädigen, verletzen"; *engl.:* Key lesion
Kontext: Diagnostik, Pathologie, Behandlung
Eine → somatische Dysfunktion bzw. auch kraniale oder → viszerale Dysfunktion, die eine Reihe von kompensatorischen Dysfunktionen erzeugt und diese auch erhält.
Meist ist die Schlüsselläsion die am stärksten eingeschränkte Funktion im Körper. Die Suche nach der Schlüsselläsion hat in der Osteopathie einen hohen Stellenwert, da ihre Korrektur die größtmögliche Veränderung der Funktion im Sinne einer Verbesserung nach sich zieht.

Tobias Dobler

Schmerz *m*; *Etym.:* althochdt. *smerzo* „etwas, was aufreibt"; *engl.:* Pain; *Syn.:* Algesie
Kontext: Neurophysiologie, Reflexe
Schmerz ist eine komplexe Sinnesempfindung. Er wird von den Nozizeptoren des peripheren Nervensystems wahrgenommen, im ZNS verarbeitet und interpretiert. Es bestehen enge Wechselwirkungen zwischen Schmerzwahrnehmung, Psyche und vegetativem Nervensystem.
Schmerz kann als Symptom auftreten oder auch eigenen Krankheitswert besitzen (z. B. beim chronischen → Schmerzsyndrom).
Die Nozizeptoren reagieren auf verschiedene (vergleichsweise starke) Reize (z. B. thermische, chemische, mechanische Reize). Sie können nicht adaptieren (die Erregbarkeit sinkt nicht bei sich schnell wiederholenden Reizen). Durch sog. Schmerzmediatoren (u. a. Prostaglandine, Bradykinine, Serotonin) kann die Aktivierbarkeit der Rezeptoren verändert werden. Ebenfalls zu einer erhöhten Erregbarkeit führen Sauerstoffmangel im Gewebe (z. B. durch Infarkt bedingt), ein Absinken des pH-Wertes (CO_2-Anstieg) oder eine Änderung der Elektrolytkonzentration im Blut. Die Weiterleitung erfolgt über → Schmerzfasern – schnelle A-δ-Fasern und die entwicklungsgeschichtlich älteren und langsameren C-Fasern, die nur eine ungenaue → Lokalisation erlauben (diffuser Schmerz). Auf Rückenmarksebene erlauben Reflexverschaltungen eine Reflexbewegung, obwohl der Schmerz noch nicht bewusst geworden ist. Über den Vorderseitenstrang (Tractus spinothalamicus) wird der Impuls an das Gehirn weitergeleitet und dort im Kortex bewusst und im limbischen System emotional bewertet. Auf Rückenmarksniveau kann das Schmerzempfinden durch Endorphine reduziert werden.
Bei der Interpretation des Schmerzes durch das ZNS verändert sich die Schmerzwahrnehmung bei wiederholt auftretenden Schmerzen. Sie führen zu einer herabgesetzten Schmerzschwelle und zu intensiverem und längerem Schmerzempfinden.
Schmerzen entstehen u. a. entzündlich, traumatisch, ischämisch, vegetativ, psychogen und tumorbedingt und zeigen sich umstandsabhängig (z. B. als Ruhe-, Belastungs- oder Bewegungsschmerz).
Für Schmerzen nach Operationen wurde belegt, dass eine ausreichende Schmerzbehandlung die Heilung fördert und das Risiko von Komplikationen senkt.

Schmerzarten:
- Physiologischer Schmerz dient als Warnsignal des Körpers.
- Neuropathischer Schmerz ist auf Schädigungen des Nervensystems zurückzuführen.
- Schmerzen bei → funktionellen Störungen können auftreten, wenn Teilsysteme des Körpers dauerhaft fehlerhaft funktionieren (z. B. Durchblutungsstörungen und Migräne).

Schmerzdauer:
- Akute Schmerzen: Sobald kein erneuter Schmerzreiz auftritt, enden die Schmerzen binnen Stunden oder Tagen.
- Subakuter Schmerz: Zwischenstufe zwischen akutem und chronischem Schmerzgeschehen. In der Regel ist ein Zeitraum von 14–30 Tagen gemeint.
- Chronischer Schmerz: Schmerzen, die länger als 6 Monate anhalten oder immer wiederkehren und an mehr als 15 Tagen im Monat auftreten. Der Schmerz ist losgelöst von der eigentlichen Ursache und hat seine Signalwirkung verloren. Es können ein sog. Schmerzgedächtnis entstehen, Schlafstörungen auftreten und die Leistungsfähigkeit absinken. Darüber hinaus können Dauerschmerzen zu Depressionen führen. Medikamentöse Schmerzbehandlung reicht oft nicht aus, um die Lebensqualität der Betroffenen wiederherzustellen.

Schmerzmessung: Schmerz ist eine subjektive Wahrnehmung, eine apparative Messung ist zum heutigen Zeitpunkt unmöglich. Ein validiertes Verfahren der Schmerzerfassung ist die strukturierte Erhebung des subjektiven Schmerzempfindens in Form von Schmerzfragebögen oder Schmerzskalen, z. B. Visuelle Analogskala (VAS), Verbale Rating-Skala (VRS), Numerische Rating-Skala (NRS), bei Kindern: Kindliche Unbehagens- und Schmerz-Skala (KUSS). Bei chronischen Schmerzen wird der → Patient häufig aufgefordert, ein Schmerztagebuch zu führen.
Angelina Böttcher

Schmerzfasern *f*; *Etym.:* althochdt. *smerzo* „etwas, was aufreibt", lat. *fibra* „Faden, Strang, Fiber"; *engl.:* Pain fiber; *Syn.:* A-δ-Fasern, C-Fasern
Kontext: Neurologie

Schmerzfasern sind Nervenfasern, die die Schmerzinformationen weiterleiten. Histologisch werden z. B. Muskel-, Nerven-, Bindegewebs- und Gliafasern unterschieden.

Sie werden unterteilt in schnelle A-δ-Fasern und langsame C-Fasern. Die dünn myelinisierten A-δ-Fasern haben eine Leitungsgeschwindigkeit von 2–30 m/s, die nicht myelinisierten Fasern von 0,2–1 m/s. Eine Stimulierung findet z. B. durch → Trauma, Ischämie, Spasmen oder Ansammlung von Metaboliten im Gewebe statt.

Bei der Weiterleitung treten die Fasern über das dorsale Ganglion ins Rückenmark ein und kreuzen zur gegenüberliegenden Seite. Etwa 30–50 % der C-Fasern enthalten Substanz P (preparation). Dieses Peptid wird in den Perikarya der Spinalganglien gebildet und bei Aktivierung der Schmerzfaser ausgeschüttet. Nach der Kreuzung steigen die Fasern als Tractus spinothalamicus auf und gelangen so weiter zur hinteren Zentralwindung. Die Empfindung des Schmerzes findet im Thalamus statt und wird in der Hirnrinde weiterverarbeitet, um den Ort und die Qualität des Schmerzes wahrzunehmen. Die Bewusstwerdung entsteht somit in der Hirnrinde. Die Aufgabe der emotionalen Bewertung übernimmt das limbische System. Durch die Ausschüttung von Endorphinen kann der Schmerz reduziert werden.
Vgl. → Schmerz.
Tim Gerdes

Schmerzmuster *n*
Kontext: Diagnostik, Triggerpunkte

Der von zwei oder mehreren Muskeln übertragene Schmerz auf ein Körpergebiet, wobei keine Differenzierung und Zuordnung zu den einzelnen Muskeln stattfindet.
Vgl. → Schmerz.
Robert Nier

Schmerzsyndrom, myofasziales *n*; *Etym.:* griech. *mys* „Muskel", lat. *fascia* „Binde, Band"
Kontext: Diagnostik, Neurophysiologie, Triggerpunkte

Umschreibung eines durch myofasziale TrPs verursachten Syndroms.

Es handelt sich um einen psychophysiologischen Komplex (psychischer bzw. negativer Stress erzeugt muskulären Schmerz), der sich regional begrenzt (im Unterschied zur Fibromyalgie). Durch Druckprovokation lässt sich eine lokale Zuckung der betroffenen Muskulatur auslösen. Falsche Ernährungsgewohnheiten, hormonelle Störungen, Überbelastung und Kälte können auslösende oder verursachende Faktoren darstellen. Die Pathophysiologie wird begleitet von einer Hypoxie (Sauerstoffunterversorgung) und einer Hemmung der Wiederaufnahme von Kalzium in das

sarkoplasmatische Retikulum, was zu einer ständigen → Kontraktion von Myofibrillen führt. Der Schmerz entsteht dabei unter Vermittlung von Botenstoffen und kann sich über die Rückenmarksebene auf andere Muskeln übertragen.
Vgl. → Schmerz.

Literatur
Simons DG, Travell JG, Simons LS. Handbuch der Muskel-Triggerpunkte. Bd. 1: Obere Extremitäten, Kopf, Thorax; Bd. 2: Untere Extremität und Becken. München: Urban & Fischer in Elsevier; 2014
Robert Nier

Schonhaltung *f*; *engl.:* Relieving posture
Kontext: Diagnostik

Bezeichnet die Körperhaltung, die eine Person einnimmt, um Schmerzen zu vermeiden bzw. zu vermindern. Dies kann bewusst bzw. unbewusst erfolgen.

Schonhaltungen werden v. a. eingenommen, um umliegende Gewebestrukturen zu entlasten. Sie sind häufig nach orthopädischen und chirurgischen Erkrankungen zu beobachten, z. B. bei Frakturen, → Narben, radikulären Schmerzen und Koliken.

Längerfristig eingenommene Schonhaltungen können sich in muskulären → Fehlhaltungen manifestieren und zu Schmerzen führen.
Vgl. → Schmerz.
Karolin Krell

Schrägachse, linke/rechte *f*; *engl.:* Oblique axis; *Syn.:* schräge Achse
Kontext: Muskel-Energie-Technik, Diagnostik, Behandlung

In der von → Fred Mitchell sr./jr. entwickelte → MET werden sog. schräge Achsen für → Torsionsbewegungen des Sakrums zwischen den Ossa ilii beschrieben. Diese sind biomechanisch nicht nachweisbar, können aber weiterhin für die Diagnose und Behandlung von Beckendysfunktionen eingesetzt werden.

Die Schrägachsen des Kreuzbeins beschreiben kombinierte Bewegungen, die aus → Nutation bzw. Kontranutation (→ Gegennutation), → Seitneigung und → Rotation bestehen und z. B. beim menschlichen Gang erfolgen. Laut des Modells treffen sich die Schrägachsen im anterioren Teil der Facies auricularis. Theoretisch gibt es unendlich viele Bewegungsachsen des Sakrums, d. h. unendlich viele schräge Achsen, da es sich in mehreren räumlichen Ebenen bewegen kann.

Da das Sakrum in seinen Bewegungen der LWS folgt, neigt es bei Seitneigung der LWS mit linker Konvexität zu einer Bewegung um eine rechte schräge Achse. Hierbei gleitet die linke Seite des Sakrums an der Facies auricularis des linken Os ilium nach unten. Hierbei kommt es zu einer anterioren Nutation der linken Sakrumbasis und einer leichten Rotation.

Der Standbeinphase links wird im Modell eine Bewegung nach anterior um die linke Schrägachse zugeordnet, der Standbeinphase rechts eine Bewegung nach anterior um die rechte schräge Achse.

Dysfunktionen werden beschrieben als → Torsion nach anterior links um die linke schräge Achse (L/L) bzw. rechts um die rechte (R/R) sowie als Torsion nach posterior rechts um die linke Achse (R/L) bzw. links um die rechte (L/R).

Literatur
Liem T, Dobler TK. Leitfaden Osteopathie: Parietale Techniken. 3. Aufl. München: Urban & Fischer in Elsevier; 2010
Mitchell FL, Mitchell PK. Handbuch der MuskelEnergie-Techniken: Diagnostik und Therapie. Bd. 3: Becken und Sakrum. Stuttgart: Hippokrates; 2006
Rang N, Höppner S. CSO CranioSacralOsteopathie: Kurzlehrbuch für Ärzte und Physiotherapeuten. 3. Aufl. Stuttgart: Hippokrates; 2002
Angelina Böttcher

Schwingungen *f*; *Etym.:* mittelhochdt. *swingen* „schwingen, schütteln, fliegen"; *engl.:* Vibrations; *Syn.:* Vibrationen, Oszillationen, alt: Tremulationen (bei Swedenborg)
Kontext: Philosophie, Geschichte

Sich wiederholende, zwischen 2 Grenzwerten stattfindende Bewegung.

Schwingungen oder → Vibrationen liegen praktisch allen Aspekten der Natur zugrunde. Durch die Schwingung von Atomen oder im Zusammenspiel von Molekülen entstehen Licht, Farbe, Wärme, Schall, Töne. Jedes Element, jede Zelle, jedes Gewebe, jedes Organ rezipiert und kommuniziert Schwingungen auf unterschiedliche Weise. So entsteht für alle Materie eine diffizile und individuelle Information auf der Schwingungsebene. Moderne bildgebende Verfahren wie MRT- oder Ultraschallgeräte nutzen diese Eigenschaft, indem sie Bewegungsenergie (rotierende Magnetfelder, Schallwellen) einsetzen und deren unterschiedliche Verarbeitungsmuster (Frequenzen) auf der Gewebeebene in Bilder umwandeln. Ebenso nachgewiesen wurde, dass lebende Zellen und Zellverbände mit ihren Eigenschwingungen Energiefelder bilden. Der Mesmerismus (vgl. → Magnetismus), das magnetische

Heilen, mit dem → A. T. Still lange vor der Einführung der Osteopathie arbeitete, sieht seinen Erfolg in der Beeinflussung dieser Felder durch Therapeutenhände. Damals als unwissenschaftlich abgetan, bildet dieses dynamisch schwingende Netzwerk, die bioenergetische Matrix miteinander kommunizierender Schwingungen, heute das Modell, in dem die moderne Energiemedizin Ansätze für Heilung verortet.

Im osteopathischen Konzept werden, zurückgehend auf → E. Swedenborg, in Schwingung versetzte → Flüssigkeiten und Membranen im menschlichen → Körper als Medium für Information und Kommunikation gesehen. Die Wirkung dieser vom Therapeuten bewusst geschaffenen Schwingungen auf flüssigkeitsgefüllte Räume, z. B. der → Faszien, den → Liquor cerebrospinalis bei Still oder die reziproke Spannungsmembran bei → W. G. Sutherland, bilden die Vorläufer der Erklärungsmodelle, die heute physikalisch zu beweisen versuchen, dass sich die Gedanken, Konzentration des Behandlers, seine inneren Bilder des gesunden Gewebes oder eines inneren Heilers eine Resonanz in dem behandelten → Patienten abbilden und dort ihre ordnende Wirkung entfalten können. Dass es grundsätzlich eine biomagnetische Ausstrahlung von Therapeutenhänden gibt und deren Frequenzen (Schwingungsmuster) einen Einfluss auf die Schwingungsmuster im Gewebe der Patienten haben können, ist inzwischen physikalisch nachgewiesen – inwieweit eine direkte Übertragbarkeit vom Gedanken zum Gewebe möglich ist und wie dies funktionieren könnte, werden zukünftige Forschungen noch beweisen müssen.

Vgl. → Spannungsmembran, reziproke.

Friederike Kaiser

SCTF *f*

Vgl. → Sutherland Cranial Teaching Foundation, Inc.

Friederike Kaiser

Seele (Soul, Spirit) *m*; *Etym.*: unklar, mittelhochdt. *sêle*, althochdt. *sê(u)la* „See, die zum See gehörenden" (nach germanischer Vorstellung befinden sich die Seelen der Ungeborenen und Toten im Wasser); engl. *soul* „Seele, Gemüt, Gefühl, Herz"; lat. *spiritus* „Hauch, Atem, (Lebens)geist"; *engl.*: Soul, spirit

Kontext: Geschichte, Philosophie

Beseelung und die → Lebenskraft des Menschen und als solche Teil der ganzheitlichen Betrachtung des Menschen nach → A. T. Still.

Unter Seele wird allgemein der Gesamtbereich menschlichen Empfindens und Erlebens verstanden, aber auch der nicht sterbliche Anteil einer Person.

A. T. Still war der moderne, erst im 20. Jahrhundert durch die Psychologie eingeführte Aspekt der Seele als einer individuellen Persönlichkeitsstruktur fremd. Ihm geht es bei seinem ganzheitlichen Menschenbild, der Triade von → Körper (body, matter), → Geist (mind) und Seele (spirit, motion), um den Anteil eines Menschen, der für die Beseelung im Sinne einer Beatmung, eines Aspekts des Lebendigen verantwortlich ist. Durch den unterschiedlichen Sprachgebrauch im Englischen und im Deutschen überschneiden sich die Bedeutungsfelder von Geist (mind, spirit) und Seele (soul, spirit). Bei der Beschäftigung mit Stills Triade kann die Unterscheidung wie folgt getroffen werden: Geist entspricht dem Begriff mind als Bedeutungsfeld einer göttlichen oder menschlichen Intelligenz, während die Seele als spirit oder motion das individuelle und allgemeine Lebendige umfasst. Still suchte die Seele (spirit) als spirituelles Wesen, das im menschlichen Körper wohnt, in unterschiedlichen Körpergeweben, u. a. in den → Faszien. Als Mitglied von spiritistischen Zirkeln beschäftigte er sich nach dem Tod seines Vater mit dem Ort, an den sich die Seele (soul) nach dem Verlassen des Körpers zurückzieht.

Auch die moderne → Osteopathie hat wenig mit individuell-psychologischen Begrifflichkeiten zu schaffen. Entweder werden Behandlungen von Störungen durch seelische Prozesse als fachfremde Disziplin Psychologen oder Psychiatern zugewiesen oder – in der Tradition von → J. M. Littlejohn – durch die manuelle Beeinflussung neurophysiologisch wichtiger Organe behandelt.

Spirituell arbeitende Osteopathen sehen ihren ganzheitlichen Zugang zu seelischen Prozessen durch eine Harmonisierung des elektromagnetischen Feldes des ganzen → Patienten oder durch die psychoaktive Wirkung bei der Harmonisierung der Spannung einzelner Organe gewährleistet.

Vgl. → Ganzheit.

Literatur

Kaiser F. A. T. Still's TRIUNE MAN – Moderne Interpretationen. Saarbrücken: AV-Verlag; 2015

Stark J. Stills Faszienkonzepte. 2. Aufl. Pähl: Jolandos; 2008

Friederike Kaiser

Segment, fazilitiertes

Segment, fazilitiertes *n*; *Etym.:* lat. *segmentum* „(Ab-, Ein)schnitt" u. *fascia* „Binde, Band"; *engl.:* Facilitated segment
Kontext: Neurophysiologie, Dermatome, Segmentlehre, Reflexe

Rückenmarkssegment, das sich in einem erhöhten Erregungszustand befindet und dadurch einen weniger starken Reiz (mechanisch, psychisch, physikalisch oder chemisch) benötigt, um motorisch oder vegetativ zu reagieren.

Ursache ist eine meist länger andauernde Fehlstimulation des betroffenen Segments durch parietale oder viszerale → Afferenzen. Vor allem wurde dieses Konzept durch die Arbeiten von → Korr und → Denslow in der Osteopathie verbreitet. Laut Upledger ist es eng mit psychosomatischen und neuromuskulären Interaktionen verbunden. In der Praxis lässt es sich durch Trophikveränderungen (Jarricot, → Chapman, Kibler-Falte usw.), segmentale Tonusveränderungen der Muskulatur (z. B. vermehrte Tender- oder Triggerpunkte) oder durch „Fehlstellungen" bzw. → Hypermobilität und → Hypomobilität der Wirbel diagnostizieren. Vgl. → Trophik.

Literatur
Jones L. Strain-Counterstrain: Osteopathische Behandlung der Tenderpoints. 2. Aufl. München: Urban & Fischer in Elsevier; 2005
Richter P, Hebgen E. Triggerpunkte und Muskelfunktionsketten in der Osteopathie und Manuellen Therapie. 4. Aufl. Stuttgart: Haug; 2015
Robert Nier

Segmentanatomie *f*; *Etym.:* lat. *segmentum* „(Ab-, Ein)schnitt"; griech. *anatomía* „das Aufschneiden"
Kontext: Anatomie, Segmentlehre

Die Segmentanatomie beschreibt die Körpersegmente.

Dies sind Areale des menschlichen Körpers, die aus einer sichtbaren äußeren Hülle und den dazugehörigen inneren Organsystemen bestehen. Sie bauen metamer (aufeinanderfolgend) den Körper auf. Die Segmentanzahl entspricht der Anzahl der Spinalnerven des Individuums.
Jan Porthun

Seitneigung *f*; *engl.:* Sidebending; *Syn.:* Lateralflexion
Kontext: Biomechanik

Seitneigung mit dem Zusatz links oder rechts beschreibt die Bewegung des Körpers um eine anteroposteriore Achse im Raum.

Ihre Beschreibung gestaltet sich mit Bezug zu einzelnen Strukturen des Körpers wie folgt:

- In Bezug auf die Wirbelsäule oder den ganzen Körper ist es die Gesamtbeugung des Rumpfes zu einer Seite in der Frontalebene, z. B. BWS in Seitneigung rechts.
- In Bezug auf einzelne Strukturen wird die Bewegung einer zentral oder in der Mittellinie gelegenen Struktur in Relation zu der unmittelbar darunterliegenden Struktur beschrieben. Die Seitneigung erfolgt um eine anteroposteriore Achse, der obere Teil des betrachteten Körperteils bewegt sich nach links oder rechts.
- In Bezug auf einen einzelnen Wirbelkörper ist die Seitneigung über die Muskelzüge oftmals mit einer → Rotation kombiniert.
- Bei Extremitäten wird die Bewegung des abduzierenden oder adduzierenden Knochens in Bezug auf seinen proximalen Nachbarn gesehen, z. B. entspricht die Seitneigung im Handgelenk einer Ulnar- oder Radialduktion (auch -abduktion).
- An der Schädelbasis bezeichnet eine Seitneigungsbewegung die Annäherung von Ala major und Squama occipitalis auf einer Seite.

Angelina Böttcher

Selbstheilungskräfte *f*
Kontext: Osteopathisches Konzept

Fähigkeit des Körpers, sowohl äußere als auch innere Verletzungen bzw. Krankheiten zu heilen.

Die Nutzung und Intensivierung der Selbstheilungskräfte stellt einen wichtigen Aspekt der osteopathischen Behandlung dar. Die Begriffe Spontanheilung und Spontanremission werden fälschlicherweise als Synonyme verwendet. Dabei kann die Selbstheilungskraft zu einer Spontanheilung oder einer Spontanremission führen. Eine Spontanheilung ist nicht dasselbe wie eine Spontanremission: Von Heilung spricht man, wenn der → Patient dauerhaft gesund wird.
Jan Porthun

Senkung (Niere, Leber, Uterus) *f*; *engl.:* Ptosis; *Syn.:* Ptosis, Ptose, Descensus
Kontext: Anatomie, Pathophysiologie, viszerale Osteopathie

Verlagerung bzw. Absinken eines Organs nach kaudal.

Die haltgebenden Strukturen (Ligamente, → Faszien, Mesenterien bzw. Mesokolon, Gefäße, stützende Organe etc.) verlieren ihre Funktion und lassen das Organ der Schwerkraft folgen. Ursächlich kann dies sowohl innerhalb des Organs (Vergrößerung, Gewichtszunahme, Verfettung), in den stützenden Strukturen (z. B. nach operativer Organentfernung) als auch in den haltenden Strukturen (z. B. bei allgemeiner Bindegewebsschwäche) begründet sein.

Die Senkung eines Organs kann negative Auswirkungen auf die Funktion und die Stoffwechsellage des Organs haben. Unspezifische → Schmerzen wie Bauchdruck, Luftnot und Rückenschmerz können folgen. Eine weitere Folgen kann die Senkung weiterer Organe sein, wenn das Organ selbst eine stützende Funktion für andere Organe innehat.

Der Begriff → Ptose wird in verschiedenen medizinischen Bereichen verwendet, z. B. bezeichnet er in Bezug auf das Auge ein herabhängendes Oberlied und in Bezug auf die weibliche Brust deren Hängen. Die klassischen Organptosen werden bei Leber, Niere und Uterus beschrieben. Andere Autoren verwenden den Begriff auch bei weiteren Organen wie Milz, Darm, Blase etc. Helsmoortel spricht auch von globaler Enteroptose.

In der Osteopathie ist auch bei einem beginnenden Haltverlust eines Organs ohne tatsächliche Positionsverlagerung eine Ptosebehandlung indiziert. In der → Untersuchung zeigt sich dies z. B. durch eine geringe oder fehlende Verschiebbarkeit nach kranial oder durch einen Tensionsverlust des Organs.

Vgl. → Leberptose, → Nierenptose.

Literatur
Hebgen E. Viszeralosteopathie – Grundlagen und Techniken. 5. Aufl. Stuttgart: Haug; 2014
Helsmoortel J, Hirth T, Wührl P. Lehrbuch der viszeralen Osteopathie. Stuttgart: Thieme; 2002
Angelina Böttcher

Sensibilisierung, zentrale/periphere f;
Etym.: lat. *sensibilis* „der Empfindung fähig"; *engl.:* Central, peripheral sensitization
Kontext: Neurophysiologie, Neurologie
Verstärkte Empfindung von (Schmerz-)Reizen. Unterschieden werden die periphere und zentrale Sensibilisierung.

Periphere Sensibilisierung: Nach einer Gewebeverletzung sinkt der pH-Spiegel lokal und Histamine und Bradykinine werden freigesetzt. Dies führt zu einer lokalen Schmerzreaktion durch Aktivierung der nicht myelinisierten C-Fasern (vgl. → Schmerzfasern). Weiterhin kann die Aktivität dieser Fasern durch Serotonin, Prostaglandine, Thromboxane und Leukotriene hochgeregelt werden, wodurch die Schmerzreizschwelle verringert wird. Nozizeptoren der Haut werden besonders sensibilisiert auf thermische Reize, Nozizeptoren der tieferen somatischen Gewebe (Muskulatur, Gelenkstrukturen) auf mechanische Stimuli. Dieser Zustand wird auch primäre Hyperalgesie genannt.

Zentrale Sensibilisierung: Meist durch eine Gewebeverletzung ausgelöst (traumatisch, operativ etc.) ist diese Veränderung nicht lokal bedingt, sondern findet hauptsächlich in sog. Wide-dynamic-Range-Neuronen (WDR-Neuronen) im Hinterhorn des Rückenmarks statt. Aufgrund von anhaltenden oder enorm starken Schmerzafferenzen kommt es zu verschiedenen neuroplastischen Veränderungen (vgl. → Neuroplastizität): So verändert sich z. B. die Anzahl und Art der Enzyme und Neuropeptide, die auf der Rückenmarksebene hergestellt werden. Hierdurch wird dann auch Nerve-Growth-Faktor (NGF) ausreichend hergestellt, um die Nervenverbindungen auf der Rückenmarksebene zu verändern, wodurch nozizeptive Impulse intensiviert werden. Gleichzeitig sterben inhibierende → Interneuronen, die die Schmerzübertragung modulieren, langsam ab. Diese strukturellen Veränderungen erklären die resultierende sekundäre Hyperalgesie: Auch eine geringe Stimulation des peripheren Gewebes führt zu einer Schmerzreaktion, die noch lange nach kompletter Abheilung der Ursprungsverletzung weiter bestehen kann.

→ Schmerz, der im ersten Moment als Schutzmechanismus des Körpers zu verstehen ist, kann folglich zu chronischen Beschwerden führen, die nicht auf der Gewebeebene der Verletzung behandelbar sind.

Literatur
Grubb BD. Peripheral and central mechanisms of pain. Br J Anaesth 1998; 81: 8–11
Latremoliere A, Woolf CJ. Central sensitization: a generator of pain hypersensitivity by central neural plasticity. J Pain 2009; 10: 895–926
Schaible HG. Peripheral and central mechanisms of pain generation. Handb Exp Pharmacol 2007; (177): 3–28
Voscopoulos C, Lema M. When does acute pain become chronic? Br J Anaesth 2010; 105 (Suppl 1): i69–i85
Tobias Dobler

Sensibilitätsstörung f;
Etym.: lat. *sensibilis* „der Empfindung fähig"; *engl.:* Somatosensory disorder; *Syn.:* Empfindungsstörung
Kontext: Neurophysiologie, Diagnostik
Es handelt sich hierbei um ein neurologisches Symptom, das eine veränderte Wahrnehmung von afferenten Sinnesreizen darstellt. Synonym wird der Begriff Empfindungsstörung verwendet.

Da Sensibilitätsstörungen von → Patienten häufig als Missempfindungen beschrieben werden, muss zwingend eine Nomenklatur der verschiedenen sensiblen Qualitäten (Temperatur, Lage, Berührung, → Vibration, → Schmerz) aufgestellt werden.
Die Übertragung sensibler Reize kann in gesteigerter oder verminderter Form auftreten. Ebenfalls ist der komplette Verlust einer der sensiblen → Afferenzen möglich. Diese 3 Möglichkeiten sollen anhand einer gestörten Schmerzwahrnehmung folgend erörtert werden:
- Hypoalgesie: verminderte Schmerzwahrnehmung
- Hyperalgesie: vermehrte Schmerzwahrnehmung
- Analgesie: keine Schmerzwahrnehmung

Literatur
Zeiler K, Auff E, Decke L. Klinische Neurologie I. 2. Aufl. Wien: Facultas-Universitätsverlag; 2006
Jana Lehmann

Sensomotorik f; Etym.: lat. *sensibilis* „der Empfindung fähig" u. *motor* „Beweger"; engl.: Sensorimotor system/function

Kontext: Neurophysiologie, Biomechanik
Komplexe Koordination der sensorischen, motorischen und zentralen Informationen, die zum Gelenkgleichgewicht bei Körperbewegungen beiträgt.
Dabei können statische und dynamische Komponenten unterschieden werden: Bänder, Gelenkkapsel, Knorpel, Reibung und knöcherne Geometrie sind statische bzw. passive Anteile; dynamisch wirken die neuromotorischen Kontrollmechanismen, die auf die Gelenkmuskulatur Einfluss haben.

Literatur
Riemann BL, Lephart SM. The sensorimotor system, part I: the physiologic basis of functional joint stability. J Athl Train 2002; 37: 71–79
Tobias Dobler

Sherrington, Charles Scott m

Kontext: Geschichte, Neurophysiologie
Sir Charles Scott Sherrington (*27.11.1857, †04.03.1952), britischer Neurophysiologe und Nobelpreisträger für Medizin.
Sherrington errichtete das physiologische Fundament für die damals noch im Entstehen begriffene Neurologie. So stammen z. B. die Begriffe → Synapse oder Propriozeption von ihm. Ferner forschte er zur myotatischen Einheit (→ Einheit, funktionelle). Weiterhin entwickelte er das Modell der → reziproken Hemmung (Hemmung eines Spinalreflexes durch einen anderen Reflex), welches bei vielen Techniken zur Entspannung oder Konditionierung der Muskulatur als Grundlage dient, z. B. bei der synaptischen Desensibilisierung, propriozeptiven Muskelrelaxation nach Jacobson, postisometrischen Relaxation (PIR), Bobath etc. In der Osteopathie bedient sich v. a. die → MET dieser Theorie.
Robert Nier

Sklerotom n; Etym.: griech. *skleros* „hart, fest" u. *tomē* „Schnitt"; engl.: Sclerotome; Syn.: embryonale Ursegmente

Kontext: Embryologie, Dermatome, Segmentlehre
Als Skelerotome bezeichnet man die medioventralen Abschnitte der → Somiten, aus denen sich die Elemente des Achsenskeletts entwickeln (Knochen, Knorpel und Ligamente).
Das Sklerotom besteht aus mesenchymalem Gewebe, welches sich zu Chondroblasten, Fibroblasten und Osteoblasten differenziert. Hierzu wandern Mesenchymzellen in Richtung Chorda dorsalis und bilden dort die Anlage der Wirbelsäule.
Vgl. → Mesenchym.

Literatur
Mitchell B, Sharma R. Embryology: An Illustrated Colour Text. 2nd ed. London: Churchill Livingstone in Elsevier; 2012
Karolin Krell

Somatische Dysfunktion f

Vgl. → Dysfunktion, somatische.
Jana Lehmann

Somiten f; Etym.: griech. *sōma* „Körper, Leib"; engl.: Somite

Kontext: Neurophysiologie, Embryologie, Dermatome, Segmentlehre
Ursegmente, früher fälschlich als „Urwirbel" bezeichnet, treten im frühen Stadium der embryonalen Entwicklung des Menschen auf.
In der embryonalen Entwicklung treten ca. ab dem 20. Tag würfelförmige Gebilde seitlich der Chorda dorsalis (induziert die Neuralrohrbildung) auf. Sie sind paarig angelegt und bilden sich von kranial nach kaudal aus. Durch die Bildung der Somiten kommt es zu einer frühzeitigen segmentalen Gliederung des Embryos. Dabei entstehen insgesamt 42–44 Somitenpaare. Diese sind aufgeteilt in 4 okzipitale, 8 zervikale, 12 thorakale, 5 lumbale, 5 sakrale und 8–10 kokzygeale Somitenpaare. Das 1. okzipitale Paar und die unteren 3–4 kokzygealen Paare verschwinden später beim Menschen.

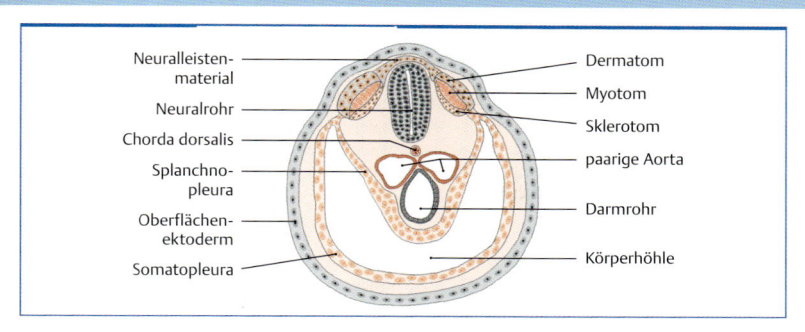

Somiten. (Schünke M, Schulte E, Schumacher U. Prometheus. LernAtlas der Anatomie. Allgemeine Anatomie und Bewegungssystem. Illustrationen von M. Voll und K. Wesker. 3. Aufl. Stuttgart: Thieme; 2011: 7, Ca)

Unterteilt in 3 Abschnitte (→ Sklerotom, → Myotom und → Dermatom) produziert jeder Anteil des Somiten eine bestimmte Gewebeart. Der ventromediale Abschnitt (Sklerotome) bildet die Hartsubstanzen des Achsenskeletts. Der dorsolaterale Abschnitt wird als Dermomyotom zusammengefasst; er liefert das Bindegewebe für die Haut (Dermatom) und die Skelettmuskulatur (Myotom).
Tim Gerdes

Spannungsmembran, reziproke *f*; *Etym.:*
lat. *membrana* „dünnes Häutchen, dünnes biegsames Blättchen"; *reciprocus* „wechsel-, gegenseitig, auf demselben Wege zurückkehrend"; *Abk.:* RTM; *engl.:* Reciprocal tension membrane
Kontext: Kraniale Osteopathie
Unter → reziproker Spannungsmembran wird die Gesamtheit aller duralen Membranen und ihre Anheftung an die knöchernen Strukturen des ZNS wie Schädelknochen, Wirbelsäule, Os sacrum, Os coccygis verstanden.
Dieser Begriff ist im Verlauf von → Sutherlands Forschungen zur kranialen Osteopathie von ihm selbst eingeführt worden. Nachdem er sich aufgrund einschlägiger Fachliteratur, überprüft durch Selbstversuche und eigene Feldforschung, sicher war, dass es tatsächlich eine Schädelbewegung gibt, stellte er Überlegungen dazu an, wie diese Bewegung entstehen und sich auf andere Körperbereiche übertragen könnte. Als Ursache der Bewegung identifizierte er den Atem des Lebens (→ Breath of Life), als Übertragungsmechanismus kamen für ihn nur die Expansions- und Konstriktionsbewegungen des → Liquor cerebrospinalis innerhalb der duralen Membranen und deren Anheftung an die Knochen des ZNS infrage. Damit bezog er sich u. a. auf die Erkenntnisse von → E. Swedenborg, der die duralen Membranen und die darin fluktuierende → Flüssigkeit als Medium der Informationsübertragung von geistigen (göttlichen) Kräften auf den Menschen ansah.
Friederike Kaiser

Spannungsmuster *n*; *engl.:* Stress pattern
Kontext: Pathologie
Kombination dysfunktioneller Mechanismen, die einem bestimmten Muster entsprechen.
So kann z. B. Asthma zu typischen Veränderungen des Atmungssystems führen mit Verspannung der Atemmuskulatur, Rippenhochstand, Blockierung der BWS u. a.
Tobias Dobler

Spasmus *m*; *Etym.:* lat. *spasmus* „Krampf"; *engl.:* Spasm
Kontext: Neurologie
Eine nicht willkürlich herbeigeführte, starke, schmerzhafte → Kontraktion von glatter oder Skelettmuskulatur.
Ist die Skelettmuskulatur betroffen, handelt es sich um einen Muskelkrampf. Dieser kann einen einzelnen Muskel oder Muskelgruppen betreffen und geht mit einer tastbaren Verhärtung einher. Der Muskelkrampf kann Sekunden bis Minuten andauern und ist selbstlimitierend. Unterschieden wird hier zwischen tonischen, klonischen und gemischten Spasmen.
Spasmen der glatten Muskulatur sind zerebrale Krampfanfälle, Koliken von Hohlorganen, Vaso-, Broncho- bzw. Laryngospasmen.
Marlene Maurer

Specific Adjusting Technique f; *Etym.:*
engl. *specific* „spezifisch"; *to adjust* „anpassen"; *technique* „Technik"; *Abk.:* SAT
Kontext: Osteopathische Therapiemodelle, Geschichte

Spezifische Anpassungstechnik, ein osteopathisches Therapiemodell.

Dieses Behandlungsmodell wurde von dem englischen Chiropraktiker und Osteopathen Parnell Bradbury in den 1950er-Jahren entwickelt und von dem Osteopathen Thomas Dummer (langjähriger Direktor der → British School of Osteopathy) in den 1960er-Jahren weiterentwickelt.

Das Modell basiert auf der Theorie, dass eine primäre Läsion (vorzugsweise im strukturellen Wirbelsäulenbereich) eine mechanische Spannung aufbaut, die in einem Bewegungsmuster aufrechterhalten wird. Dieses wird in der Regel im Bereich einer → somatischen Dysfunktion (einem irritierten Wirbelsäulensegment und den damit assoziierten Geweben) gefunden. Bei der Auflösung des Musters konzentriert sich der Therapeut mit seinen Mobilisationstechniken auf einen kleinen Bereich, der sich als primär gegenüber diversen darauf aufbauenden sekundären Problemen präsentiert. Durch die Beseitigung der Irritation in einem Wirbelsäulensegment können somit die körpereigenen inhärenten → Selbstheilungskräfte des Körpers angeregt werden, das Gesamtbild der Beschwerden positiv zu verändern.

Das SAT gilt heute als zu reduzieren in Bezug auf → somatische Dysfunktionen. Der modernere Ansatz auf einer strukturellen Behandlungsebene wird im → Mechanical Link gefunden, dem zufolge der mögliche Ort einer primären Läsion nicht nur im Wirbelsäulenbereich gefunden werden kann, sondern in jedem Körpergewebe.

Vgl. → Läsion, primäre.

Literatur
Lever R. At the Still Point of the Turning World. The Art and Philosophy of Osteopathy. Pencaitland, Scotland, UK: Handspring-Publishing; 2013
Friederike Kaiser

Speed Reducer m; *Etym.:* engl. *speed* „Geschwindigkeit"; *to reduce* „mindern, herabsetzen"
Kontext: Kraniosakrale Osteopathie

Beschreibt die Funktion des Os palatinum.

Das paarige Os palatinum besteht aus 2 dünnen Knochenplatten. Es vermittelt aus mechanischer Sicht zwischen dem Os maxillare und dem Os sphenoidale. Es wird als Speed Reducer bezeichnet, da es an diesem Übertragungspunkt zu einer Geschwindigkeitsverringerung der kranialen Bewegung kommt.
Jan Porthun

Spiritismus, Spiritualismus f; *Etym.:* lat. *spiritus* „Geist"; *engl.:* Spiritualism
Kontext: Philosophie, Metaphysik

Spiritismus umfasst alle Lehren und Praktiken, bei denen mit Geistern und Seelen von Verstorbenen in Kontakt getreten wird.

Dabei wird davon ausgegangen, dass in einer feinstofflichen Welt, die die materielle Welt umgibt, die Seelen der Verstorbenen weiterleben und ein Austausch mit ihnen grundsätzlich möglich ist. Der Kontakt zu den Geistern der Verstorbenen erfolgt in der Regel während einer Séance (Sitzung) über eine medial begabte Person (Medium). In der Literatur werden häufig Klopfzeichen zur Kontaktaufnahme beschrieben. Der Beweis, dass es sich tatsächlich um Informationen von Verstorbenen handelt, wird über das Vermitteln von Tatsachenwissen, das den Lebenden nicht auf anderem Wege bekannt sein kann, geführt. Grundsätzlich ist die Hauptaussage des Spiritismus, dass der Geist bzw. die Seele die Hauptsubstanz der Welt darstellt. Der Körper gilt entsprechend nur als eine Erscheinungsform, materielle Äußerung oder Ausdrucksform von Geist und Seele. Der Geist ist nicht nur Zeuge der Realität, sondern er erschafft und beherrscht sie.

Seinen Ausgangspunkt nahm der Spiritismus 1847 bei einem Spukfall im Bezirk New York, bei dem durch Kontaktaufnahme per Klopfen die Leiche eines Ermordeten im Keller gefunden werden konnte. Zeitgleich entwickelten dieselben gesellschaftlichen Gruppen Amerikas, speziell in den Nordostbezirken New York, Maine und Vermont, die sich in spiritistischen Zirkeln bewegten, einen Zusammenhang zum Mesmerismus (vgl. → Magnetismus) und der → Phrenologie. All diesen, heute als unwissenschaftlich geltenden Praktiken, wird eine Referenz zu → E. Swedenborg nachgesagt.

→ A. T. Still war nachweislich ein Mitglied spiritistischer Gruppen und viele seiner Aussagen bezeugen, dass er in diesem amerikanischen Zeitgeist ein weltanschauliches Zuhause gefunden hatte. Seine Erben versuchten vergeblich, aus Angst vor einer Diskreditierung der Osteopathie alle Zeugnisse dieser „Verirrung" des Begründers zu vernichten.

Literatur
Stark J. Stills Faszienkonzepte. 2. Aufl. Pähl: Jolandos; 2008
Trowbridge C. Andrew Taylor Still, 1828–1917. 4. Aufl. Pähl: Jolandos; 2006
Friederike Kaiser

Sportosteopathie *f*; *engl.:* Sports osteopathy

Kontext: Therapie

In der Sportosteopathie werden die → Prinzipien der Osteopathie auf die Behandlung von Sportlern, insbesondere Leistungssportlern, übertragen.

Die Behandlung kann der Prävention dienen, um beispielsweise Haltungs- oder Bewegungsmuster zu erkennen und auszugleichen und dadurch Fehl- oder Überbelastungen zu vermeiden oder zu verringern. Auch soll mithilfe der Sportosteopathie die allgemeine vegetative Reaktionslage und das Immunsystem des Körpers verbessert werden, um zur Leistungssteigerung beizutragen.

Muskel-, Gelenk- und Faszien- und andere Techniken kommen nach Sportverletzungen zum Einsatz, um die Rehabilitation zu verbessern und zu beschleunigen.

Vgl. → Faszientechnik.
Matthias Pieper

Spread *m*; *Etym.:* engl. *to spread* „ausbreiten, verteilen, spreizen"; *Syn.:* V-Spread

Kontext: Techniken, kraniosakrale Osteopathie

Spezielle Technik zur Behandlung der Schädelnähte.

Es handelt sich um eine Fluidtechnik, bei der diametral entgegengesetzt zu dem Punkt, an dem behandelt wird, ein therapeutischer → Impuls erfolgt, der ein Lösen der dysfunktionellen Sutur stimulieren soll. Unterstützt wird dies durch eine V-förmige Haltung der Finger der anderen Hand des Osteopathen, welche die Sutur spreizen.

Vgl. → Fluid Drive, → V-Spread.
Jan Porthun

Stacking *n*; *Etym.:* engl. *stacking* „das Stapeln"; *engl.:* Stacking

Kontext: Positional Release Techniken, Behandlung

Diese Art der PRT ist den → funktionellen Techniken zuzuordnen und wurde von dem Arzt und Osteopathen Phillip E. Greenman entwickelt.

Der Hauptunterschied zu anderen → PRT ist das sog. Stapeln von nacheinander eingestellten reinachsigen Bewegungen zu Zwischenpositionen. Der Therapeut stellt z. B. erst die Position zwischen → Flexion und → Extension mit der größten → Gelöstheit ein. Von dieser Zwischeneinstellung kann er intuitiv eine Bewegung um eine andere Achse hinzufügen, bis alle Bewegungsrichtungen einschließlich der → Translation aufgestapelt wurden. Es gibt dabei keine einzuhaltende Reihenfolge. Am Ende wird noch durch maximale Ein- und Ausatmung des → Patienten die letzte Komponente hinzugefügt und der Atem 5–30 s angehalten. Abschließend wird der Patient langsam passiv in die Ausgangsposition geführt.

Literatur
Chaitow L. Positional Release-Techniken in der Manuellen Medizin und Osteopathie. München, Jena: Urban & Fischer; 2003
Robert Nier

STAR, TART *engl.:* STAR: sensitivity, tissue texture change, asymmetry and restriction; TART: tissue texture abnormality, static/positional asymmetry, restriction of motion and tenderness

Kontext: Diagnostik

Akronym für diagnostische Kriterien, die im Prozess der osteopathischen Diagnosestellung angewendet wird, um eine → somatische Dysfunktion sicherzustellen.

Die 4 Kriterien umfassen im Detail:

- **STAR:**
    - Sensitivity (Sensibilität)
    - Tissue texture abnormality (Auffälligkeit der → Gewebebeschaffenheit)
    - static or positional Asymmetry (statische/positionsbezogene Asymmetrie)
    - Restriction of motion (Bewegungseinschränkung)
- **TART:**
    - Tissue texture abnormality (Auffälligkeit der Gewebebeschaffenheit)
    - static or positional Asymmetry (statische/positionsbezogene Asymmetrie)
    - Restriction of motion (Bewegungseinschränkung)
    - → Tenderness (Druckempfindlichkeit/-schmerzhaftigkeit)

Karolin Krell

Stase *f*; *Etym.:* griech. *stásis* „Stauung, Stockung"; *engl.:* Stasis

Kontext: Pathophysiologie, Krankheitssymptom

In der Medizin wird Stase als Stillstand bzw. Stau einer sonst bewegten Körperflüssigkeit oder eines Inhaltsstoffes eines Organs bezeichnet.

Folgende Begriffe finden häufige Anwendung:
- Hämostase: Stauung von Blut
- Lymphostase: Stauung von Lymphe
- Cholestase: Stauung von Galle
- Koprostase: Stauung von Darminhalt
- Mukostase: Stauung von Schleim

Vgl. → Abflussstörung.

Tim Gerdes

State of Bind *m*; Etym.: engl. *state* „Zustand, Status"; *to bind* „binden, verbinden, zusammenhalten"

Kontext: Diagnostik, Techniken, Behandlung

Aus der → funktionellen Technik von → Bowles und → Hoover entstandene Bezeichnung einer dysfunktionalen Gewebereaktion auf einen Bewegungsimpuls.

Bei einer Dysfunktion wird die Gewebereaktion, die bei einem → Bewegungstest als (zunehmend) eingeschränkt empfunden wird, als „bind" bezeichnet, die bewegungsfreie Richtung als „ease" (→ State of Ease). State of Bind bezeichnet somit die Situation, in der sich das Gewebe in der eingeschränkten Bewegungsrichtung befindet.

Tobias Dobler

State of Ease *m*; Etym.: engl. *state* „Zustand, Status"; *ease* „Leichtigkeit, Gelöstheit, Entspannung"

Kontext: Positional Release Techniken, Behandlung

Beschreibt den Zustand der → Gelöstheit der an einer Dysfunktion beteiligten Körperstrukturen durch das Einstellen einer → PRT.

Vgl. → State of Bind.

Literatur
Chaitow L. Positional Release-Techniken in der Manuellen Medizin und Osteopathie. München, Jena: Urban & Fischer; 2003

Robert Nier

Still, Andrew Taylor *m*

Kontext: Geschichte, Philosophie

Andrew Taylor Still (*06.08.1828, †12.12.1917) ist der Begründer der → Osteopathie.

Lebenslauf: A. T. Still wurde am 06.08.1828 in Jonesville, Virginia, geboren, als Sohn von Abram Still, Methodistenprediger (→ Methodisten) und Arzt, und Martha Poague Moore. Seine Eltern, beide irisch-schottischer Abstammung, lebten in bescheidenen Verhältnissen und waren, wie zu dieser Zeit bei Siedlern in Amerika üblich, viel im Land unterwegs. Daher genossen Still und seine 5 Geschwister keine klassische Schulbildung, sondern wurden, von gelegentlichen Besuchen einer Dorfschule abgesehen, von den Eltern und durch die tägliche Auseinandersetzung mit dem Leben in der Natur unterrichtet. Mit 10 Jahren behandelte Still das erste Mal seine Kopfschmerzen mit einer → Mobilisation der Kopfgelenke, indem er den Kopf in eine Seilschlaufe legte und vorsichtig den Nacken dehnte.

1849 heiratete er seine erste Frau Mary Margaret Vaughan. Im gleichen Jahr begann er eine Ausbildung zum Arzt bei seinem Vater. Die darauf folgenden Jahre führte er ein für diese Zeit typisches Siedlerleben. Zwischen den beginnenden kriegerischen Auseinandersetzungen um die Abschaffung der Sklaverei, dem Versuch als Arzt, methodistischer Prediger, Landwirt und kleiner Unternehmer für sich und seine Familie das Überleben zu sichern und den familiären Schicksalsschlägen (Tod seiner Frau und mehrerer seiner Kinder), denen die herrschende Medizin nichts entgegenzusetzen hatte, entwickelte sich bei Still die sichere Überzeugung, dass Gott, der Schöpfer und die Natur für alle Beschwerden des Lebens eine Lösung miterschaffen haben.

1860 heiratete er Mary Elvira Turner (*1834, †1910), eine 26-jährige Lehrerin aus den Nordstaaten, Tochter eines Methodistenpredigers und Apothekers. Durch sie und durch den Humanisten Major James Burnett Abbott, den er im Bürgerkrieg kennenlernte, kam er in Kontakt mit den Ideen des Transzendentalismus und der Evolutionstheorie.

Erfolgreiche Anwendungen seiner Heilkunst, die eine Kombination der in seiner Zeit bekannten Methoden des magnetischen Heilens (vgl. → Magnetismus), der → Phrenologie, des Spiritismus, schamanischer Heilweisen und des → Bonesettings (Knocheneinrenkens) darstellten, bestätigten ihn in seiner Überzeugung, dass jede Krankheit nur eine Funktionsabweichung innerhalb des Organismus darstellt. Durch die Rückführung in den Normalzustand findet seiner Meinung nach die Heilung durch die von der Natur oder Gott gegebenen Lebenskräfte statt. Ab 1874 war er sich sicher, hiermit einen neuen Weg der Therapie gefunden zu haben. Trotz heftiger Anfeindungen vonseiten der orthodoxen Medizin, der methodistischen Kirche (vgl. → Methodisten) und Teilen seiner Familie entwickelte er seine Methode weiter. Er arbeitete von 1874–1886 an unterschiedlichen Orten als Wanderarzt und konnte sich erst 1886 dank der Unterstützung enger Freunde in Kirksville, Missouri, niederlassen.

1892 gründete er in Kirksville mit seiner Frau, seinen Kindern und einem → Patienten die → American School of Osteopathy (→ ASO). Der erste Jahrgang bestand aus 10–11 Studenten. Die Schule wurde sehr erfolgreich und war in den nächsten Jahren die Ausbildungsstätte für viele osteopathische Schulgründer in den Vereinigten Staaten. Große Auseinandersetzungen mit Vertretern einer mehr wissenschaftlich orientierten Osteopathie wie → J. M. Littlejohn und die zunehmende Ausrichtung des Studiums in Richtung einer anerkannten Kombination aus moderner Medizin (Impfungen, Röntgen etc.), Chirurgie, Geburtshilfe und manueller Therapie führten dazu, dass sich Still immer mehr aus dem aktiven Leben der Schule und dem dazugehörigen Wirken zurückzog und sich verstärkt persönlichen Studien zur Naturphilosophie sowie technischen Entwicklungen und medizinischen Neuerungen zuwandte. Der → Flexner-Report 1910, durch den medizinische Ausbildungen in den USA grundsätzlich reglementiert wurden, gab den naturwissenschaftlichen Vertretern der osteopathischen Ausbildung recht. Still blieb ein aufmerksamer Beobachter der Entwicklungen, auch wenn er die aktive Beteiligung an osteopathischen Organisationen und Journalen ablehnte.

Ab 1906 verschlechterte sich sein Gesundheitszustand zunehmend. 1914 erlitt er einen Schlaganfall, wobei er die Fähigkeit zum Sprechen verlor. Am 12.12.1917 starb Still im Alter von 89 Jahren. Überall im Land wurden Trauerfeiern zu seinen Ehren abgehalten.

Veröffentlichungen: 1897 *Autobiography*, 1899 *Philosophy of Osteopathy*, 1902 *Philosophy and Mechanical Principles of Osteopathy*, 1910 *Research and Practice of Osteopathy*.

Philosophie: Die Medizinphilosophie A. T. Stills kann nur im Kontext seiner Lebensgeschichte und dem damals herrschenden Zeitgeist verstanden werden. Er war ein Meister darin, aus allen Informationen, die sich ihm präsentierten, ein philosophisches Gesamtkonstrukt zu erschaffen, das stark einem deduktiven Erkenntnisprinzip verpflichtet war. Dabei vermischten sich Einflüsse aus der methodistischen Lehre, dem Schamanismus der Indianer, dem Leben in der Natur mit Leben und Tod von Tieren und Menschen, damals gängigen Therapiemodellen wie der Phrenologie, dem magnetischen Heilen, Bonesetting, philosophischen Theorien wie dem amerikanischen Transzendentalismus und der Evolutionstheorie von Spencer und Darwin sowie spirituelle Konzepte wie Swedenborgismus (→ E. Swedenborg) oder → Spiritismus. All dies bildete die Basis der Philosophie, durch die Still versuchte, seine sinnlich erfahrene Welt theoretisch zu begründen.

Grundsätzlich verstand er den Menschen als → Triune, d. h., dass seines Erachtens 3 verschiedene Aspekte für einen ganzheitlichen Blick notwendig waren. Er bezeichnete diese als → Geist (mind), → Körper (body, matter – Materie, Substanz) und → Seele (spirit, motion – Bewegung, → Lebenskraft, Vitalität). Vgl. → Ganzheit.

Der Zugang zu Stills Philosophie wird durch die große Vielfalt seiner Erklärungsmodelle erschwert. Er hinterlässt nachfolgenden Osteopathen eine große Bandbreite von Zugangs- und Interpretationsmöglichkeiten. So können sich alle Richtungen der Osteopathie auf ihn berufen – für jede Meinung, jede Interpretation der Therapiemethode lässt sich in Stills Werk ein Zitat finden.

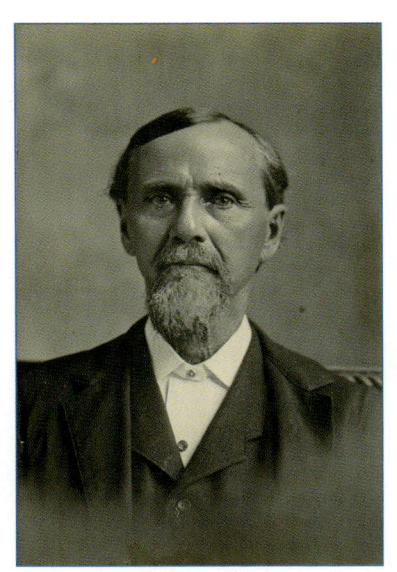

Andrew Taylor Still, ca. 1885. (Andrew Taylor Still, ca. 1914; Museum of Osteopathic Medicine, Kirksville, MO, [2010.87.37] | Museum of Osteopathic Medicine, Kirksville, MO)

Still, Andrew Taylor

Medizinische Forschung Europas des 17. bis 20. Jahrhunderts

William Haevey (1578–1657)
Entdeckung des Blutkreislaufs

William Cullen (1710–1790)
Das Nervensystem kann durch äußere Einflüsse stimuliert werden und ist in der Lage, Reaktionen des Körpergewebes zu beeinflussen.

Marie François Xavier Bichat (1771–1802)
Körpergewebe unterscheiden sich in Struktur und Funktion.

Rudolf Ludwig Karl Virchow (1821–1902)
Ein lebendiger Organismus kann nur als das perfekte Zusammenspiel vieler einzelner vitaler Strukturen verstanden werden, Krankheit beginnt bei Störung dieses Zusammenspiels.

Louis Pasteur (1822–1895)
Entwicklung der Keimtheorie:
Das Milieu ist wichtig.

Robert Koch (1843–1910)
Bakterien können Krankheiten verursachen.

Iwan P. Pawlow (1849–1936)
Das vegetative Nervensystem steuert die Funktion der inneren Organe.
Allgemein:
Krankheit lässt sich aus Naturgesetzen ableiten, Gesundheit ebenfalls.

Europäische Aufklärung

Jean-Jacques Rousseau (1712–1778), René Deacartes (1596–1650)
Der Mensch ist von Natur aus gut. Alle Menschen sind gleich. Die Erkenntnis von Naturgesetzen befähigt zur selbstständigen Einflussnahme auf die Welt. Auch lebendige Körper sind über ihre Mechanik zu verstehen und zu beeinflussen.

Evolutionstheorie

Charles Robert Darwin (1809–1882), Herbert Spencer (1820–1903), Alfred Russel Wallace (1823–1913)
Struktur und Funktion bedingen sich gegenseitig. Zur Evolution gehören auch Reparatur- und Selbstheilungsmechanismen.

Amerikanischer Transzendentalismus

Ralph Waldo Emerson (1803–1882)
Die Natur als Lehrerin – Triade:
Materie, Geist, Seele.

Methodistische Kirche

John Wesley (1703–1791)
Gottes Werk ist vollkommen.
Der Mensch als Gottes Werk ist in der Lage, dieser Vollkommenheit nachzueifern.

Deutscher Idealismus

Immanuel Kant (1724–1804), Georg Wilhelm Friedrich Hegel (1770–1831), Johann Wolfgang von Goethe (1749–1832)
Die immanente Logik der Natur zeigt sich über ihre Gestalt. Der Mensch ist durch die tiefe Betrachtung derselben zu Erkenntnis fähig.

Shawnee-Indianer

Naturreligion:
Gott und Natur sind eine untrennbare Einheit.
Schamanismus:
Wissen wird persönlich weitergegeben. Anatomische Studien an Leichen wurden nicht sanktioniert.

Theosophie

Emanuel Swedenborg (1688–1772)
Faszien und Membranen sind durch Flüssigkeitseinschluss zur Aufnahme und Speicherung von himmlischer Information befähigt. Geist und Seele materialisieren sich im Körper.

Phrenologie

Franz Joseph Gall (1758–1825)
Die Schädelform zeigt die Funktion des Gehirns. Eine Veränderung der Funktion zeigt sich in einer spezifischen Veränderung der Schädelform.

Magnetisches Heilen, Mesmerismus

Franz Anton Mesmer (1734–1815)
Krankheit ist ein Ungleichgewicht der elektromagnetischen Ströme im menschlichen Körper. Der Geist ist in der Lage, elektromagnetische Felder zu produzieren und so auf andere heilend einzuwirken.

Traditionelle Volksmedizin

Bonesetting: Das Einrichten von Gelenken fördert die Gesundheit.

Spiritismus

Es gibt eine Verbindung zum Jenseits. Der Mensch ist in der Lage, Kontakt zu der Geisterwelt und zu universellem Wissen aufzunehmen.

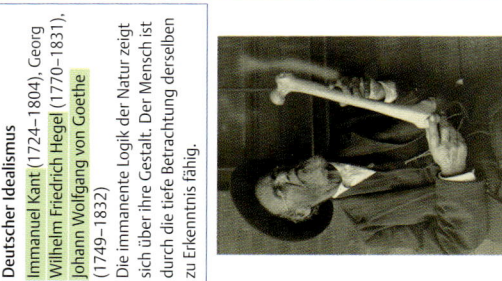

Zeitgenössische Strömungen und der medizinische Wissensstand mit ihrem Einfluss auf A. T. Still und die Entwicklung der Osteopathie. (Andrew Taylor Still with femur seated outside, 1910 May 13, Museum of Osteopathic Medicine, Kirksville, MO [2004.206.01]. | Museum of Osteopathic Medicine, Kirksville, MO)

Literatur
Stark J. Stills Faszienkonzepte. 2. Aufl. Pähl: Jolandos; 2008
Trowbridge C. Andrew Taylor Still, 1828–1917. 4. Aufl. Pähl: Jolandos; 2006
Friederike Kaiser

Still-Technik *f*; *engl.:* Still technique

Kontext: Diagnostik, osteopathische Therapiemodelle, Techniken, Behandlung

→ Richard L. van Buskirk (D.O.) gab dieser Methode ihren Namen und strukturierte und klassifizierte sie in einer Publikation von 2000.

Laut Buskirk wandte → A. T. Still folgende → Prinzipien und Vorgehensweisen bei Dysfunktionen des Bewegungsapparats an:

1. Bestimmung der Gelenkposition und der freien Gelenkbewegung
2. Führen des Gelenks in die freie Position/Richtung
3. Verstärkung der freien Bewegungskomponenten, um das Gewebe zu entspannen
4. Anwendung eines Drucks oder Zuges von 2 kg oder weniger
5. Unter Anwendung eines langen → Hebels und Druck/Zug wird das Gelenk durch den gesamten Bewegungsumfang und somit auch die Bewegungseinschränkung bewegt.
6. Ein → Release in der Art eines klickenden Geräusches kann palpabel sein.
7. Der Druck/Zug wird gestoppt und das Gelenk in die → Neutralposition zurückgeführt. Das Gelenk kann daraufhin erneut getestet werden.

Literatur
van Buskirk RL. The Still Technique Manual – Applications of a Rediscovered Technique of Andrew Taylor Still, M.D. Indianapolis, IN: American Academy of Osteopathy; 2000
Taylor N. Efficacy of the 'Still technique' on dorsiflexion at the talocrural joint in patients with a history of ankle injury. [Unpublished thesis submitted in partial fulfillment of the degree of Master of Osteopathy]. New Zealand: Unitec Institute of Technology; 2008. Im Internet: http://unitec.researchbank.ac.nz/handle/10 652/1335, Stand: 24.02.2015
Tobias Dobler

Stille *f*; *Etym.:* althochdt. *stilli* „Bewegungslosigkeit, Lautlosigkeit, Ruhe, Verborgenheit"; *engl.:* Silence, Stillness

Kontext: Biodynamische Osteopathie

Die Stille ist ein spezifischer Begriff der biodynamischen Osteopathie und bezeichnet einen Moment der Konzentration bzw. des Seins ohne Gedanken und Emotionen.

Der deutsche Wortursprung assoziiert mit dem Begriff Bewegungslosigkeit im Sinne von „etwas geschehen lassen, nichts aktiv tun". Diverse fernöstliche spirituelle Praktiken arbeiten mit dem Begriff „Stille" in diesem Zusammenhang, wobei versucht wird, dem in das aktive Handeln verliebten westlichen Menschen zu vermitteln, dass die spirituellen Kräfte besser wirken können, wenn keine zielorientierte lineare Kraft der Gedanken sie beeinflusst.

In der Osteopathie trägt zusätzlich das komplexe Wortspiel von → W. G. Sutherland, der den Namen → A. T. Stills als Begründer der Osteopathie mit dem Bibelzitat: „Sei still und wisse, ich bin Gott!" („Be still, and know that I am God!", Psalm 46:10) verknüpfte, zu dem großen Bedeutungsfeld bei, das der Begriff „Stille" v. a. in der kranialen und biodynamischen Osteopathie erlangen konnte. Sutherland war es auch, der mit der Einführung des Begriffs → Stillpunkt seinem Lehrer ein lebendiges Zeichen setzte. Der Stillpunkt in einer Behandlung entsteht, wenn sich durch eine Behandlungstechnik, z. B. die → Kompression des 4. Ventrikels, eine rhythmische Balance der → Flüssigkeiten einstellt. Nach einem Stillpunkt ist gemäß Sutherland die Arbeit des Therapeuten beendet, und der Körper des → Patienten übernimmt seinen Anteil an der Heilung. Der Zeitraum, in dem ein Stillpunkt wirkt, kann nicht vorher festgelegt werden. Der Stillpunkt ist zu Ende, wenn der → primäre Atmungsmechanismus (PAM) wieder in die Bewegung geht.

Im biodynamischen Kontext umfasst Stille sowohl die ruhige Konzentration des Behandlers als auch den virtuellen Raum in dem die → Potency des Atem des Lebens → (Breath of Life) ihre Bewegung entfalten kann (vgl. → Biodynamik). In diesem Zusammenhang wird der Begriff der „dynamischen Stille" bemüht, was im strengen Sinne der Wortbedeutung eine Tautologie darstellt. Die dynamische Stille wird als Bereich bezeichnet, in dem eine mit Energie aufgeladene Ruhe herrscht, in der sich das pure Sein ohne Gedanken und Emotionen entfalten darf. Auch hier ist in dem Moment, wenn Behandler und → Patient in die Stille kommen, der Raum für Heilprozesse geöffnet.

Friederike Kaiser

Stillpunkt *m*

Kontext: Osteopathisches Konzept

Punkt der geringsten Spannung eines Gewebes.
Sobald der Stillpunkt eintritt, kommt es zu einer deutlichen Gewebeentspannung, die Atmung beginnt sich zu vertiefen, das Schmerzerleben verringert sich. Die → Selbstheilungskräfte werden mobilisiert. In der Phase des Stillpunkts ist über einen Zeitraum von einigen Sekunden bis Minuten in der Regel keine kraniosakrale Bewegung wahrnehmbar. Nach dem Ende des Stillpunkts baut sich die kraniosakrale Bewegung unterschiedlich schnell wieder auf. Ein Osteopath, der einen → Patienten in einen Stillpunkt begleitet, muss ausreichend Zeit zur Verfügung haben, da dieser Prozess nicht abgebrochen werden kann, sondern vollständig durchlaufen werden muss.

Jan Porthun

Stimulus *m*; *Etym.:* lat. *stimulus* „Stachel"; *engl.:* Stimulus

Kontext: Neurophysiologie, Verhalten

Bezeichnung für einen Reiz, der eine physiologische oder psychologische → Reaktion auslöst.
Stimuli unterscheiden sich in ihrer Intensität und sind nicht proportional zu der kinetischen Energie, die dadurch freigesetzt wird. Sie können mechanisch, thermal, chemisch oder elektrisch sein.

Marlene Maurer

Störung, funktionelle *f*; *Etym.:* lat. *functio* „Tätigkeit, Verrichtung, Geltung"; *engl.:* Functional disorder/problem; *Syn.:* funktionelles Syndrom, Dysfunktion

Kontext: Diagnostik, Behandlung

Eine funktionelle Störung stellt ein Zusammentreffen von Krankheitszeichen oder Beschwerden (Symptomen) dar, die keine organische Ursache erkennen lassen.
Diese Definition ist sowohl für die Allgemeinmedizin als auch für die Psychosomatik gültig. Die Symptome sind mit den üblichen Diagnosemethoden (Labor, bildgebende Verfahren etc.) nicht objektivierbar, weil noch keine strukturellen Veränderungen vorhanden sind. → Diagnostik und Behandlung bieten daher erhebliche Schwierigkeiten. Diese charakteristische Situation im Frühstadium von Krankheitsverläufen gab Anlass zu ihrer Bezeichnung als funktionelle Störung.
Die Osteopathie zielt darauf ab, funktionelle Störungen objektivierbar zu machen und zu behandeln. Dadurch ist es möglich, auf Krankheitszeichen zu reagieren, bevor Strukturveränderungen stattfinden können. Gesucht wird nach Elastizitätsverlust im Gewebe. Verschiedene Ansätze werden dazu in der Osteopathie genutzt, z. B. myofasziale (→ BLT), manuelle und kraniosakrale Modelle, → GOT, → Mechanical Link.

Vgl. → Funktionsstörung.

Claudia Hafen-Bardella

Stützfunktion von Faszien *f*; *engl.:* Supporting function of fascia

Kontext: Anatomie, Physiologie

→ Faszien haben eine wichtige Stützfunktion des Körpers.
Insbesondere bei großen Bindegeweben, z. B. der Fascia thoracolumbalis, konnte nachgewiesen werden, dass die Weiterleitung von Spannungen und die Erhöhung von Druck in (faszialen) Kompartimenten essenziell für eine effektive Funktion der Muskulatur und der Gelenke sind.

Literatur

Willard FH, Vleeming A, Schuenke MD, Danneels L, Schleip R. The thoracolumbar fascia: anatomy, function and clinical considerations. J Anat 2012; 221: 507–536

Tobias Dobler

Subjektivität in der Diagnostik *f*

Kontext: Osteopathisches Konzept

Der Osteopath muss sich der Subjektivität seiner Diagnosestellung bewusst sein, da diese überwiegend manuell und erfahrungsbasiert durchgeführt wird.
Ausnahmen davon sind technische Hilfestellungen, auf deren diagnostisches Ergebnis der Osteopath kaum einen Einfluss hat.
Das Verhältnis und die Grenzen von Subjekt-Subjekt und Subjekt-Objekt beeinflussen sehr stark die Diagnosefindung und den gesamten therapeutischen Prozess.

Jan Porthun

Subluxation *f*; *Etym.:* lat. *sub* „unter(halb), unter...hin" u. *luxare* „verrenken"; *engl.:* Subluxation

Kontext: Dysfunktion

Kommt es in einem Gelenk zu einem teilweisen Kontaktverlust der Gelenkflächen, spricht man von einer Teilausrenkung.

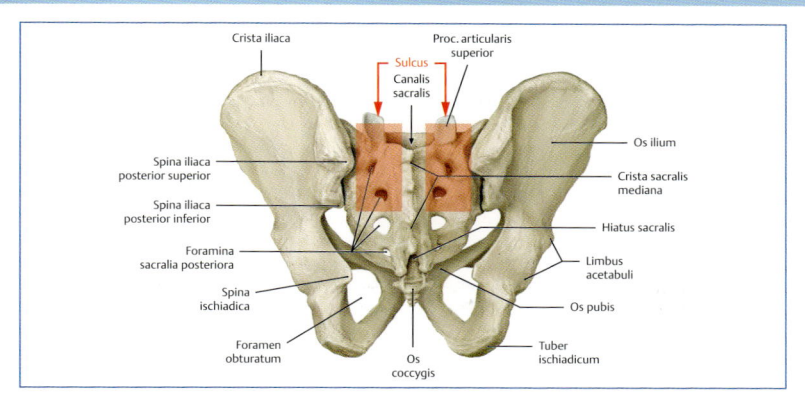

Sulkus (Os sacrum). (Schünke M, Schulte E, Schumacher U. Prometheus. LernAtlas der Anatomie. Allgemeine Anatomie und Bewegungssystem. Illustrationen von M. Voll und K. Wesker. 3. Aufl. Stuttgart: Thieme; 2011: 138, Ab)

Diese kann sich meist selbst wieder reponieren und bedarf nur in einigen Fällen direkter therapeutischer Hilfe. Da diese Form der Gelenkbewegung jedoch meist traumatisch, z. B. durch Sturz oder Aufprall, verursacht ist, kommt es oft auch zu Reizungen der Gelenke mit nachfolgender entzündlicher Reaktion. Da Entzündungen zwar primär zu einer verbesserten Durchblutung in einem Gebiet, aber nachfolgend zu einer eingeschränkten Stoffwechsellage führen, ist eine therapeutische Begleitung meist indiziert. Häufig betroffenes Gelenk einer Subluxation ist das Schultergelenk (Art. humeri).
Vgl. → Reizung, chronische.
Tobias Krug

Sulkus (Os sacrum) *m*; *Etym.:* lat. *sulcus* „Furche"; *engl.:* Sulcus
Kontext: Anatomie
Hierbei handelt es sich um eine rinnenartige Vertiefung, die sich zwischen dem Kreuzbein (Os sacrum) und den Ossa ilii befindet.
Die → Palpation des Sulkus kann Aufschluss über Stellung und Beweglichkeit des Os sacrum geben.
Tobias Krug

Sutherland Cranial Teaching Foundation, Inc. *f*; *Abk.:* SCTF
Kontext: Osteopathische Organisationen, Geschichte
Die Sutherland Cranial Teaching Foundation wurde 1953 von → W. G. Sutherland und einigen seiner Lehrkräfte der Cranial Academy als gemeinnützige Organisation gegründet. Sie existiert bis heute.
Aufgabe dieser Organisation war und ist die Etablierung der Osteopathie im kranialen Bereich nach den → Prinzipien, die von Sutherland entwickelt wurden. Dazu gehört die Verbreitung der Prinzipien und ihrer therapeutischen Indikationen in der Öffentlichkeit sowie die Aufforderung an diejenigen, die Osteopathie im kranialen Bereich praktizieren, ihr Wissen ständig zu erweitern und zu vertiefen. In diesem Sinne fördert die SCTF Forschungen, veröffentlicht Publikationen und bietet sowohl grundlegende als auch weiterführende Studienkurse an. Der britische Ableger der SCTF in London ist das Sutherland Cranial College of Osteopathy (SCCO), welches regelmäßig Kurse in ganz Europa anbietet.
Bekannte Mitglieder des SCTF waren bzw. sind: Harold Magoun sr. und jr., Beryl Arbuckle, Harold und Rebecca Lippincott, → Rollin Becker, Allan Becker, → Viola Fryman, Edna Lay, Chester Handy und seine Ehefrau → Anne Wales, Adah Sutherland, → Jim Jealous, Rachel Brooks.
Literatur
Becker R. Leben in Bewegung & Stille des Lebens. Pähl: Jolandos; 2013
Friederike Kaiser

Sutherland, William Garner (D.O.), Dr. Sc. (hon) m

Kontext: Geschichte, Philosophie

William Garner Sutherland (*23.03.1873, †23.09.1954) ist der Begründer der kranialen Osteopathie.

Lebenslauf: William Garner Sutherland wurde in Portage County, Wisconsin, als 2. Kind von insgesamt 6 Geschwistern geboren. Seine Eltern, Dorinda und Robert Sutherland, hatten schottisch-deutsche Wurzeln und ähnlich wie bei → A. T. Still lebten sie in eher bescheidenen Lebensverhältnissen. Der Vater war Schmied, und auf der Suche nach einem einträglichen Umfeld zog die Familie nach Süd-Dakota.

Schon mit 10 Jahren begann Sutherland als Laufbursche in einer Zeitungsdruckerei etwas zum Familieneinkommen beizutragen und verließ bereits mit 14 Jahren die Familie, um seinem Arbeitgeber, einem Zeitschriftenverleger, nach Aberdeen zu folgen. Diese Arbeit lag ihm, als 17-Jähriger war er der leitende Assistent des *Aberdeen Daily*. Dennoch wechselte er in den nächsten Jahren häufig den Arbeitgeber, auch wenn er meist dem Zeitungsgewerbe treu blieb. 1893 brach er eine kurze Universitätsausbildung an der Upper Iowa University ohne Examen ab. Das Geld reichte nicht.

Schließlich entdeckte er die Osteopathie und besuchte die Ausbildung an der → ASO (1898–1900) zeitgleich mit dem 8 Jahre älteren → J. M. Littlejohn. Er wurde schnell erfolgreich mit seiner Praxis im Elternhaus in Mapleton, eröffnete 1901 eine Praxis in Mankato und engagierte sich in der Verbandspolitik der American Osteopathic Association (AOA). Parallel zu seiner Praxisarbeit beschäftigte er sich regelmäßig mit der Wahrnehmung der Schädelbeweglichkeit und den Möglichkeiten, diese Erkenntnis für die osteopathische Praxis zu nutzen.

1905 heiratete Sutherland seine 1. Frau, 1907 kommt ihre gemeinsame Tochter Alice zur Welt. Die Ehe wird geschieden. Danach ehelichte er seine 2. Frau und Kollegin Adah Strand, die ihn in seiner Forschung aktiv unterstützte. Seinem anfänglichen Geistesblitz, dass die Schädelknochen des Os temporale und Os sphenoidale dem Kiemenapparat des Fisches ähneln und daher einer Atembewegung dienen sollten, versuchte er durch die Lektüre europäischer Anatomie- und Physiologiebücher eine theoretisch haltbare Grundlage zu geben. Mit Selbstversuchen bewies er sich und der Welt, dass eine Verhinderung dieser Bewegung deutliche Beeinträchtigungen der Gesundheit zur Folge haben kann. Dieser Zugang zur Osteopathie stand im Widerspruch zu der offiziellen Politik der AOA, die sich zunehmend bemühte, in der orthodoxen Medizinauffassung etabliert zu werden.

1938 gründete er daher mit anderen kritischen Osteopathen die Osteopathic Manipulative Therapeutic and Clinical Research Association, die 1944 zur Academy of Applied Osteopathy umbenannt wurde.

1939 veröffentlichte er seine Gedanken zur Schädelbeweglichkeit und dem → primären Atmungsmechanismus (PAM) in seinem Buch *The Cranial Bowl*. Nach so vielen Jahren des geheimen Forschens konnte Sutherland nun seine Erkenntnisse offensiv an die Öffentlichkeit tragen. In Seminaren, Studiengruppen, Vorträgen und Artikeln warb er dafür, diesen Ansatz weiter zu untersuchen. 1946 wurde er der Ehrenvorsitzende der neu gegründeten Osteopathic Cranial Association, einer Untergruppe der AAO. 1951 veröffentlichte Harald I. Magoun *Osteopathy in the Cranial Field*. Darin wurde die kraniale Osteopathie erstmals in Form eines Lehrbuches dargelegt. Sutherland schrieb das Vorwort.

1953 wurde die bis heute existierende → SCTF gegründet, ein Zusammenschluss aller namhaften Therapeuten im Bereich der kranialen Osteopathie, mit dem erklärten Ziel, die Forschung und Verbreitung dieser Richtung der Osteopathie weiter voranzutreiben.

Sutherland verstarb im September 1954 in Kalifornien. Er stand bis kurz vor seinem Tod im engen Austausch mit seinen Kollegen, speziell → Rollin Becker, → Anne Wales und seiner Ehefrau Adah.

Veröffentlichungen: Das Werk *The Cranial Bowl* (1939) ist das einzige Buch, das Sutherland selbst herausgegeben und geschrieben hat. Andere Veröffentlichungen seiner Ideen sind Unterrichtsmitschriften, die von Mitgliedern der SCTF gesammelt und herausgegeben wurden.

1962 erschien seine Biografie *With Thinking Fingers* aus der Feder seiner Ehefrau und Kollegin Adah Strand Sutherland. Ohne ihre Initiative wäre keines der Werke mit den Gedanken von W. G. Sutherland erschienen, auch an den beiden folgenden Veröffentlichungen hat sie tatkräftig mitgewirkt.

1967 wird das Werk *Contribution of Thoughts* – die gesammelten Schriften von Sutherland

1914–1954 – von Rachel Brooks herausgegeben. Es erscheint 1998 in 2. Auflage durch die Herausgeberin → Anne Wales. Sie gibt außerdem 1990 *Teaching in the Science of Osteopathy* heraus, eine Sammlung von Vorträgen, die Sutherland in der Zeit von 1949–1950 während seiner Seminare auf Rhode Island gehalten hat.

Philosophie: „Wissen ist da, man muss es nur suchen." Gemäß dieser Erkenntnis verfolgt Sutherland erkenntnistheoretisch das Prinzip des Lernens durch Selbsterfahrung. Im Gegensatz zu der herrschenden Wissenschaftsauffassung kann durchaus eine zuverlässige Erkenntnis mittels wiederholter und reproduzierbarer Erfahrung generiert werden. Mit diesem Konzept bearbeitet er seine Idee des PAM und beschreibt eine Reihe von Prämissen, die für die Existenz eines solchen Voraussetzung sind.

Mit der Gründung des SCTF findet er Mitstreiter auf der Suche nach Behandlungsmöglichkeiten im Rahmen seines Konzepts und bleibt dabei mitnichten auf das kraniosakrale System beschränkt. Mit den Techniken der → BLT und der → BMT machen sie in den Arbeitsgruppen die Erfahrung, dass diese Arbeit nicht nur für den → Patienten angenehmer, sondern auch für den Therapeuten kräfteschonender sein kann. Wenn der → Patient einen Teil der Arbeit übernimmt, gibt der Therapeut auch einen Teil der Verantwortung für die Heilung zurück.

Für Sutherland bleibt der Antrieb des PAM durch die → Potency (→ Lebenskraft) eine religiöse Erfahrung, für ihn ist der Liquor gemäß A. T. Stills Auffassung das „höchste bekannte Element", ein Produkt der göttlichen Schöpferkraft. Dabei wirkt der Atem des Lebens → (Breath of Life) bewegend, und die lenkende Funktion des Therapeuten kann nur in Respekt und im Zusammenwirken mit dem inneren Heiler des → Patienten erfolgen. Hier ist die Nähe zu → Swedenborgs Philosophie unübersehbar, welcher die Informationsübertragung zwischen dem Wollen des Himmels und dem Handeln auf Erden in der Spannung der Schädelmembranen und der von ihnen umschlossenen → Flüssigkeiten vermutete.

Literatur
Hartmann C, Hrsg. Das große Sutherland-Kompendium: Die Schädelsphäre. Einige Gedanken. Unterweisungen in der Wissenschaft der Osteopathie. 2. Aufl. Pähl: Jolandos; 2013
Friederike Kaiser

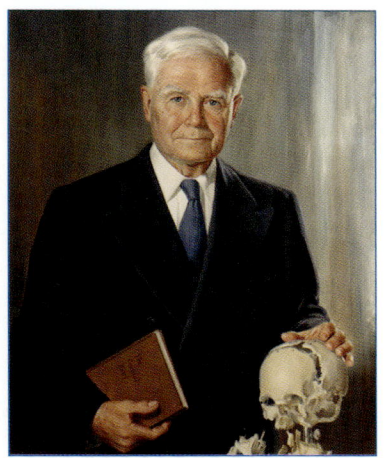

William Garner Sutherland (D.O.) – Gemälde aus dem Still National Osteopathic Museum, Kirksville 2003. (William G. Sutherland, n.d., Cranial Collection, Museum of Osteopathic Medicine, Kirksville, MO [1994.1582.01]. | Museum of Osteopathic Medicine, Kirksville, MO)

Sutherland-Techniken *f*; *Etym.:* benannt nach William Garner Sutherland (*1873, †1954)
Kontext: Techniken, Behandlung
→ Funktionelle Techniken zur Behandlung des ganzen Körpers, insbesondere der Gelenke, Muskeln, Bänder und Sehnen.
Entwickelt wurde diese Technik von → W. G. Sutherland. Der Therapeut nimmt die Spannung der dysfunktionellen Körperregion bzw. Struktur wahr. Anschließend versucht er, unter Beeinflussung des Gelenks, der beteiligten Muskeln, Bänder und Sehnen, einen Punkt maximaler → Gelöstheit einzustellen, in dem alle diese Gewebe so entspannt wie möglich sind. In dieser → Positionierung wird die Körperstruktur eine Zeit lang gehalten, bis sich die Verspannungen gelöst haben, um danach in eine physiologische Position zurückgeführt zu werden.
Jan Porthun

Suturenschluss *m*; *Etym.:* lat. *sutura* „Naht"
Kontext: Anatomie, kraniosakrale Osteopathie
Der Suturenschluss bezeichnet das Verknöchern der Schädelnähte.
Dieser Prozess ist um das 25. Lebensjahr herum weitgehend abgeschlossen. Zwischen den Kno-

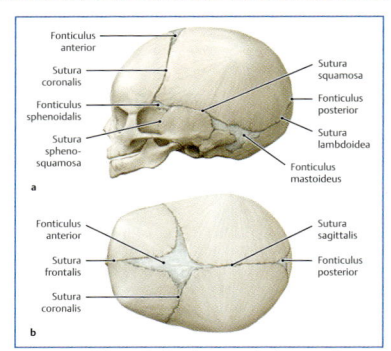

Suturenschluss. (Schünke M, Schulte E, Schumacher U. Prometheus. LernAtlas der Anatomie. Kopf, Hals und Neuroanatomie. Illustrationen von M. Voll und K. Wesker. 3. Aufl. Stuttgart: Thieme; 2012: 17, Cab)

chen des Gesichtsschädels kommt es nur zu einem geringgradigen Suturenschluss, während die Suturen des Schädeldaches in der Regel im Laufe der ersten beiden Lebensjahrzehnte verknöchern.

Ist der Suturenschluss nur partiell oder gar nicht erfolgt, sind diese Schädelnähte sehr gut für osteopathische kraniale Techniken zugänglich, die sich auf die Suturen richten.

Jan Porthun

Swedenborg, Emanuel m

Kontext: Geschichte, Philosophie

Emanuel Swedenborg (*1688, †1772).

Geboren in Schweden als Sohn eines Theologen und späteren Bischoffs bereiste der Wissenschaftler, Bergbauspezialist und Theosoph Swedenborg ganz Europa und war ein angesehenes Mitglied der internationalen Wissenschaftsgemeinschaft.

Beeindruckend sind seine anatomischen Untersuchungen zum Thema Gehirn und Nervensystem (*The Cerebrum*), die als Grundlage für → W. G. Sutherlands kraniale Osteopathie gelten können. Bei seinen Untersuchungen zum möglichen Übertragungsweg von Informationen erkannte Swedenborg die Fähigkeit von → Flüssigkeiten und Membransystemen, speziell im Gehirn, → Schwingungen und → Vibrationen aufzunehmen und weiterzugeben. Er war überzeugt davon, dass die Fluktuation und Vibrationen der Flüssigkeiten im ZNS eine elementare Funktion besäßen: Diese Flüssigkeiten und die Spannung der sie umschließenden membranösen Strukturen bildeten für ihn die Stelle der Informationsübertragung zwischen himmlischen und irdischen Kräften. Seine naturphilosophischen Erkenntnisse zum Verhältnis von Gott zur Welt im Allgemeinen sowie von → Geist und → Seele zum Körper des Menschen im Speziellen entsprechen → A. T. Stills Konzept der → Triune und geben als Gegensatz zur kartesianischen dualistischen Weltanschauung dem Element des Lebendigen in der Natur, der → Lebenskraft, einen Platz in der Wissenschaft (*Oeconomia regni animalis*, *Regnum animale*).

Auf der Suche nach der Struktur, die als Schnittstelle zwischen Seele, Geist und Körper oder auch zwischen Gott und dem Menschen dienen könnte, erarbeitete er sich Erkenntnisse über das Gehirn und das Nervensystem, die damals als Basis für die heute als unwissenschaftlich geltende → Phrenologie, aber ebenso als Vorläufer der modernen Neurophysiologie gesehen werden können.

Heute noch bekannt ist er hauptsächlich durch seine Abhandlungen über die Geister- und Engelwelt, ein Thema, dem er sich in seiner 2. Lebenshälfte widmete. Hellseherische, mediale Fähigkeiten und Visionen konnte er sich nur durch den möglichen Zugang zu einer metaphysischen Welt der Geister (Seelen der Verstorbenen) und Engel (Lichtgestalten) erklären. Damit verspielte er seine wissenschaftliche Reputation, die zu seiner Zeit beachtlich war, legte aber die Basis für sei

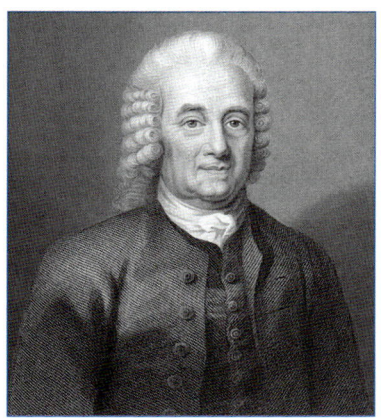

Emanuel Swedenborg. (Fotolia/Georgios Kollidas)

nen Ruhm im Amerika Mitte des 19. Jahrhunderts, in dem viele spiritistische Zirkel unter dem Namen „Swedenborgianer" geführt wurden und Phrenologen ebenso wie magnetische Heiler (vgl. → Magnetismus) mit den vom ihm erforschten Phänomenen arbeiteten.

Literatur
Hartmann C, Hrsg. Swedenborg: De Cerebro. Transkription II – Auszüge. Pähl: Jolandos; 2014
Friederike Kaiser

Symphysis menti *f*; *Etym.:* griech. *sýn-* „mit, zusammen" u. *physis* „Wuchs, Wachstum"; lat. *mentum* „Kinn"; *engl.:* Symphysis menti, mandibular symphysis; *Syn.:* Symphysis mandibulae, Unterkiefersymphyse

Kontext: Anatomie

Verbindung zwischen den Knochen des unteren Kiefergelenks.

Die Außenseite des Unterkiefers weist auf der Mittellinie eine schwache Erhöhung auf. Die Unterkiefersymphyse ist keine echte Symphyse, da sich zwischen den Gelenkflächen kein Knorpel befindet.

Marlene Maurer

Synapse *f*; *Etym.:* griech. *sýn-* „mit, zusammen" u. *haptein* „greifen, fassen"; *engl.:* Synapse

Kontext: Neurophysiologie, autonomes Nervensystem

Verbindung zwischen 2 Nervenzellen.

An der Synapse trifft das Ende eines Axons auf den Körper einer Nervenzelle. Die Reizweiterleitung durch den sog. synaptischen Spalt erfolgt durch Neurotransmitter – Stoffe, die am postsynaptischen Ende ein Aktionspotenzial auslösen oder hemmen.

Literatur
Silbernagl S, Despopoulos A. Taschenatlas der Physiologie. 8. Aufl. Stuttgart: Thieme; 2012
Ulfig N. Kurzlehrbuch Neuroanatomie. Stuttgart: Thieme; 2008
Marie-Louise Seyen

Synovialflüssigkeit *f*; *Etym.:* griech. *sýn-* „mit, zusammen", lat. *ovum* „Ei"; *engl.:* Synovial fluid; *Syn.:* Gelenkflüssigkeit

Kontext: Physiologie

Eine viskose Flüssigkeit, die sich in echten Gelenken, Schleimbeuteln und Sehnenscheiden befindet.

Die Synovia ist ein Dialysat des Blutplasmas und hat annähernd dieselbe Elektrolytzusammensetzung. Sie wird gebildet von der Innenschicht der Gelenkkapsel, der Membrana synovialis, und dient dazu, die Reibung der Gelenkflächen zu verringern (Lubrikation), die Ernährung des Gelenkknorpels (hyaliner Knorpel) sicherzustellen und Stöße zu dämpfen.

Durch Bewegung des Gelenks wird die Synovialflüssigkeit gleichmäßig im Gelenkraum verteilt. Dies ist notwendig für eine ausreichende → Elastizität und Widerstandsfähigkeit des Gelenks.

Marlene Maurer

Synovialgelenk *n*; *Etym.:* griech. *sýn-* „mit, zusammen", lat. *ovum* „Ei"; *engl.:* Synovial joint; *Syn.:* Diarthrose, echtes Gelenk

Kontext: Anatomie

Die am häufigsten bei Säugetieren vorkommenden Gelenke mit der höchsten Beweglichkeit.

Synovialgelenke unterscheiden sich in ihrer Struktur und Funktion von den unechten Gelenken (Synarthrosen) durch die Capsula articularis (Gelenkkapsel), welche die artikulierenden Flächen (Gelenkflächen), Gelenkknorpel (hyaliner Knorpel) und den dazwischenliegenden Gelenkspalt umgibt und die → Synovialflüssigkeit enthält.

Je nach Form werden Kugel-, Ei-, Sattel-, Scharnier- und Zapfengelenke unterschieden. Ein Scharniergelenk stellt z. B. das Gelenk im Knie dar, Kugelgelenke befinden sich in Schulter und Hüfte.

Marlene Maurer

Technik, direkte/indirekte

Technik, direkte/indirekte f; *Etym.:* griech. *téchne* „Kunst, Handwerk, Kunstfertigkeit"; *engl.:* Technique, direct/indirect
Kontext: Techniken, Behandlung

Eine direkte Technik arbeitet definitionsgemäß entgegen der Richtung der Dysfunktion, d. h. in die eingeschränkte Richtung. Die Bewegungseinschränkung wird „durchbrochen" bzw. direkt aufgelöst, z. B. mit einer Thrust-Technik (vgl. → Thrust).

Eine indirekte Technik wird immer in die Gegenrichtung der Bewegungseinschränkung ausgeführt, also in die freie Richtung, z. B. bei einer → Sutherland-Technik oder funktionellen Technik (vgl. → Technik, funktionelle).

Matthias Pieper

Technik, funktionelle f; *Etym.:* griech. *téchne* „Kunst, Handwerk, Kunstfertigkeit"; lat. *functio* „Tätigkeit, Verrichtung, Geltung"
Kontext: Methodologie

Eine funktionelle Technik ist eine Technik, mit der in der Osteopathie eine osteopathische Dysfunktion oder Läsion behandelt werden kann.

Ziel dieser Technik ist es, das unter Spannung stehende Gewebe in eine neutrale Position zu führen, damit sich ein Gleichgewicht im Gewebe einstellen kann. Hierzu wird das Gewebe in die Dysfunktionsrichtung (Entspannung) begleitet und so lange gehalten, bis sich die Spannung abgebaut und das Gewebe sein Gleichgewicht gefunden hat.

Die funktionelle Technik ist eine indirekte Technik, weil die Bewegungsbarriere (→ Barriere) über die Entspannung gelöst und nicht direkt durchbrochen wird wie bei der → Manipulation, die zu den strukturellen Techniken gehört.

Kontext: Positional Release Techniken, Behandlung

Eine in den 1950er-Jahren an der New England Academy of Applied Osteopathy von mehreren Osteopathen begründete indirekte Technik, welche durch eine funktionelle Vorgehensweise spezifische Dysfunktionen beseitigt und gleichzeitig an die alte osteopathische Tradition anknüpfen sollte.

Orientierung für die Wirksamkeit dieser Technik ist die subjektive → Palpation des Therapeuten. Beim Verfahren des sog. → Stackings prüft der Therapeut, ob die Zone mit der höchsten Spannung gelöster oder fester wird.

Vgl. → Läsion, osteopathische, → Technik, direkte/indirekte.

Literatur
Chaitow L. Positional Release-Techniken in der Manuellen Medizin und Osteopathie. München, Jena: Urban & Fischer; 2003

Claudia Hafen-Bardella, Robert Nier

Technik, harmonische f; *Etym.:* griech. *téchne* „Kunst, Handwerk, Kunstfertigkeit"; lat. *harmonía* „Fügung"; *engl.:* Technique, harmonic
Kontext: Techniken, Behandlung

Von Dr. Eyal Lederman (D.O., Ph.D.) entwickeltes Therapiesystem, bei dem Gewebe durch sanftes Schaukeln rhythmisch in Bewegung gebracht wird.

Der → Impuls der Bewegung wird auf das Gewebe des → Patienten abgestimmt und soll korrigierende, heilende Prozesse anregen.

Tobias Dobler

Technik, neurolymphatische f; *Etym.:* griech. *téchne* „Kunst, Handwerk, Kunstfertigkeit"; *neûron* „Nerv", lat. *lympha* „klares Wasser"; *engl.:* Technique, neurolymphatic
Kontext: Manuelle Therapie

Anwendung der Prinzipien von → Frank Chapman, der die von ihm auf der Körperoberfläche gefundenen sog. neurolymphatischen Reflexpunkte (ca. 200) kartierte.

Bei einer Behandlung werden traditionell erst Störungen des Beckenbereichs ausgeglichen, bevor die schmerzhaften Reflexpunkte mit festem, kreisförmigem Druck für ca. 20–60 s behandelt werden.

Vgl. → Reflexpunkt, neurolymphatischer.

Tobias Dobler

Technik, osteopathisch lymphatische f
Vgl. → osteopathisch lymphatische Techniken.

Tobias Krug

Tenderness f; *Etym.:* engl. *tenderness* „Druckschmerzhaftigkeit, Druckempfindlichkeit"; *Abk.:* OLT

Vgl. → Dysfunktion, somatische.

Jana Lehmann

Tenderpoint m; *Etym.:* engl. *tender* „empfindlich, schmerzempfindlich" u. *point* „Punkt, Stelle"; *Abk.:* TP
Kontext: Diagnostik, Behandlung

In der Strain-Counterstrain-Methode verwendete, für → Patienten bei Druckeinwirkung schmerzhafte Punkte, die auf bestimmte Dysfunktionen des Bewegungsapparats hinweisen. Diese befinden sich subkutan und sind kleiner als eine Fingerkuppe.

Werden nach der Diagnose auch therapeutisch verwendet, indem die Schmerzhaftigkeit des TrPs während einer spezifischen Gelenkpositionierung bewertet wird (ein Rückgang der Schmerzhaftigkeit deutet auf die korrekte → Positionierung hin). Nach erfolgreicher Behandlung durch diese Positionierung lässt die Schmerzhaftigkeit nach oder ist verschwunden.

Vgl. → Jones-Technik, → Triggerpunkt.

Literatur
Jones LH. Strain-Counterstrain. Osteopathische Behandlung der Tenderpoints. München: Urban & Fischer in Elsevier; 2005

Tobias Dobler

Tensegrity *f*; **Etym.:** engl. *tension* „Zugspannung" u. *integrity* „Ganzheit, Vollständigkeit, Zusammenhalt"; Kunstwort von Richard Buckminster Fuller; **engl.:** Tensegrity
Kontext: Biomechanik, Geschichte

Tensegrity ist die Bezeichnung für ein architektonisches Prinzip, das auch als Erklärungsmöglichkeit für den zugleich dynamischen und stabilen Aufbau lebendiger Systeme gilt.

Das Prinzip wurde 1948 von dem amerikanischen Architekten, Erfinder und Philosophen Richard Buckminster Fuller entwickelt. Definitionsgemäß besteht ein Tensegrity-Modell aus nicht kollinear angeordneten Zug- sowie Druckelementen, die durch → Vorspannung die Form des Körpers erhalten und es ihm erlauben, äußere Kräfte auf das ganze System zu übertragen. Fuller konstruierte mit diesem Prinzip kuppelförmige Tragwerke (geodesic domes, geodätische Kuppeln). Er ließ sich das Konzept 1954 patentieren und 1967 für die Weltausstellung in Montreal einen solchen Kuppelbau errichten. Das Zusammenwirken von zug- und druckbelasteten Elementen hat zur Folge, dass eine große Belastbarkeit bei gleichzeitiger → Elastizität und Leichtigkeit möglich ist.

Donald E. Ingber, Professor für Biotechnologie an der Harvard University, USA, ermöglichte durch die Übertragung des Tensegrity-Modells auf das Bauprinzip von Zellstrukturen ein neues Verständnis für die Festkörperbiochemie (1985). Er konnte im Experiment nachweisen, dass sich das Zytoskelett (Architektur der Zellen) wie eine Tensegrity-Struktur verhält, ein interaktives Druck- und Zugsystem die Form und die Funktion der Zellen steuert und damit extrazelluläre Einflüsse auf intrazelluläre Reaktionen erklärbar werden.

Inzwischen wird dieses Bauprinzip auch für die Erklärung des Verhaltens anderer Strukturen im menschlichen Körper herangezogen: Stabilität der knöchernen Wirbelsäule kombiniert mit der Elastizität und Beweglichkeit der muskulären und ligamentären Verstrebungen, den Verlauf der Belastungslinien (Knochentrabekel) in den langen Röhrenknochen, Aufbau, Dehnbarkeit und Flexibilität der → Faszien und des Bindegewebes etc.

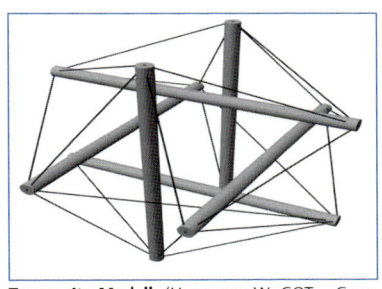

Tensegrity-Modell. (Hermanns W. GOT – Ganzheitliche Osteopathische Therapie. 3. Aufl. Stuttgart: Haug; 2012: 40, Abb. 4.11)

Literatur
Sonntag P. Tensegrity, Ursprung, Idee und Kontext. DO 2014; 2: 36–38
Oschman JL. Energiemedizin: Konzepte und ihre wissenschaftliche Basis. 2. Aufl. München: Urban & Fischer in Elsevier; 2009

Friederike Kaiser

Tension *f*; **Etym.:** lat. *tendere, tensum* „spannen, ausdehnen"; **engl.:** Tension; **Syn.:** Spannung
Kontext: Diagnostik, viszerale Osteopathie

Tension ist ein Begriff aus dem Bereich der → viszeralen Osteopathie. Sie beschreibt, mit welcher → Elastizität ein Organ oder eine viszerale Region auf Druck reagiert.

Es handelt sich um eine Art „elastische Reaktionskraft". Die Tension wird in der viszeralen Osteopathie als diagnostisches Verfahren angewandt. Durch veränderte Druckverhältnisse, beispielsweise zwischen Thorax und Abdomen, die durch → somatische Dysfunktionen hervorgerufen werden können, kann sich folglich die Tension des Organs ändern. Es werden 3 verschiedene Tensionsformen unterschieden.

Spannungszustände von Organen.

Tensionsform	Beschreibung
Normotension	• physiologisches elastisches Gewebe • Gewebe gibt nach und nimmt den → Impuls auf. • Es gibt die Energie wieder ab.
Hypotension	• Der Impuls geht weit in die Tiefe. • Es erfolgt keine Reaktion des Organs mit eigener → Elastizität. • Das Organ verliert die räumliche Position (→ Ptose).
Hypertension	• Gewebe reagiert mit Resistenz. • Der komprimierende Druck stößt auf einen reaktiven Widerstand.

Literatur
Helsmoortel J, Hirth T, Wührl P. Lehrbuch der viszeralen Osteopathie. Stuttgart: Thieme; 2002
Liem T, Dobler TK. Leitfaden Viszerale Osteopathie. 2. Aufl. München: Urban & Fischer in Elsevier; 2013
Jana Lehmann

Tentorium cerebelli *n*; *Etym.:* lat. *tentorium* „Zelt"; *cerebellum* „Kleinhirn"; *Syn.:* Kleinhirnzelt, Tentorium
Kontext: Anatomie, kraniosakrale Osteopathie
Überdacht als bindegewebige Bildung der inneren Schicht der harten Hirnhaut die hintere Schädelgrube.

Das Tentorium cerebelli bildet zusammen mit der Falx cerebri ein Zug- und Gurtsystem. Der dorsale Teil des Telenzephalons liegt auf dem Tentorium auf und minimiert den ansonsten entstehenden Druck auf das Cerebellum. Die Gliederung des Schädelinnenraumes durch das Tentorium verhindert eine Delokalisation der anatomischen Strukturen des Schädelinneren, wodurch Folgeschäden durch zerrissene Gefäße nach → Traumata verringert werden.

Diagnostiziert und behandelt wird das Tentorium cerebelli im Rahmen der kranialen Osteopathie.
Jan Porthun

Test, globaler *m*; *Etym.:* lat. *testa* „(Probier-)Gefäß, Geschirr, Schale, Deckel"; *globus* „Kugel, im Sinne von umfassend"; *Abk.:* GT; *engl.:* Global test
Kontext: Diagnostik
Test, der mehrere Parameter einschließt, mit dem Ziel, rasch beurteilen zu können, ob eine osteopathische Läsion bzw. → Funktionsstörung vorliegt oder nicht.

Bei positivem Test wird auf eine Läsion geschlossen. Meist bedarf es spezifischer Tests, um eine Aussage darüber machen zu können, welche Struktur betroffen ist und behandelt werden muss.

Einige Methoden wie der → Mechanical Link nutzen standardisierte Globaltests, um zu sondieren, wo Funktionsstörungen im Körper vorliegen.
Vgl. → Läsion, osteopathische.
Claudia Hafen-Bardella

Test, lokaler *m*; *Etym.:* lat. *testa* „(Probier-)Gefäß, Geschirr, Schale, Deckel"; *locus* „Ort, Stelle, Platz"
Kontext: Diagnose
Dient der spezifischen Differenzierung der Dysfunktion bzw. zur genauen → Lokalisation des in der Beweglichkeit eingeschränkten Gewebes.

Für den Test wird die Hand mit leichtem Druck in der Nähe der zu untersuchenden Region aufgelegt und auf eine → Gewebeantwort gewartet. Tritt keine Gewebeantwort auf, kann eine leichte Bewegung zur Beurteilung des Gewebes induziert werden. Der fasziale Zug unter der Hand des Osteopathen geht dabei in die Richtung der Dysfunktion.
Jan Porthun

Testung, arthrokinematische *f*; *Etym.:* lat. *testa* „(Probier-)Gefäß, Geschirr, Schale, Deckel"; griech. *árthron* „Glied, Gelenk", altgriech. *kínēma* „Bewegung"; *engl.:* Arthrokinematic motion testing
Kontext: Gelenk, Diagnostik
Schub-, Druck- oder Zugtechnik, die das Gleit- und/oder Rollverhalten eines Gelenkes prüft.
Es wird die Qualität und die Quantität der Bewegung beurteilt. Einschränkungen können auf eine → somatische Dysfunktion hinweisen.
Tobias Dobler

Therapeutischer Puls *m*; *Etym.:* lat. *pulsus* „das Stoßen, der Schlag"; *engl.:* Therapeutic pulse
Kontext: Techniken, Behandlung
Bei der Behandlung der Gewebe macht man sich das Aufspüren des sog. therapeutischen Pulses zunutze, um herauszufinden, wann ein Gewebe auf die Behandlung reagiert.

Hierbei geht man als Therapeut an die zu palpierende Struktur heran und zieht sich dann ein kleines Stück weit wieder aus dem Gewebe in eine beobachtende Position zurück. Ohne den Druck weiter zu verändern, wird mit der Zeit ein pulsierendes Gefühl unter den palpierenden Fingern auftauchen, welches sich kurz danach wieder abschwächt und verschwindet. An diesem Punkt kann man die → Palpation beenden.

Hervorgerufen wird der therapeutische Puls vermutlich durch den erneuten Beginn der Mikrozirkulation in den Kapillaren der restriktiven Gewebes. Als therapeutisches Mittel wird er z. B. bei der → Jones-Technik eingesetzt.

Tobias Krug

Thoraxeingang *m*; *Etym.*: altgriech. *thorax* „Brustharnisch, Panzer"; *engl.*: Superior thoracic aperture; *Syn.*: obere Brustkorböffnung
Kontext: Anatomie

Bezeichnet die obere Öffnung des Brustkorbs, die von einem knöchernen Ring umgeben ist und durch die viele lebenswichtige Strukturen verlaufen.

Sie ist durch die folgenden knöchernen Strukturen begrenzt:
- posterior von dem 1. Brustwirbel (Th 1)
- lateral von den ersten beiden Rippen
- anterior durch die obere Grenze des Manubriums und den Cartilago costalis der 1. Rippe

Marlene Maurer

Thrust *m*; *Etym.*: engl. thrust „Schub, Druck, Stoß"; *Syn.*: HVLA, Impuls, Manipulation
Kontext: HVLA-Techniken, Behandlung

Bezeichnung für eine Impulstechnik mit schneller Geschwindigkeit.

Im Unterschied zur → HVLA kann ein Thrust auch mit großer Amplitude erfolgen.

Literatur
Lomba JA, Peper W. Handbuch der Chiropraktik und strukturellen Osteopathie. 4. Aufl. Stuttgart: Haug; 2013

Robert Nier

Tide *f*; *Etym.*: mittelhochdt. *tīde* „(Flut)Zeit, Gezeiten"; *engl.*: Tide
Kontext: Kraniale Osteopathie, biodynamische Osteopathie

Bewegungsrhythmen des Liquor cerebrospinalis.

Der Begriff Tide, exakter: Tidenhub, ist im deutschen Sprachraum v. a. norddeutschen Küstenbewohnern geläufig. Er bezeichnet die Bewegung und den Fluss des Meeres in den Gezeiten Ebbe und Flut.

In der kranialen und biodynamischen Osteopathie wird der Vergleich der Bewegungen des → primären Atmungsmechanismus (PAM) mit den Gezeitenbewegungen bemüht (vgl. → Biodynamik). Dabei ist als Gemeinsamkeit die metaphysische Existenz einer nicht offensichtlichen Kraft als Ursache der Bewegung von → Flüssigkeiten ebenso zu nennen wie das Bewegungsprinzip eines Hinein- und Herausfließens.

Die kraniale Osteopathie kennt (mindestens) 2 unterschiedliche Rhythmen der Tide in welchen sich die → Potency (→ Lebenskraft) ausdrückt:

Longitudinale Tide: Die longitudinale Tide besitzt einen Zyklus von 6–12 × pro min und entspricht dem physiologischen Rhythmus der Produktion und Resorption des → Liquor cerebrospinalis im Gehirn. Sie breitet sich von kranial nach distal im Körper aus und zieht sich auf demselben Wege wieder zurück. Dabei machen die auf der Körpermittellinie gelegenen Strukturen eine Flexions- und Extensionsbewegung, die paarigen, daneben liegenden Körperteile eine Außen- und Innenrotation.

Lange Tide: Weiterhin kennt die kraniale Osteopathie eine lange (slow) Tide, die ca. 1½ min dauert und mit einer deutlichen Verbesserung des Gesundheitszustands der → Patienten einhergeht. Hier sind sowohl Entstehungsort als auch Verbreitungswege unbekannt und die Beschreibung dieses Phänomens basiert ausschließlich auf der Wahrnehmung von Therapeuten.
Vgl. → Zyklus der Kraniosakralbewegung.

Friederike Kaiser

Tierversuch *m*; *engl.*: Research on animal models; *Syn.*: Versuche mit Modellorganismen, Tiermodelle
Kontext: Geschichte, Philosophie

Die Grundlagenforschung in der medizinischen Wissenschaft hat in den letzten Jahrhunderten nicht selten mit Versuchen an Tieren ihr Wissen erweitert.

Die neurophysiologischen Gesetze des Nobelpreisträgers → Charles S. Sherrington wären ohne Versuche an Hunden und Katzen wahrscheinlich ebenso wenig bekannt wie Iwan P. Pawlows (*1849, †1936) segmentale Reflexe.

In dieser Tradition haben → Louisa Burns (D.O.) und → Irwin M. Korr (Ph.D.) in der ersten Hälfte des 20. Jahrhunderts Meerschweinchen, Hasen und jungen Katzen osteopathische Läsionen an der Wirbelsäule und an den Rippenwirbelgelenken zugefügt und an den früher oder später ge-

Tissue texture changes

töteten Tieren die im zeitlichen Ablauf regelmäßig auftretenden pathologischen Veränderungen infolge dieser Verletzungen nachgewiesen. Im wissenschaftlichen Kontext erlaubten diese Versuche Rückschlüsse auf spezifische Organpathologien beim Menschen, die auf spezifische osteopathische Läsionen zurückzuführen waren. Vgl. → Läsion, osteopathische.

In neuer Zeit wurden Versuche bekannt, die die Wirkung osteopathischer → Lymphtechniken auf die Geschwindigkeit des Lymphflusses und die Immunreaktionen an Hunden und Ratten erforschen.

Ob in Zeiten moderner darstellender Diagnoseverfahren solche doch sehr einseitig ausgerichteten Verfahren mit letztlich gequälten, oft anästhesierten Tieren überhaupt wissenschaftlich relevantere Daten generieren als Versuchsaufbauten mit freiwillig teilnehmenden, bewusst wahrnehmenden Menschen, muss angezweifelt werden. Ebenso müssen sich die mit solchen Methoden forschenden Osteopathen die Frage gefallen lassen, inwieweit diese Verfahren ethisch mit den Ansprüchen einer universell ganzheitlich wirkenden Medizin vertretbar sind.

Literatur
Chikly BJ. Manual techniques addressing the lymphatic system: origins and development. J Am Osteopath Assoc 2005; 105: 457–464
Fryman V. Die gesammelten Schriften von Viola M. Fryman, DO. Das osteopathische Erbe für Kinder. Jolandos, Pähl; 2007
Friederike Kaiser

Tissue texture changes *f*; *Etym.:* engl. *tissue texture changes* „veränderte Gewebebeschaffenheit"

Vgl. → Dysfunktion, somatische.
Jana Lehmann

Toggle *m*; *Etym.:* engl. *to toggle* „hin und her schalten"

Kontext: Techniken, Behandlung
Direkte oder indirekte Technik unter Verwendung von gegenläufigen Bewegungen der Finger/Hände an Gelenken/Geweben.
So ist bei einem Toggle am Kreuzbein die Bewegungsrichtung der einen Hand z. B. nach kranial und der anderen nach kaudal gerichtet (der Kontakt befindet sich dabei jeweils auf lateralen Anteilen des Sakrums).
Vgl. → Technik, direkte/indirekte.
Tobias Dobler

Torsion *f*; *Etym.:* lat. *tortus* „gedreht"

Kontext: Mechanik
In der Mechanik ist damit die Verdrehung eines Bauteils, die durch die Wirkung eines Torsionsmoments entsteht, gemeint.

Kontext: Allgemeine Medizin, Pathologie
In der Medizin spricht man von Torsionen von Organen oder Knochen, wenn sich diese um die eigene Längsachse drehen. Beispiel: Die Hodentorsion ist ein medizinischer Notfall der schnellstmöglich operativ behandelt werden muss, um eine Nekrose des betroffenen Gewebes zu vermeiden.

Kontext: Parietale und viszerale Osteopathie
In der → Osteopathie werden Torsionen in Gelenken und Organen behandelt. Diese Torsionen sind meist keine medizinischen Notfälle, führen jedoch zu Symptomen.
Bei der Behandlung von Gelenken werden die Gelenkflächen um die Längsachse des Gelenks in entgegengesetzte Richtungen und entgegen der Torsion rotiert.
In der → viszeralen Osteopathie werden Organe, bei denen eine Torsion festgestellt wird, ähnlich behandelt, indem das betroffene Organ entgegen der Torsion von außen bewegt wird.
Marlene Maurer

Torsionsbewegung *f*; *Etym.:* lat. *torquere* „(ver)drehen, martern"; *engl.:* Torsion

Kontext: Physik, Biomechanik
Mechanik: Die Verdrehung eines Teils durch Anwendung entgegengesetzter rotatorischer Kräfte an beiden Enden.
In der Osteopathie Anwendung insbesondere im Bereich des Sakrums und im viszeralen Bereich. Beim Sakrum handelt es sich hierbei um Bewegungen um sog. schräge Achsen, die zu einer Kombination aus → Seitneigung und → Rotation führen (vgl. → Schrägachse, linke/rechte).
In der Medizin wird darunter allgemein die Drehung eines Organs verstanden.
Tobias Dobler

Total Body Adjustment *n*; *Abk.:* TBA

Kontext: Osteopathische Therapiemodelle, Techniken
Abfolge von sog. Routinen, die dazu dienen, den gesamten Körper des → Patienten mittels → GOT zu untersuchen und zu behandeln.
→ John Wernham, ein Schüler von → J. M. Littlejohn, hat dessen GOT-Techniken zu einer Abfolge, Routine genannt, zusammengefügt. Obwohl der gesamte Körper untersucht und behandelt

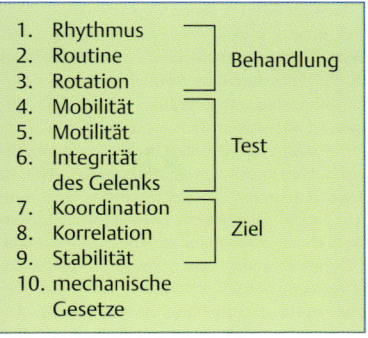

1. Rhythmus ⎫
2. Routine ⎬ Behandlung
3. Rotation ⎭
4. Mobilität ⎫
5. Motilität ⎬ Test
6. Integrität des Gelenks ⎭
7. Koordination ⎫
8. Korrelation ⎬ Ziel
9. Stabilität ⎭
10. mechanische Gesetze

Total Body Adjustment. (nach Hermanns W. GOT – Ganzheitliche Osteopathische Therapie. 3. Aufl. Stuttgart: Haug; 2012: 61)

wird, werden während der Durchführung des TBA trotzdem lokale Dysfunktionen des Gewebes behandelt.

Die unterrichteten Routinen der verschiedenen Osteopathieschulen unterscheiden sich nur geringfügig. Allen gemeinsam sind der Einsatz eines langen → Hebels, rhythmische Bewegungen sowie die Anpassung an den → Patienten.
Jan Porthun

Traktion *f*; *Etym.:* lat. *tractus* „Ausdehnung, Ziehen"; *engl.:* Traction
Kontext: Biomechanik, Diagnostik, Behandlung
Verringerung oder Aufhebung des Gelenkkontakts unter Verwendung eines rechten Winkels. Kann diagnostisch und therapeutisch Anwendung finden.
Tobias Dobler

Translation *f*; *Etym.:* lat. *translatio* „übertragen"; *engl.:* Translation
Kontext: Physik, manuelle Therapie
In der Physik beschreibt die (reine) Translation eine identische parallele Verschiebung mit der gleichen Geschwindigkeit und Beschleunigung aller Punkte eines physikalischen Systems.
Das translatorische Gleiten beschreibt eine Technik in der manuellen Therapie, bei welcher die Gelenkflächen eines Gelenks parallel gegeneinander bewegt werden, um so Bewegungseinschränkungen (verloren gegangenes → Gelenkspiel) zu mobilisieren und → Schmerzen zu lindern.
Marlene Maurer

Trauma *n*; *Etym.:* griech. *trauma* „Verletzung, Verwundung, Wunde, Schaden, aber auch Niederlage"; *engl.:* Trauma
Kontext: Psychologie, Philosophie
Eine Verletzung auf körperlicher (somatischer) oder seelischer (psychischer) Ebene.
Im somatischen Bereich können auch kleine, folgenlos bleibende Einwirkungen als Trauma, in einem solchen Fall als Bagatelltrauma, bezeichnet werden. Auf der psychischen Ebene verletzt ein traumatisches Ereignis die menschliche Grundüberzeugung von Sicherheit, Kontrollmöglichkeit und Berechenbarkeit; im religiösen Kontext das Gottvertrauen.
Der Begriff „Trauma" wird in der → Osteopathie ganzheitlich und damit sowohl für körperliche als auch seelische Verletzungen und deren Folgen im somatischen und psychischen Bereich verwendet. Die moderne Traumaforschung hat festgestellt, dass sich ein Trauma v. a. durch eine Regulationsstörung des Körperempfindens präsentiert.
Aus diesem Grund bieten manuelle Therapien wie die Osteopathie durch korrigierende sensorische Erfahrungen auf der physischen und psychischen Wahrnehmungsebene eine Chance auf Heilung. Dabei kann sich die Therapie auf unterschiedlichen Wegen den Auswirkungen eines Traumas nähern. Während der Neokortex u. a. mit dem präfrontalen Kortex als kognitives Organ für Gedanken und die Bedeutungsgebung verantwortlich und durch Sprache und Fakten erreichbar ist, fixieren der Hippocampus und die Amygdala als Teile des limbischen Systems die emotionale Ebene des Traumas. Der Hirnstamm speichert Körperempfindungen, die mit dem Trauma bewusst oder unbewusst in Verbindung gebracht werden. Osteopathische Traumatherapie behandelt zudem die veränderte Hormon- und Neurotransmitterregulation in der Hypothalamus-Hypophysen-Nebennierenrinden-Achse. Damit wird die Fähigkeit des → Patienten, aus dem Flight-or-Fight-Modus wieder in eine körperliche Entspannung zu finden, unterstützt (vgl. → Fight-or-Flight-Response).
Weiterhin wird aus osteopathischer Sicht ein traumatisches Ereignis nicht nur in den verschiedenen Regionen des Gehirns im Sinne des Bewusstseins oder Unterbewusstseins gespeichert, sondern kann überall im Körper, in jedem Gewebe seine Spuren hinterlassen. Daher wirkt die → Befreiung der im Gewebe gespeicherten Erinne-

rungen an das Trauma, bewusst oder unbewusst, sowohl sprachlich als auch vorsprachlich geprägt, in allen Körperbereichen und auf allen Ebenen – körperlich, seelisch und geistig.

In der klassischen Traumaforschung werden die Ereignisse, die zu einem Trauma führen, in 2 Typen eingeteilt:
- **Typ 1:** einmalige, kurz andauernde Traumata, z. B. Überfall, Vergewaltigung, Unfall, Geburtstrauma
- **Typ 2:** lang andauernde, sich wiederholende Traumata wie Krieg, Geiselnahme, Folter, sexuelle, seelische oder körperliche Gewalt in der Kindheit

Zusätzlich erfasst die Traumaforschung neuerdings unter Typ 2 auch dauerhaftes und regelmäßiges ausweglosens(!) Stresserleben, wie es durch Mobbing oder Überbelastung am Arbeitsplatz, in der Familie oder nahen Beziehungen entstehen kann.

Die erfolgreiche Verarbeitung von Traumata ist von verschiedenen Faktoren abhängig, u. a. dem Vorhandensein von Ressourcen, z. B. Spiritualität, Religion, → Selbstheilungskräften, die Fähigkeit zur Stressverarbeitung und Entspannung, die emotionale und körperliche Belastbarkeit, Selbstvertrauen sowie Eingebundensein in funktionierende soziale oder familiäre Strukturen. Die Fähigkeit, erfolgreich mit Traumata umzugehen, beschreibt die Theorie der → Salutogenese mit dem Begriff → Resilienz.

In den ersten 6–8 Wochen nach einem Typ-1-Trauma sind Folgen wie Schlaflosigkeit, Unruhe, Flashbacks, Traurigkeit, Angst etc. normal. Dauern die Symptome länger an, wird von einer posttraumatischen Belastungsstörung (PTBS) gesprochen. Bei Typ-2-Traumata ist diese Differenzierung irrelevant.

Literatur
Korittko A, Pleyer KH. Traumatischer Stress in der Familie: Systemtherapeutische Lösungswege. 3. Aufl. Göttingen: Vandenhoeck & Ruprecht; 2013
Barral J-P, Croibier A. Trauma – Ein osteopathischer Ansatz. Kötzing: Verlag für Ganzheitliche Medizin; 2003
Friederike Kaiser

Triggerband n; *Etym.:* engl. *to trigger* „auslösen" u. *band* „Band"; *Abk.:* TB; *engl.:* Triggerband
Kontext: Fasziendistorsionsmodell (FDM), manuelle Therapie nach Typaldos

Distorsionstyp, basierend auf faszialen Störungen.

1991 entdeckte → Stephen Typaldos die erste von derzeit 6 bekannten Distorsionen, das sog. Triggerband (TB). Bei diesem kommt es zu einer Verkürzung der → Faszie, was neben einer Bewegungseinschränkung zu ziehenden, brennenden → Schmerzen führt. Die → Patienten können den betroffenen Bereich sehr gut lokalisieren und zeigen ihn meist mit mehreren Fingern entlang einer Linie. Die Behandlung der Distorsion erfolgt mit großem Druck entlang der vom Patienten gezeigten Linie.

Nach heutigem Kenntnisstand sind 4 Arten bekannt:

Verdrehtes Triggerband (engl.: twisted triggerband; Abk.: tTB): Bei einer Distorsion hat sich ein Faszienstrang verdreht bzw. eingeklemmt.

Aufgespaltenes Triggerband (engl.: splitt triggerband; Abk.: sTB): Eine auf die Faszie getroffene Scherkraft hat dazu geführt, dass diese sich aufspaltet.

Chronisches Triggerband (engl.: chronified triggerband; Abk.: chTB): Dies ist im → FDM die einzige Distorsion, die sich chronifizieren kann. Voraussetzung hierfür ist ein aufgespaltenes TB, welches durch Ruhigstellung und Schonung zu einer fehlgeleiteten Wundheilung und somit zu → Adhäsionen führt.

Kalzifiziertes Triggerband (engl.: calcified triggerband; Abk.: cTB): Das kalzifizierte Triggerband war Typaldos nicht bekannt. Dies wurde von Frank Römer dem FDM zugeordnet. Aufgrund einer andauernden Fehlbelastung fängt der Körper an, die flexiblen Faszien zu stabilisieren, und lagert immer mehr Kalzium ein. Dadurch verliert die Faszie ihre → Elastizität.

Vgl. → Verkürzung, myofasziale.

Literatur
Römer F. Praktisches Lehrbuch zum Fasziendistorsionsmodell. Wolfenbüttel: Institut für Fasziale Osteopathie; 2011
Typaldos S. Fasziendistorsionsmodell. Klinische und theoretische Anwendung des Fasziendistorsionsmodells in der medizinischen und chirurgischen Praxis. 4. Aufl. Wolfenbüttel: Institut für Fasziale Osteopathie; 2011
Frank Römer

Triggerpunkt

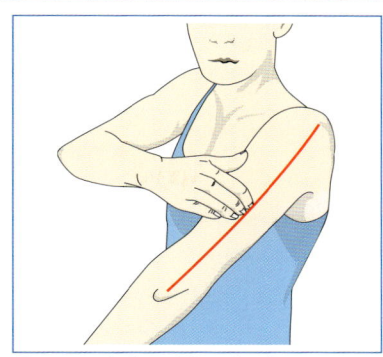

Körpersprache beim Triggerband.

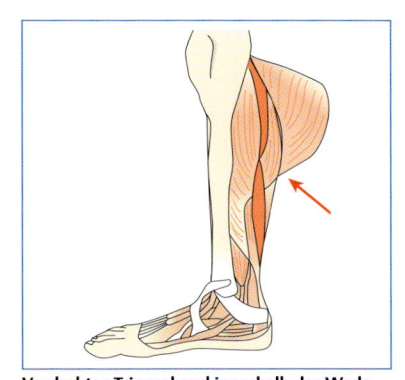

Verdrehtes Triggerband innerhalb der Wade.

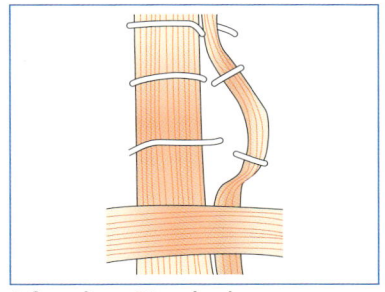

Aufgespaltenes Triggerband.

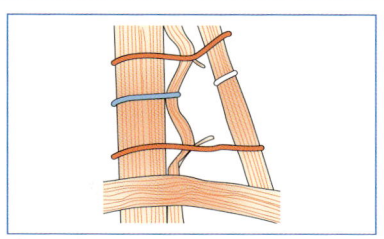

Chronisches Triggerband.

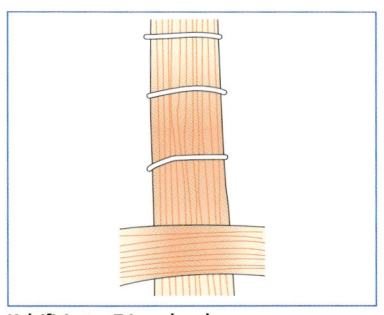

Kalzifiziertes Triggerband.

Triggerbereich *m*; **Etym.:** engl. *trigger* „Ansteuerung, Auslöser, Auslöseimpuls, Abzug (Gewehr oder Pistole)"; *engl.:* Trigger area, Trigger zone
Kontext: Diagnostik, Triggerpunkte
Von D. G. Simons und J. G. Travell oftmals verwendeter Begriff. Er gilt als Synonym für einen Insertions-TrP.
Vgl. → Insertionstriggerpunkt.
Literatur
Simons DG, Travell JG, Simons LS. Handbuch der Muskel-Triggerpunkte. Bd. 1: Obere Extremitäten, Kopf, Thorax; Bd. 2: Untere Extremität und Becken. München: Urban & Fischer in Elsevier; 2014
Robert Nier

Triggerpunkt *m*; **Etym.:** engl. *trigger* „Ansteuerung, Auslöser, Auslöseimpuls, Abzug (Gewehr oder Pistole)"; *Abk.:* TrP; *engl.:* Trigger point; *Syn.:* Myogelose, Muskelhärte
Kontext: Triggerpunkttherapie
TrPs beziehen sich auf die von D. G. Simons und J. G. Travell entwickelte Triggerpunkttherapie.
Es sind übererregbare Punkte (verquollene ödematöse Knötchen) im Gewebe, welche auf me-

chanische Stimulation wie Druck, Zug oder Nadelung empfindlich reagieren und → Schmerz auslösen können. Der Durchmesser eines Knötchens beträgt bis zu 1 cm. Es werden myofasziale (Verspannung eines Muskelfaserbündels, vgl. → Faserbündel, verspanntes), tendinöse (Insertions-TrPs), ligamentäre (Bänder), kutane (Haut) und periostale TrPs unterschieden.

Schmerzen treten in Abhängigkeit von Muskelaktivität meist weit entfernt von der TrP-Umgebung auf und sind die eindeutigsten klinischen Merkmale. Es werden wiedererkennbare spezifische Schmerzareale bzw. Ausstrahlungen (vgl. → Referred Pain) bei Provokation beschrieben (hohe Intertesterreliabilität). Tritt eine andere Schmerzlokalisation auf, handelt es sich nicht um einen TrP. Weitere Erkennungsmerkmale sind eine lokale Zuckungsreaktion, Kraftverlust und ein Dehnungsschmerz (Auftreten von Schmerzen bei Dehnung der Muskulatur). Zur diagnostischen Erkennung werden verschiedene Testverfahren wie Ultraschall, nadelelektromyografische Technik, Oberflächen-Elektromyografie (EMG), Thermografie und Algesimetrie angewandt.

Je nach Aktivitätszustand werden TrPs ferner in aktive und latente TrPs eingeteilt: Latente TrPs lösen nur bei → Palpation Schmerzen aus, wobei ein aktiver TrP auch bei leichten Bewegungen Schmerzen verursachen kann. Primäre und assoziierte TrPs (sekundäre und Satelliten-TrPs) sind abhängig von Art und Zeit der Entstehung. Häufige Behandlungsmethoden sind Dehnungen, Wärme, Infiltration sowie jegliche Maßnahmen zur Entspannung der betreffenden Muskulatur. Für das Auffinden von kleinen Knötchen in der Muskulatur verwendete man früher den Begriff → Myogelose. Das Konzept der TrPs hat später den Schwerpunkt auf die Schmerzmechanismen und die verkürzten Muskelfaserbündel gelegt.

Vgl. → Insertionstriggerpunkt, → Satellitentriggerpunkt, myofaszialer, → Triggerpunkt, aktiver myofaszialer, → Triggerpunkt, assoziierter myofaszialer, → Triggerpunkt, auslösender myofaszialer, → Triggerpunkt, hernierter, → Triggerpunkt, latenter myofaszialer, → Triggerpunkt, myofaszialer, → Triggerpunkt, primär myofaszialer, → Triggerpunkt, zentraler myofaszialer.

Literatur
Richter P, Hebgen E. Triggerpunkte und Muskelfunktionsketten in der Osteopathie und Manuellen Therapie. 4. Aufl. Stuttgart: Haug; 2015

Simons DG, Travell JG, Simons LS. Handbuch der Muskel-Triggerpunkte. Bd. 1: Obere Extremitäten, Kopf, Thorax; Bd. 2: Untere Extremität und Becken. München: Urban & Fischer in Elsevier; 2014

Robert Nier

Triggerpunkt, aktiver myofaszialer m;
Etym.: engl. *trigger* „Ansteuerung, Auslöser, Auslöseimpuls, Abzug (Gewehr oder Pistole)", lat. *activus* „tätig, aktiv"; griech. *mys* „Muskel", lat. *fascia* „Binde, Band"; ***engl.:*** Trigger point, active myofascial
Kontext: Diagnostik, Neurophysiologie, Triggerpunkte

Myofaszialer TrP, der auf manuellen Druck oder Nadelung immer die vom → Patienten angegebenen → Schmerzen hervorruft.

Der aktive myofasziale TrP verhindert die maximale Verlängerung des Gewebes und schwächt den Muskel. Er kann auch in Ruhe oder bei normaler Bewegung das bekannte → Schmerzmuster auslösen. Bei Provokation können zudem → autonome Phänomene auftreten. Er unterscheidet sich von einem latenten myofaszialen TrP.

Vgl. → Triggerpunkt, latenter myofaszialer.

Literatur
Simons DG, Travell JG, Simons LS. Handbuch der Muskel-Triggerpunkte. Bd. 1: Obere Extremitäten, Kopf, Thorax; Bd. 2: Untere Extremität und Becken. München: Urban & Fischer in Elsevier; 2014

Robert Nier

Triggerpunkt, assoziierter myofaszialer
m; ***Etym.:*** engl. *trigger* „Ansteuerung, Auslöser, Auslöseimpuls, Abzug (Gewehr oder Pistole)"; lat. *associare* „verbinden, vereinigen"; griech. *mys* „Muskel", lat. *fascia* „Binde, Band"; ***engl.:*** Trigger point, associated
Kontext: Diagnostik, Triggerpunkte

Myofaszialer TrP, der zusätzlich zu einem vorhandenen TrP vorliegt.

Ein assoziierter myofaszialer TrP kann einen TrP in einem weiteren Muskel mit verursacht haben oder sich bei derselben biomechanischen oder neurologischen Ursache gleichzeitig mit diesem TrP entwickelt haben. Sekundäre und Satelliten-TrPs werden unter dem Begriff assoziierte TrPs zusammengefasst.

Vgl. → Satellitentriggerpunkt, myofaszialer, → Triggerpunkt, sekundärer myofaszialer.

Literatur
Simons DG, Travell JG, Simons LS. Handbuch der Muskel-Triggerpunkte. Bd. 1: Obere Extremitäten, Kopf, Thorax; Bd. 2: Untere Extremität und Becken. München: Urban & Fischer in Elsevier; 2014

Robert Nier

Triggerpunkt, auslösender myofaszialer

m; **Etym.:** engl. *trigger* „Ansteuerung, Auslöser, Auslöseimpuls, Abzug (Gewehr oder Pistole)"; griech. *mys* „Muskel", lat. *fascia* „Binde, Band"

Kontext: Diagnostik, Triggerpunkte

Ein TrP, der einen oder mehrere Satelliten-TrPs mit erregt und aktiviert.

Das Wiedererkennungsmerkmal eines auslösenden myofaszialen TrPs ist, dass er bei erfolgreicher Behandlung die ursprünglich mit erregten Satelliten-TrPs inaktiviert.

Vgl. → Satellitentriggerpunkt, myofaszialer.

Literatur
Simons DG, Travell JG, Simons LS. Handbuch der Muskel-Triggerpunkte. Bd. 1: Obere Extremitäten, Kopf, Thorax; Bd. 2: Untere Extremität und Becken. München: Urban & Fischer in Elsevier; 2014

Robert Nier

Triggerpunkt, hernierter

m; **Etym.:** engl. *trigger* „Ansteuerung, Auslöser, Auslöseimpuls, Abzug (Gewehr oder Pistole)"; lat. *hernia* „Knospe", engl. *to herniate* „einen Bruch bilden"; **Abk.:** HTP; **engl.:** Trigger point, herniated

Kontext: Fasziendistorsionsmodell (FDM), manuelle Therapie nach Typaldos

Distorsionstyp, basierend auf faszialen Störungen.
→ Faszien ermöglichen im Körper u. a. das Gleiten von verschiedenen Geweben bei Bewegung. Gleichzeitig verschließen sie das Körperinnere vom Äußeren. Kommt es durch großen Druck zu einer Verschiebung der Faszienschichten, kann Gewebe nach außen gepresst werden. Beim Zurückgleiten der Faszien verschließt sich die geöffnete Bruchpforte wieder und klemmt das zuvor protunierte Gewebe ein. Dies führt zu einer meist deutlichen Bewegungseinschränkung bei gleichzeitigem dumpfem Druckschmerz. → Patienten versuchen durch Druck mit mehreren Fingern die Protusion selber wieder zu reponieren, was zumeist nur bedingt gelingt. Es ist Aufgabe des Therapeuten, das hervorgetretene Gewebe durch Druck wieder an seinen ursprünglichen Ort zu befördern.

Literatur
Römer F. Praktisches Lehrbuch zum Fasziendistorsionsmodell. Wolfenbüttel: Institut für Fasziale Osteopathie; 2011

Typaldos S. Fasziendistorsionsmodell. Klinische und theoretische Anwendung des Fasziendistorsionsmodells in der medizinischen und chirurgischen Praxis. 4. Aufl. Wolfenbüttel: Institut für Fasziale Osteopathie; 2011

Frank Römer

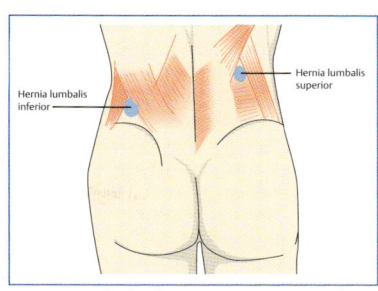

Körpersprache bei herniertem Triggerpunkt.

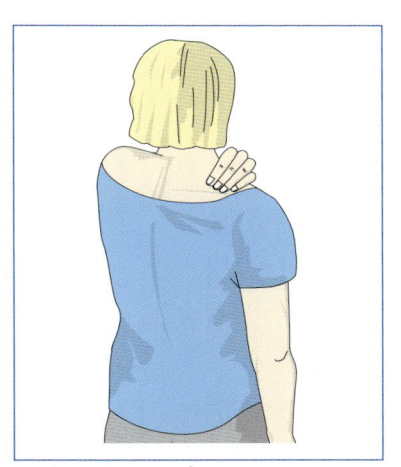

Hernierter Triggerpunkt.

Triggerpunkt, latenter myofaszialer

m; **Etym.:** engl. *trigger* „Ansteuerung, Auslöser, Auslöseimpuls, Abzug (Gewehr oder Pistole)"; lat. *latere* „verborgen sein"; griech. *mys* „Muskel", lat. *fascia* „Binde, Band"; **engl.:** Trigger point, latent

Kontext: Diagnostik, Triggerpunkte

Myofaszialer TrP, der erst bei → Palpation bzw. Provokation → Schmerzen auslöst.

Der latente myofasziale TrP geht immer mit einer Verdickung eines Faserbündels, der Verringerung der Dehnbarkeit sowie einer Erhöhung der Spannung des betroffenen Muskels einher. Er unterscheidet sich von einem aktiven myofaszialen TrP.

Vgl. → Triggerpunkt, aktiver myofaszialer.

Literatur
Simons DG, Travell JG, Simons LS. Handbuch der Muskel-Triggerpunkte. Bd. 1: Obere Extremitäten, Kopf, Thorax; Bd. 2: Untere Extremität und Becken. München: Urban & Fischer in Elsevier; 2014
Robert Nier

Triggerpunkt, myofaszialer m; Etym.:
engl. *trigger* „Ansteuerung, Auslöser, Auslöseimpuls, Abzug (Gewehr oder Pistole)"; griech. *mys* „Muskel", lat. *fascia* „Binde, Band"
Kontext: Ätiologische Definition
Anhäufung elektrisch geladener Reize, die mit einem kontrahierten Knoten und einer funktionsbeeinträchtigten motorischen Endplatte in einem Skelettmuskel im Zusammenhang stehen.
Kontext: Klinische Definition
Ein in Kombination mit einem hypertonen Muskelfaserbündel auftretender überempfindlicher und druckschmerzhafter Punkt in einem verspannten Skelettmuskel.
Übererregbarkeit, → Schmerzen in der → Übertragungszone sowie motorische und → autonome Störungen sind in der Regel als Symptomkomplex anzutreffen. Er ist von nichtmuskulären TrPs in anderen Geweben wie Haut, → Faszien, Periost oder Bändern zu unterscheiden und ordnet sich in aktive und assoziierte TrPs, Insertions- und zentrale TrPs sowie latente, auslösende, primäre und Satelliten-TrPs.
Vgl. → Triggerpunkt.
Literatur
Simons DG, Travell JG, Simons LS. Handbuch der Muskel-Triggerpunkte. Bd. 1: Obere Extremitäten, Kopf, Thorax; Bd. 2: Untere Extremität und Becken. München: Urban & Fischer in Elsevier; 2014
Robert Nier

Triggerpunkt, primär myofaszialer m;
Etym.: engl. *trigger* „Ansteuerung, Auslöser, Auslöseimpuls, Abzug (Gewehr oder Pistole)"; lat. *primus* „an erster Stelle"; griech. *mys* „Muskel", lat. *fascia* „Binde, Band"; **engl.:** Trigger point, primary
Kontext: Diagnostik, Triggerpunkte
Myofaszialer TrP in einem Muskel, der durch mechanische oder psychische Überbelastung, → Trauma, Überdehnung oder eine andere direkt auf den Muskel negativ einwirkende Ursache entstanden ist.
Primäre TrPs sind nicht durch einen anderen TrP hervorgerufen oder aktiviert worden.
Robert Nier

Triggerpunkt, sekundär myofaszialer
m; **Etym.:** engl. *trigger* „Ansteuerung, Auslöser, Auslöseimpuls, Abzug (Gewehr oder Pistole)"; lat. *secundus* „an zweiter Stelle"; griech. *mys* „Muskel", lat. *fascia* „Binde, Band"; **engl.:** Trigger point, secondary
Kontext: Diagnostik, Triggerpunkte
Ein im synergistischen oder antagonistischen Muskel entstandener myofaszialer TrP, der durch einen auslösenden TrP verursacht wurde.
Sekundäre myofasziale TrPs werden heute den Satelliten-TrPs zugeordnet und als Zuordnung für TrPs kaum noch verwendet.
Vgl. → Triggerpunkt, auslösender, → Satellitentriggerpunkt, myofaszialer.
Literatur
Simons DG, Travell JG, Simons LS. Handbuch der Muskel-Triggerpunkte. Bd. 1: Obere Extremitäten, Kopf, Thorax; Bd. 2: Untere Extremität und Becken. München: Urban & Fischer in Elsevier; 2014
Robert Nier

Triggerpunkt, zentraler myofaszialer m;
Etym.: engl. *trigger* „Ansteuerung, Auslöser, Auslöseimpuls, Abzug (Gewehr oder Pistole)"; lat. *centrum* „Mittelpunkt"; griech. *mys* „Muskel", lat. *fascia* „Binde, Band"; **engl.:** Trigger point, primary
Kontext: Diagnostik, Triggerpunkte
Ein im Mittelpunkt von Muskelfibrillen aufzufindender myofaszialer TrP.
Er wird häufig mit einer → Funktionsstörung an den Endplatten in Verbindung gebracht.
Robert Nier

Triune f; Etym.: lat. *tres* „drei" u. *unitas* „Einheit, Einigkeit"; engl.: Triune; Syn.: Trinität, Triade
Kontext: Geschichte, Philosophie
Der englische Begriff stammt aus dem christlich-religiösen Kontext und kann als „dreieinig" im Sinne der Trinität von Gottvater, seinem Sohn Jesus und dem Heiligen Geist übersetzt werden.
In der osteopathischen Literatur findet sich der Begriff Triune in Texten von → A. T. Still als Metapher für ein ganzheitliches Verständnis des Menschen unter 3 Aspekten des Seins, nämlich der des → Körpers (body, matter), des → Geistes (mind) und der → Seele (spirit, motion). Er ist ein Ausdruck von Stills religiöser Verbundenheit mit den Lehren und Inhalten der Bibel, die dieser als langjähriges Mitglied und Laienprediger der Methodistenkirche (vgl. → Methodisten) nie vollständig ablegte.
Vgl. → Ganzheit.

Literatur
Kaiser F. A. T. Still's TRIUNE MAN – Moderne Interpretationen. Saarbrücken: AV-Verlag; 2015
Friederike Kaiser

Trophik *f*; *Etym.:* griech. *trophé* „Ernährung"; *engl.:* Trophic level; *Syn.:* Ernährungszustand

Kontext: Physiologie, Diagnostik

Unter Trophik versteht man den Ernährungs- oder Stoffwechselzustand eines Organismus oder eines Gewebes.

Bei verminderter Durchblutung (arterielles System), bei vermindertem Abfluss (venolymphatisches System) oder fehlendem Nervenreiz kommt es zu einer Beeinträchtigung der Trophik, die zu → Funktionsstörungen im betroffenen Gewebe führen kann.

Bei jedem Befund sollte die Trophik beurteilt und dokumentiert werden (allgemeiner Ernährungszustand des gesamten → Patienten oder lokal). Eingeschränkte oder unzureichende Trophik trifft man bei neurologischen Erkrankungen (z. B. Muskelatrophie) oder Stoffwechselerkrankungen (z. B. Diabetes mellitus) an.

Claudia Hafen-Bardella

TrP *m*; *engl.:* Trigger point

Vgl. → Triggerpunkt.

Robert Nier

Typaldos, Stephen (D.O.) *m*

Kontext: Fasziendistorsionsmodell (FDM), manuelle Therapie nach Typaldos

Stephen Typaldos (*25.03.1957, †05.04.2006) ist Begründer des Fasziendistorsionsmodells.

Er wird als Sohn von Zissimos und Joyce Typaldos in Kalifornien geboren. Sein Großvater war gebürtiger Grieche. Aufgewachsen ist er in der Umgebung von Los Angeles und hat in Riverside die University of California besucht. Dort spielte er im Baseball Team und gewann einen Pokal für den besten Spieler. Bis zu seinem 45. Lebensjahr blieb er dem Baseball treu und spielte sogar noch eine Saison mit seinem Sohn Alex Typaldos zusammen in einem Team. Neben seiner Liebe zum Baseball schrieb Typaldos 5 Musicals, von denen 2 als Serie „Maine Girl on Mars" in Bangor (Maine) zur Aufführung kamen.

1986 begann er auf der University of Health Sciences, College of Osteopathic Medicine, in Kansas City, Missouri, seine Ausbildung zum Doctor of Osteopathy (→ D.O.). Nach seinem Studium arbeitete er in der Notaufnahme eines Krankenhauses, bevor er in Brewer (Maine) eine Praxis für Allgemeine Medizin eröffnete. Als er 1991 das erste Triggerband entdeckte, entwickelte er das sog. → Fasziendistorsionsmodell (→ FDM) oder die manuelle Therapie nach Typaldos. Im Laufe der Jahre baute er das Modell immer weiter aus, bis er 2001 davon ausging, alle möglichen Distorsionen (bis dahin 6) gefunden zu haben:

1. → Triggerband
2. → Continuum Distorsion
3. hernierter TrP (vgl. → Triggerpunkt, hernierter)
4. Faltdistorsion
5. Zylinderdistorsion
6. tektonische Fixierung (vgl. → Fixierung, tektonische)

Im Jahr 1994 publizierte Typaldos seine Entdeckungen im AAO Journal, dem offiziellen Organ der American Academy of Osteopathy. Einzug in Europa fand das FDM Ende der 1990er-Jahre durch Vorträge Typaldos an der Wiener Schule für Osteopathie. Mittlerweile gibt es – neben Japan – v. a. im deutschsprachigen Raum die meisten FDM-Therapeuten. 2011 wurde die 4. und letzte Auflage seines Buches *Fasziendistorsionsmodell* ins Deutsche übersetzt.

Am 05.04.2006 starb Stephen Typaldos im frühen Alter von 49 Jahren, nachdem er beim Joggen einen Herzanfall erlitt. Er hinterließ seine Frau und 4 Kinder.

Literatur
Römer F. Praktisches Lehrbuch zum Fasziendistorsionsmodell. Wolfenbüttel: Institut für Fasziale Osteopathie; 2011

Typaldos S. Fasziendistorsionsmodell. Klinische und theoretische Anwendung des Fasziendistorsionsmodells in der medizinischen und chirurgischen Praxis. 4. Aufl. Wolfenbüttel: Institut für Fasziale Osteopathie; 2011

Frank Römer

Übertragungszone f; *Etym.:* lat. *zona* „(Erd-)gürtel"; *engl.:* Referred pain; *Syn.:* Referenzzone
Kontext: Diagnostik, Neurophysiologie, Triggerpunkte

Körpergebiet, das die von einem entfernten TrP hervorgerufenen Symptome wie → Schmerzen, Gefühlsstörungen oder → autonome → Reaktionen aufzeigt.
Vgl. → Referenzzone.
Robert Nier

Übertreibungstechnik f; *engl.:* Exaggeration technique
Kontext: Techniken, Behandlung

Vorgehensweise, bei der Gewebe erst aus der eingeschränkten in die freie Bewegungsrichtung geführt wird. Anschließend wird in diese Richtung eine Verstärkung der Bewegung ausgeführt. Dies kann in der Art eines HVLA-Impulses (vgl. → HVLA) bis an die physiologische → Bewegungsgrenze heran stattfinden. Die Vorgehensweise kann einmal oder mehrfach hintereinander ausgeführt werden, bis die Bewegungsfreiheit wiederhergestellt ist.
Tobias Dobler

Umschaltung f; *engl.:* Synaptic transmission
Kontext: Neurophysiologie, autonomes Nervensystem

Als Umschaltung wird die Reizübertragung von einer Nervenzelle auf die andere innerhalb eines Ganglions bezeichnet.

Die Information wird durch die Neurotransmitter über den synaptischen Spalt vom präganglionären Neuron auf das postganglionäre Neuron weitergeleitet. Die präganglionären Neuronen des → autonomen Nervensystems sind sowohl in der parasympathischen als auch in der sympathischen Versorgung cholinerg, schütten also → Acetylcholin aus; die postganglionären Fasern des Parasympathikus ebenfalls. Im sympathischen Nervensystem verwenden die postganglionären Neuronen entweder Acetylcholin oder Noradrenalin oder verlaufen ohne Umschaltung zu den chromaffinen Zellen des → Nebennierenmarks.

Literatur
Kahle W, Frotscher M. Taschenatlas der Anatomie. Bd. 3: Nervensystem und Sinnesorgane. 11. Aufl. Stuttgart: Thieme; 2013
Silbernagl S, Despopoulos A. Taschenatlas der Physiologie. 8. Aufl. Stuttgart: Thieme; 2012
Ulfig N. Kurzlehrbuch Neuroanatomie. Stuttgart: Thieme; 2008
Marie-Louise Seyen

Untersuchung f; *engl.:* Examination, investigation
Kontext: Diagnostik, Behandlung

Dies ist die Summe von diagnostischen Verfahren und Tätigkeiten, die die Grundlage einer Behandlung darstellt. Sie erfolgt mit dem Ziel, eine Diagnose zu stellen und darauf die Therapie aufzubauen.

Zur osteopathischen Untersuchung gehören die → Anamnese, → Inspektion, → Palpation sowie verschiedene Testverfahren wie der → Bewegungstest und spezielle osteopathische Screeningtests.
Karolin Krell

Unwinding n; *Etym.:* engl. *unwinding* „abwickeln, entwirren"; *engl.:* Unwinding
Kontext: Techniken, Behandlung

Bei einer Unwindingtechnik handelt es sich um ein Modell zur Behandlung von Fasziendysfunktionen.

Fasziendysfunktionen entstehen meist posttraumatisch. Durch das → Trauma verändert sich die Struktur der → Faszie in ihrer Gesamtheit. Der Therapeut versucht durch sanften Druck und einen gezielten Fokus zunächst den Kontakt zum Gewebe herzustellen. Dieser Kontakt wird so lange aufrechtgehalten, bis das Gewebe beginnt, sich zu bewegen. Diesen Bewegungen folgt der Therapeut. Um die Faszie in die Position zum Zeitpunkt des Traumas zurückzuführen, hält der Therapeut das Gewebe an der entsprechenden Stelle, sodass es sich nicht wieder von der → Barriere entfernen kann, bis sich die Dysfunktion aufgelöst hat und ein entspannter Zustand eintritt. Durch diese Art der Behandlung wird einerseits direkt die Spannung im Gewebe gesenkt, zusätzlich handelt es sich um einen psychoemotionalen → Release, der ein gewisses Maß an Respekt und Sensibilität im Umgang mit dem → Patienten voraussetzt.
Vgl. → Faszientechnik.

Literatur
Dobler TK, Liem T. Checkliste Kraniosakrale Osteopathie. 2. Aufl. Stuttgart: Haug; 2012
Langer W, Hebgen E, Hrsg. Lehrbuch Osteopathie. Stuttgart: Haug; 2012
Liem T. Kraniosakrale Osteopathie: Ein praktisches Lehrbuch. 6. Aufl. Stuttgart: Haug; 2013
Jana Lehmann

Verkürzung, myofasziale *f*; *Etym.:* griech. *mys* „Muskel", lat. *fascia* „Binde, Band"; *engl.:* Shortening, myofascial
Kontext: Pathologie, Orthopädie
Pathologische Veränderungen myofaszialen Gewebes.
Myofaszien sind dünnes, reißfestes und elastisches Bindegewebe, das Muskeln umgibt. Sie dienen zur Vernetzung, Stütze und zum Schutz der Muskeln. Gesunde Myofaszien sind anpassungsfähig und reagieren auf wiederkehrende Belastungen und Dehnungen, indem sie ihre Stärke, Länge und → Gleitfähigkeit verändern.
Bewegungsmangel, Fehlernährung, Entzündungen und Stress haben Einfluss auf die Struktur und Qualität der → Faszien und können unter Umständen zu ihrer Verkürzung führen.
Marlene Maurer

Verkürzungsaktivierung *f*; *Etym.:* lat. *activus* „tätig, aktiv"
Kontext: Diagnostik, Triggerpunkte
Tritt bei Dehnung des Agonisten auf und aktiviert latente myofasziale TrPs im Antagonisten.
Die Aktivierung entsteht durch die ungewöhnliche Verkürzung des Muskels.
Vgl. → Verkürzung, myofasziale.
Robert Nier

Verriegelung *f*; *engl.:* Tension locking, close-packed position of joint; *Syn.:* Verriegelungsstellung
Kontext: Techniken, Behandlung
Position, in der ein Gelenk wenig oder keine weitere(n) Bewegung(en) zulässt.
Diese Position wird erreicht durch endgradige Bewegung oder die Kombination von Bewegungsrichtungen eines Gelenks und führt zu einem maximalen Gelenkflächenkontakt („close-packed position").
Eingesetzt wird die Verriegelung, um z. B. bei einer Impulstechnik die Bewegung auf ein bestimmtes Gelenk zu fokussieren, indem benachbarte Gelenke in ihrer Beweglichkeit (durch Verriegelung) eingeschränkt werden.
Tobias Dobler

Verschlimmerung, passagere *f*; *engl.:* Aggravation, initial
Kontext: Diagnostik
Nach einer indizierten osteopathischen Behandlung kann es im ersten Moment zu einer Verschlimmerung der Symptome kommen.
Dies ist eine positiv zu wertende Reaktion, falls diese Verschlimmerung nicht länger als 48 h anhält und danach die Beschwerden, gegenüber der Ausgangslage, abgenommen haben. Sie kann auftreten, weil sich – bedingt durch das Lösen von Läsionen – das Körpergleichgewicht verändert und neu eingestellt werden muss. Sobald ein neues Gleichgewicht erreicht ist, sollten die Symptome verschwunden oder abgeschwächt sein.
Es ist wichtig, den → Patienten hiervon in Kenntnis zu setzen, um einer möglichen Beunruhigung vorzubeugen.
Vgl. → Läsion, osteopathische.
Claudia Hafen-Bardella

Vibrationen *f*; *Etym.:* lat. *vibrare* „in zitternde Bewegung setzen, schwingen, schütteln, beben, trillern"; *engl.:* Vibrations
Vgl. → Schwingungen.
Friederike Kaiser

Vierfüßlerstand *m*; *engl.:* All-fours position
Kontext: Techniken, Behandlung, viszerale Osteopathie
→ Ausgangsstellung, bei sich der Patient auf beide Knie und Unterschenkel sowie die Hände stützt.
In dieser Position kann der → Patient gut seine Bauchmuskulatur entspannen, und das Peritoneum (Bauchfell) und die Bauchorgane können nach ventral fallen. Außerdem können fasziale Rückenbehandlungen und viszerale osteopathische Techniken (z. B. Entlastungstechnik nach → Barral oder die Behandlung des retroflektierten Uterus) durchgeführt werden. In der Schwangerschaft kann die Position die Wendung des Kindes positiv beeinflussen.
Variante: Knie-Ellenbogen-Stand, der Kopf ist hierbei tiefer als das Becken positioniert, so kann die Schwerkraft therapeutisch genutzt werden (Beispiel: Ptosebehandlungen).
Vgl. → Senkung (Niere, Leber, Uterus), → Ptose.
Angelina Böttcher

Viskoelastizität von Faszien *f*; *Etym.:* lat. *viscum* „Mistel", griech. *elastós* „dehnbar", lat. *fascia* „Binde, Band"; *engl.:* Viscoelasticity
Kontext: Physiologie, Physik
Dehnverhalten der Faszien.

In der Medizin ist eine → Faszie eine aus wasserbindenden Glykoproteinen und (kollagenen) Fasern (vgl. → Kollagen) aufgebaute Bindegewebsverbindung zwischen Körperstrukturen, die sowohl Halte- und Stützaufgaben als auch Informationsaufgaben in → Regelkreisen des Körpers übernehmen kann.

Von Viskoelastizität spricht man in der Physik/Technik, wenn ein Stoff sich teilweise wie ein idealer Festkörper verhält, also aufgrund elastischer Rückstellkräfte nach Verformung wieder in seine Ausgangsform zurückkehrt (Feder), teilweise aber auch viskos (vgl. → Viskosität) verformbar ist und damit zu Energieverlusten bei der Verformung führt (reiner Dämpfer).

Faszien zeigen ein zeit-, temperatur- und frequenzabhängiges Dehnverhalten: Dabei kommt dem Faseranteil eher eine elastische, dem Matrixanteil (fluid) eher eine dämpfende Funktion zu (vgl. → Matrix, interzelluläre). Je nach physikalischen Rahmenbedingungen werden die Faser- oder Matrixeigenschaften verändert (z. B. durch Wasserbindung oder geändertes Elastizitätsmodul der Fasern), was zu einer Veränderung des viskoelastischen Verhaltens der Faszie führt.

Vgl. → Interzellularsubstanz.

Literatur
Schleip R. Fascial plasticity – a new neurobiological explanation. Teil 1. J Bodyw Mov Ther 2003; 7: 15–19
Schleip R, Findley TW, Chaitow L, Huijing P, eds. Fascia: The Tensional Network of the Human Body. London: Churchill Livingstone in Elsevier; 2012

Ralf Vogt

Viskosität *f*; *Etym.:* lat. *viscum* „Mistel", bezog sich früher auf die Zähigkeit von Mistelsaft; *engl.:* Viscosity

Kontext: Physiologie, Physik, allgemeine Medizin

In der Medizin und Physik Maßeinheit für die Zähigkeit einer Flüssigkeit. In der Osteopathie ein Maß für den fühlbaren Widerstand eines Gewebes auf Verformung.

Man kann die Viskosität synonym auch „innere Reibung" nennen, da diese einer Bewegung der Flüssigkeitsschichten entgegenarbeitet. Deswegen erfordert es mehr Kraft hochviskose Flüssigkeiten zu bewegen (z. B. Honig) als niederviskose (z. B. Wasser).

In der Rheologie, der Lehre der Flüssigkeiten, werden aus Molekülen bestehende Newton'sche Fluide (z. B. Wasser) von inhomogenen, aus verschiedenen Molekülarten bestehenden oder sogar aus Feststoffen in Flüssigkeit bestehenden Nicht-Newton'schen Fluiden (z. B. Blut) unterschieden. Auch Feststoffe können Fließverhalten zeigen, wenn die einwirkenden Kräfte über die elastischen Rückstellkräfte des Kristallgitters hinausgehen; sie zeigen dann ein verformendes „Kriechen" (→ Creep).

Literatur
Landau LD, Lifschitz EM. Lehrbuch der theoretischen Physik. Band VI: Hydrodynamik. Berlin: Akademie Verlag; 1991
Malkin AY, Isayev AI. Rheology. Concepts, Methods and Application. 2. Aufl. Toronto, CA: ChemTech Publishing; 2012

Ralf Vogt

Viszerale Dysfunktion *f*

Vgl. → Dysfunktion, viszerale.

Ralf Vogt

Viszerale Osteopathie *f*; *Etym.:* lat. *viscera* „Eingeweide"; griech. *ostéon* „Knochen" u. *páthos* „Leid, Leidenschaft"

Kontext: Teilgebiet der Osteopathie

Teilbereich der → Osteopathie, der sich hauptsächlich mit der Diagnose und Behandlung innerer Organe beschäftigt.

Ausgehend von einer osteopathischen Diagnose der verschiedensten Bewegungen bzw. der Einschränkungen eines Organs oder einer Region wird versucht, diese Bewegungseinschränkung zu beheben oder die fehlende Flexibilität des betroffenen Organs wiederherzustellen. Dazu werden rhythmische, punktuelle, globale oder reflektorisch wirkende Techniken angewandt.

Bedeutendster Vertreter der viszeralen Osteopathie ist → Jean-Pierre Barral, der auch die grundlegenden Werke zu diesem Thema verfasst hat. Ebenso wie die Osteopathie im kranialen Bereich kann auch die viszerale Osteopathie nicht losgelöst von den anderen Teilbereichen der Osteopathie betrachtet werden.

Eine Sonderstellung nimmt die viszerale Osteopathie bei Säuglingen ein, da zum Teil beträchtliche morphologische und physiologische Besonderheiten zu beachten sind.

Jan Porthun

Viszerales Gelenk *n*; *Etym.:* lat. *viscera* „Eingeweide"

Kontext: Viszerale Osteopathie

Wird im Rahmen der → viszeralen Osteopathie verwendet und beschreibt den Sachverhalt, dass zwischen Organen eine gleitende Bewegung stattfindet und sich die Organe gegeneinander beweglich halten und stützen.

Eine wichtige Komponente dabei sind die umschlossenen Hohlkörper und Flüssigkeitsräume, die einem Hydrauliksystem ähneln und mit einem Hydroskelett, wie es sich auch bei einigen Tieren findet, vergleichbar sind.

Jan Porthun

Viszerotom *n*; *Etym.:* griech. *viscera* „Eingeweide" u. *tomē* „Schnitt"

Kontext: Neurophysiologie, Embryologie, Reflexzonen, Segmentlehre

Als Viszerotom bezeichnet man die Zuordnung von einem inneren Organ über vegetative viszerale → Afferenzen zu seinem zugehörigen Rückenmarkssegment.

Störungen der Viszerotome treten als → Referred Pain an der Körperoberfläche auf. Übertragene → Schmerzen sind in → Dermatomen, → Myotomen und → Sklerotomen des entsprechenden Segments durch eine osteopathische → Untersuchung und durch → Palpation zu erfassen.

Kontext: Pathologie

In der Pathologie bezeichnet man ein schneidendes Instrument, das zur diagnostischen Gewebsentnahme der inneren Organe an der unsezierten Leiche genutzt wird, als Viszerotom.

Literatur

Mitchell B, Sharma R. Embryology: An Illustrated Colour Text. 2nd ed. London: Churchill Livingstone in Elsevier; 2012

Wancura-Kampik I. Segment-Anatomie: Der Schlüssel zu Akupunktur, Neuraltherapie und Manualtherapie. 2. Aufl. München: Urban & Fischer in Elsevier; 2010

Karolin Krell

Vorlaufphänomen im Sitzen *n*; *engl.:* (Seated) flexion test; *Syn.:* Flexionstest (sitzend)

Kontext: Diagnostik

→ Untersuchung der Beweglichkeit der Iliosakralgelenke im Sitzen.

Der Therapeut palpiert beide Spinae iliacae posteriores superiores (SIPS), während sich der mit leicht geöffneten Knien sitzende → Patient rund nach vorne beugt.

Der Unterschied zum → Vorlaufphänomen im Stand ist, dass die ischiokrurale Muskulatur angenähert und somit entspannter ist. Hinzu kommt eine verringerte Bewegungsfreiheit der Ossa ilii durch den Sitz auf beiden Sitzbeinhöckern (Tubera ischiadica).

Bei einem Normalbefund beginnen und beenden während des Vorbeugens beide SIPS gleichzeitig eine Bewegung im Raum nach vorne oben. Bewegt sich eine Seite weiter, vorher oder gar nicht, ist dies ein Hinweis auf eine Dysfunktion der Beckengelenke.

Ein positiver stehender und ein negativer sitzender Test sind Hinweise für Asymmetrien der unteren Extremitäten oder für eine muskuläre → Dysbalance der ischiokruralen Muskulatur. Ein leicht positiver stehender und ein deutlich positiver sitzender Test gelten als Hinweis für das Vorliegen einer Sakrumdysfunktion.

Vgl. → Iliumdysfunktionen, → Kreuzbeindysfunktionen.

Literatur

Liem T, Dobler TK. Leitfaden Osteopathie: Parietale Techniken. 3. Aufl. München: Urban & Fischer in Elsevier; 2010

Angelina Böttcher

Vorlaufphänomen im Stand *n*; *engl.:* (Standing) flexion test; *Syn.:* Flexionstest (stehend)

Kontext: Diagnostik

→ Untersuchung der Beckenbewegung auf Asymmetrien im Stehen.

Der Therapeut palpiert beide Spinae iliacae posteriores superiores (SIPS), während der hüftbreit stehende → Patient die Wirbelsäule rund nach vorne beugt.

Im Normalbefund beginnen und beenden während des Vorbeugens beide SIPS gleichzeitig eine Bewegung im Raum nach vorne oben. Bewegt sich eine Seite weiter, vorher oder gar nicht, gilt der Test als positiv und kann ein Hinweis auf eine Dysfunktion (ligamentär, faszial, muskulär) der Beckengelenke sein. Ein beidseits unauffälliger Vorlauf bedeutet jedoch nicht, dass keine Dysfunktion vorliegen kann. Er kann mit einer beidseitigen → Fixierung einhergehen. Ein positives Vorlaufphänomen ist auch bei beschwerdefreien Menschen häufig aufzufinden und lässt keine sichere Aussage über die Beweglichkeit der Iliosakralgelenke zu.

Vgl. → Iliumdysfunktionen, → Kreuzbeindysfunktionen, → Vorlaufphänomen im Sitzen.

Literatur

Liem T, Dobler TK. Leitfaden Osteopathie: Parietale Techniken. 3. Aufl. München: Urban & Fischer in Elsevier; 2010

Saulicz E. Asymmetrie des Beckens und Funktionsstörungen von Iliosakralgelenken, Eine Studie an gesunden Probanden ohne Beschwerden an der Lendenwirbelsäule. Manuelle Medizin 2001; 39: 312–319

Sturesson B, Uden A, Vleeming A. A radiostereometric analysis of movements of the sacroiliac joints during the standing hip flexion test. Spine (Phila Pa 1976) 2000; 25: 364–368

Angelina Böttcher

Vorspannung *f*; *engl.:* Tissue slack
Kontext: Techniken, Behandlung
In einem Gewebe oder Gelenk durch Druck oder Zug erreichte moderate Aufnahme des sog. Slack, d. h. der → Gewebeelastizität, bei Gelenken von der Nullposition (vgl. → Neutralposition) bis zum Erreichen der elastischen Zone (→ Bewegungsgrenze).
Zweck ist eine verbesserte → Palpation von tiefer liegendem Gewebe oder bei Impulstechniken die Verkürzung des Weges, der zum Lösen der Gewebeblockade notwendig ist.
Tobias Dobler

V-Spread *m*; *Etym.:* engl. *to spread* „ausbreiten, verteilen, spreizen"
Vgl. → Fluid Drive, → Spread.
Matthias Pieper

V

Wales, Anne (D.O.) f

Kontext: Geschichte, Philosophie
Anne Wales (*1904, †2005).

Anne Wales graduierte 1926 am Kansas City College of Osteopathy and Surgery und arbeitete über 50 Jahre als Osteopathin auf Rhode Island, USA. Sie war ein langjähriges Mitglied der → Sutherland Cranial Teaching Foundation und an der Entwicklung und Veröffentlichung der → BLT/→ BMT-Techniken beteiligt, die u. a. eine körper- und kraftschonende Arbeitsweise für Osteopathen darstellen. Zusammen mit der Ehefrau → W. G. Sutherlands, Adah Sutherland, erstellte sie aus den Manuskripten, den Mitschriften und Tonbandaufnahmen seines Unterrichts mehrere Bücher und gilt als Mitherausgeberin seines Werks.

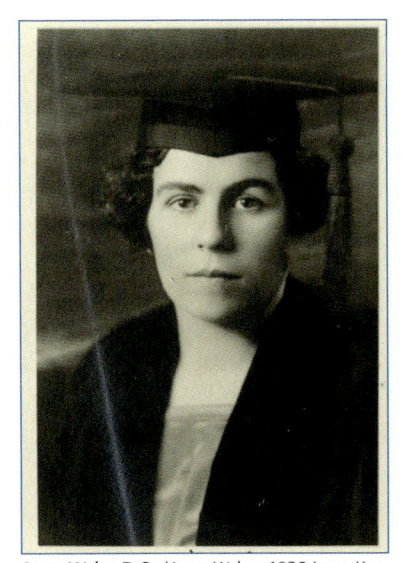

Anne Wales D.O. (Anne Wales, 1926 June, Kansas City College of Osteopathy and Surgery Graduation Composite; Museum of Osteopathic Medicine, Kirksville, MO [1991.52.12], image altered | Museum of Osteopathic Medicine, Kirksville, MO)

Literatur
Gevitz N. The DOs: Osteopathic Medicine in America. 2nd ed. Baltimore, London: Johns Hopkins University Press; 2004
Hartmann C, Hrsg. Das große Littlejohn-Kompendium: Ausgewählte Facharartikel und Abhandlungen zur Osteopathie: 1899–1939. Pähl: Jolandos; 2013
Friederike Kaiser

Wall, Patrick David m

Kontext: Geschichte, Neurophysiologie, Triggerpunkte
Dr. Patrick David Wall (*25.04.1925, †08.08.2001).

Patrick D. Wall wurde am 25.04.1925 in Nottingham, England, geboren und war ein bekannter Neurowissenschaftler und Mitbegründer der Gate-Control-Theorie.

Er studierte an der Oxford University und setzte sich vertiefend mit dem Thema → Schmerz auseinander. Später unterrichtete er u. a. an der Harvard University und der University of Chicago. Zusammen mit → Ronald Melzack publizierte er 1965 im Wissenschaftsmagazin *Science* den Artikel „Pain mechanisms: A new Theory", in dem sie ihr neues Modell erstmals vorstellten, und revolutionierte damit das bis dahin geltende Schmerzverständnis in der Wissenschaft. Er war Herausgeber von *Wall & Melzack's Textbook of Pain*.

Literatur
Melzack R, Wall PD. Pain mechanisms: a new theory. Science 1965; 150: 971–979
Robert Nier

Weaver, Charlotte (D.O.) f

Kontext: Geschichte, Philosophie
Charlotte Weaver (*1884, †1964).

Geboren wurde Charlotte Weaver 1884 in Malvorn, Ohio, USA. Ursprünglich ausgebildet zur Lehrerin, absolvierte sie zwischen 1905 und 1907 eine Ausbildung zur examinierten Krankenschwester.

1909–1912 studierte sie zusammen mit → W. G. Sutherland an der → ASO in Kirksville. Sie besaß ein Zertifikat in Physiologie und der Dissektion von Leichen. Aufgrund ihres Interesses an der kranialen Osteopathie wurde sie von → A. T. Still beauftragt, die Forschung im kranialen Bereich unter dem Aspekt der embryologischen Entwicklung der Schädelbasis aus Wirbelanlagen zu verfolgen. Die Ergebnisse ihrer Forschung präsentierte sie 1935, lange vor Sutherlands Veröffentlichungen, vor der American Osteopathic Association (AOA) und in deren Journal, dem *Journal of the American Osteopathic Association* (JAOA).

Zwischen 1936 und 1938 veröffentlichte sie ihre Theorie der 3 kranialen Wirbel in mehreren Vorträgen und 13 Artikeln. Ab 1940 geriet ihr Werk in Vergessenheit und wurde erst 1998 durch Margret Sorrel wiederentdeckt.

Nach 1940 arbeitete und forschte sie als Anatomin am Akron Art Institute, Ohio, USA, und in Paris, Frankreich. Weitere Schwerpunkte ihrer Arbeit waren funktionelle und anatomische Vergleiche der Gehirnstruktur bei Gesunden und Kranken, das Verhältnis von Struktur und Funktion der Hypophyse (die Hypophyse als toxisensibles, also Gifte wahrnehmendes und sich daraufhin veränderndes Organ) und die Einflüsse der Hormone auf das Verhalten.

Sie hinterlässt der osteopathischen Welt die Idee, dass die Schädelbasis aus embryonalen Wirbelanlagen entwickelt sein könnte – ein Gedanke, den schon Goethe verfolgte.

Literatur

Sorrel M. Charlotte Weaver: Pioneer in Cranial Osteopathy. Indianapolis, USA: The Cranial Academy; 2010

Friederike Kaiser

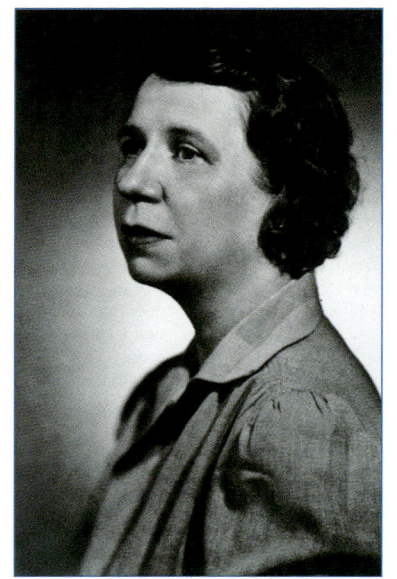

Charlotte Weaver D.O. (Charlotte Weaver, ca. 1944; Permission to publish given by Hexagon Press Inc., West Chester, PA. | Museum of Osteopathic Medicine, Kirksville, MO)

Wernham, John (D.O.) *m*

Kontext: Geschichte, Philosophie

John Wernham (*1907, †2007).

Der englische Osteopath John Wernham begann 1928 an der → British School of Osteopathy (BSO) unter → J. M. Littlejohn sein Studium. Später unterrichtete er am British College of Osteopathic Medicine (BCOM) und an der European School of Osteopathy (ESO).

1985 gründete er das Maidstone College of Osteopathy, in der Tradition des Wissens und der Lehre J. M. Littlejohns, und legte eine große Sammlung mit dessen Schriften an. 1996 wurde das College zu Ehren Wernhams in The John Wernham College of Classical Osteopathy umbenannt.

Er unterrichtete, schrieb, publizierte und praktizierte bis zu seinem Tod kurz vor seinem 100. Geburtstag.

Friederike Kaiser

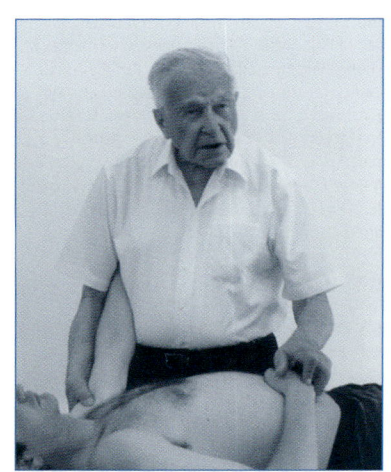

John Wernham D.O. (Seider R. John Wernham – A. T. Stills „Enkel". DO 2005; 3: 4–5 | Dr. Roger Seider)

WHO *f*; *Etym.:* engl. *World Health Organization* „Weltgesundheitsorganisation"

Kontext: Geschichte, internationale Stellung

Im Jahr 2010 veröffentlichte die WHO eine Stellungnahme zur → Osteopathie und osteopathischen Behandlung unter dem Titel „Benchmarks for training in traditional/complementary and alternative medicine – Benchmarks for Training in Osteopathy".

Die WHO beschreibt darin die Aufteilung der Ausbildungseinheiten und -inhalte sowie die Fertigkeiten, die ein Osteopath durch diese erwirbt. Außerdem erfolgt eine Auflistung von → Kontraindikationen, bei denen bestimmte osteopathische Techniken aus Sicht der WHO nicht angewendet werden dürfen.

Literatur
WHO (World Health Organization). Benchmarks for training in traditional/complementary and alternative medicine – Benchmarks for Training in Osteopathy (2010). Im Internet: http://www.who.int/medicines/areas/traditional/BenchmarksforTraininginOsteopathy.pdf, Stand: 25.04.2015
Tobias Krug

Wiener Kreis *m*; *Syn.:* Wiener Schule

Kontext: Geschichte, Wissenschaftstheorie

Der Wiener Kreis war eine Gruppe neopositivistischer Philosophen und Wissenschaftstheoretiker, die sich von 1922 bis ca. 1936 um Moritz Schlick und anderen regelmäßig in Wien trafen.

Der philosophische Ansatz des Kreises wurde als Neopositivismus oder logischer Positivismus bekannt und war zum Teil beeinflusst durch L. Wittgenstein. Es wurde versucht, wissenschaftliche Annahmen und Aussagen in eine generelle formale Sprache zu überführen. Die Mitglieder des Wiener Kreises hatten maßgeblichen Einfluss auf die Wissenschaftstheorie der Nachkriegszeit.

Jan Porthun

Wirbelbewegung *f*; *engl.:* Vertebral/spinal motion

Kontext: Physiologie, Diagnostik

Jede Wirbelbewegung ist aufgrund der Anatomie eine gekoppelte Bewegung, die aus einer Kombination von → Rotation und → Translation besteht. Die gekoppelten Bewegungen der Wirbelsäule variieren je nach Region und Körperhaltung. Um diese Bewegungen gut begreifen und untersuchen zu können, bedarf es genauer anatomischer Kenntnisse, eines 3-dimensionalen Bildes der Wirbelsäule sowie Kenntnissen über die möglichen Rotationen und Translationen.

Jeder Wirbel hat 4 Facetten, 2 mit dem darüber- und 2 mit dem darunterliegenden Wirbel, und grenzt an 2 Bandscheiben. Jede Bewegung ist eine Kombination von Bewegungen dieser 6 Strukturen. Mögliche Bewegungen sind:

- 6 artikuläre Bewegungen, physiologische Rotationen, um 3 Achsen:
    - → Flexion und → Extension
    - Lateralflexion (→ Seitneigung) rechts/links
    - Rotation rechts/links

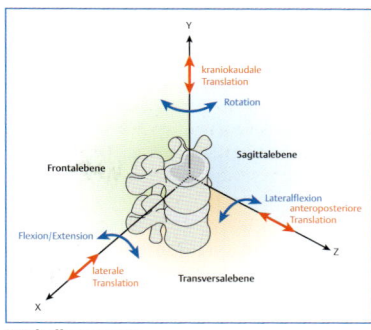

Wirbelbewegung.

- 6 elastische Translationen entlang 3er Achsen:
    - anterior und posterior
    - lateral rechts/links
    - kranial und kaudal

Ist eine dieser 12 möglichen Bewegungen eingeschränkt oder zu wenig beschränkt (hypermobil), führt dies zu → Funktionsstörungen und Elastizitätsverlust.

Literatur
Bogduk N. Anatomie clinique du rachis lombal et sacré. Issy-les-Moulineaux, France: Masson in Elsevier; 2005
Claudia Hafen-Bardella

Wright-Test *m*; *Etym.:* benannt nach J. S. Wright, der ihn 1945 erstmals beschrieb; *engl.:* Wright-test; *Syn.:* Hyperabduktionstest

Kontext: Diagnostik, manuelle Therapie

Beim Wright-Test handelt es sich um einen Test zur → Diagnostik eines Thoracic-Outlet-Syndroms, explizit zur Feststellung eines korakothorakopektoralen → Engpasssyndroms.

Bei der Ausführung wird durch passives Zurückziehen des elevierten abduzierten Armes bei einer bestehenden korakopektoralen → Kompression eine Abschwächung des Radialispulses hervorgerufen. Dieses Symptom entsteht durch die Kompression der A. axillaris. Des Weiteren können zusätzlich neurologische Symptome, z. B. Parästhesien, durch die Irritation des Plexus brachialis vom → Patienten geäußert werden.

Literatur
Buckup K, Buckup J. Klinische Tests an Knochen, Gelenken und Muskeln: Untersuchungen – Zeichen – Phänomene. 5. Aufl. Stuttgart: Thieme; 2012
Wright JS. The neurovascular syndrome produced by hyperabduction of the arms. Am Heart J 1945; 29: 1–19
Jana Lehmann

Zangengriffpalpation *f*; *Etym.:* lat. *palpare* „fühlen, tasten, streicheln"; *engl.:* Pinch grip palpation
Kontext: Diagnostik, Behandlung, Triggerpunkte
→ Untersuchung und Behandlung eines Muskels oder Gewebes mittels eines pinzetten- oder zangenartigen Griffs.
Durch die verschiebende Rollung des Gewebes zwischen Daumen und Fingern sollen Veränderungen wie verspannte Faserbündel oder TrPs erkannt und ggf. behandelt sowie eine lokale Zuckungsreaktion ausgelöst werden. Sie ist von einer flächigen oder schnellenden Palpation zu unterscheiden.
Vgl. → Palpation, schnellende.
Robert Nier

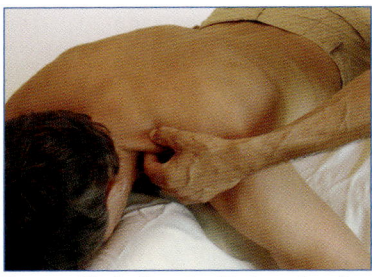

Zangengriffpalpation des M. trapezius, Pars descendens. (Gautschi R. Manuelle Triggerpunkt-Therapie: Myofasziale Schmerzen und Funktionsstörungen erkennen, verstehen und behandeln. 2. Aufl. Stuttgart: Thieme; 2013: 78, Abb. 5.2)

Zentralsehne *f*
Kontext: Anatomie, kraniosakrale Osteopathie
Faszialer Strang, der zusammen mit den Membranen des Schädels über die Schädelbasis bis zum Beckenboden reicht.
Als Balancepunkt für die Zentralsehne wird der 9. Thorakalwirbel (Th 9) angegeben. Sie ist bedeutsam, um die Kontinuität der Strukturen innerhalb des Körpers zu verstehen.
Jan Porthun

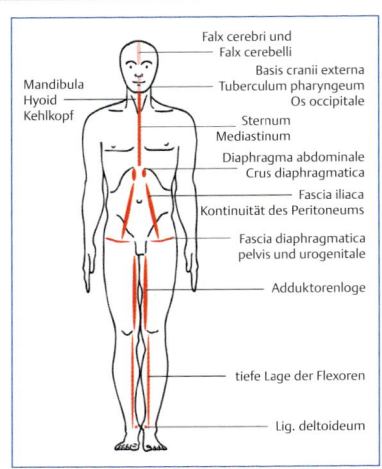

Zentralsehne. (Strunk, A. Fasziale Osteopathie: Grundlagen und Techniken. 2. Aufl. Stuttgart: Haug; 2015: 80, Abb. 6.50)

Zink-Pattern *n*; *engl.:* Compensatory pattern, Zink's common compensatory pattern
Vgl. → Kompensationsmuster.
Tobias Dobler

Zirkumduktion *f*; *Etym.:* lat. *circumducere* „(im Kreis) herumführen"; *engl.:* Circumduction
Kontext: Anatomie, Diagnostik, General Osteopathic Treatment
Dies beschreibt die kreisförmige Bewegung eines Gelenks bzw. die Kombination verschiedener Einzelbewegungen (z. B. Abduktion/Adduktion, → Flexion/→ Extension) in einem Kugelgelenk.
Diese Bewegungsbeschreibung wird auch in der → GOT für kreisförmige Bewegungen an anderen Gelenken verwendet.
In der Medizin steht die Zirkumduktion für die halbmondförmige Führung eines spastisch gelähmten Beines (z. B. bei einer Hemiplegie).
Karolin Krell

Zusammenarbeit, interdisziplinäre *f*; *Etym.:* lat. *inter* „zwischen" u. *disciplina* „Unterweisung, Unterricht, Lehre, Kenntnis, Fertigkeit"; *engl.:* Interdisciplinary cooperation
Kontext: Behandlung
In diesem Zusammenhang meint interdisziplinär das Zusammenwirken und -arbeiten verschiedener Berufsgruppen, die im medizinischen Bereich tätig sind, wie Ärzte, Heilpraktiker, Physiothera-

peuten, Osteopathen, Logopäden, Ergotherapeuten, Pflegefachkräfte, Psychotherapeuten etc.

Je mehr sich die verschiedenen Gesundheitsdisziplinen untereinander austauschen und ihr Fachwissen dem jeweils anderen zur Verfügung stellen, desto effektiver kann einem → Patienten dabei geholfen werden, wieder in Richtung → Gesundheit zu regenerieren.

Dies kann sowohl lokal in Einrichtungen wie Kliniken, Gesundheitszentren oder Praxen geschehen, aber auch global über multimediale Vernetzungen mittels Internet. Wünschenswert wäre es, wenn dieser Prozess ebenfalls die Lehre und Forschung umfasst.

Tobias Krug

Zwerchfell *n*; *engl.:* Diaphragm; *Syn.:* Diaphragma

Kontext: Anatomie, Diagnostik, Behandlung

Das Zwerchfell ist eine Scheidewand aus Muskeln und Sehnen, welche die Brust- von der Bauchhöhle abgrenzt.

Das Zwerchfell hat in der Osteopathie eine besondere Bedeutung bei Störungen, die mit der → Zentralsehne in Verbindung stehen, Blockaden der 3. bis 5. Zervikalwirbel (C 3–C 5), Blockaden im thorakolumbalen Übergang, Atmungsstörungen, Störungen der peripheren Durchblutung, Verdauungsbeschwerden, aber auch bei sämtlichen → viszeralen Dysfunktionen und Zirkulationsstörungen.

Vgl. → Diaphragma.

Karolin Krell

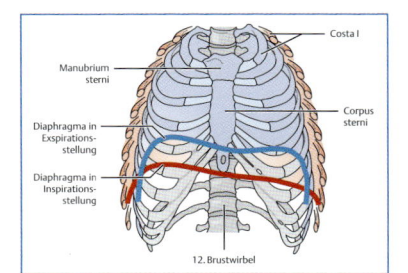

Zwerchfell. (Schünke M, Schulte E, Schumacher U. Prometheus. LernAtlas der Anatomie. Innere Organe. Illustrationen von M. Voll und K. Wesker. 3. Aufl. Stuttgart: Thieme; 2012: 150, Aa)

Zwerchfellhochstand *f*

Kontext: Pathophysiologie, viszerale Osteopathie

Vorwölbung des Zwerchfells in den Thorax hinein.

Ein Zwerchfellhochstand kann einseitig oder beidseitig auftreten. Ursachen hierfür können z. B. Zwerchfelllähmung, ein dysfunktionelles → Zwerchfell, Erkrankungen der Lunge, Blähungen, Lebervergrößerung, Milzvergrößerung oder Tumoren im Bauchraum sein.

Die medizinische Diagnose wird meist anhand des Röntgenbildes des Brustkorbs gestellt. Die osteopathische Diagnose erfolgt palpatorisch und mittels funktioneller Tests.

Jan Porthun

Zyklus der Kraniosakralbewegung *m*;

Etym.: griech. *kýklos* „Kreis(lauf), Ring, Rad"; *kraníon* „Kopf", neulat. *(os) sacrum* „Kreuzbein"

Kontext: Kraniosakrale Osteopathie

Die Kraniosakralbewegung folgt einem Zyklus.

Das kraniosakrale System ist durch einen ständigen rhythmischen Bewegungsausdruck gekennzeichnet. Ein vollständiger Zyklus besteht aus einer Flexions- und einer Extensionsphase. Zwischen diesen beiden Phasen existiert ein neutraler Bereich in Form einer Entspannung.

Während der Flexionsphase des Zyklus wird der Kopf breiter, die Sakrumspitze bewegt sich nach anterior und der ganze Körper nach außen, wobei er breiter wird (vgl. → Flexion). Während der → Extension verschmälert sich der Kopf, die Basis des Sakrums bewegt sich nach anterior, die Spitze nach posterior und der gesamte Körper dreht sich nach innen und scheint sich leicht zu verschmälern.

Jan Porthun

Zylinderdistorsion *f*; *Etym.:* lat. *cylindrus* „Walze" u. *distorsio* „Verdrehung"; *Abk.:* CyD; *engl.:* Cylinder distortion

Kontext: Fasziendistorsionsmodell (FDM), manuelle Therapie nach Typaldos

Distorsionstyp, basierend auf faszialen Störungen.

Die betroffene Struktur bei einer CyD ist die oberflächliche Ganzkörperfaszie. Diese verläuft spiralig um den Körper herum. Bei der CyD kommt es zum Verhaken dieser oberflächlichen Spiralwindungen, sodass durch die → Faszie tretende Nerven und Blutgefäße irritiert werden. Dies führt zu neurologischen Missempfindungen (z. B. Kribbeln, Ameisenlaufen, Nadelstiche, Taubheit, Kraftverlust). Die Symptome einer CyD sind sehr

Zylinderdistorsion

wechselhaft und werden häufig durch Wärme verschlechtert. So können beispielsweise Muskelkrämpfe in der Nacht auf eine bestehende CyD hinweisen. Durch die Wärme der Bettdecke werden die Beschwerden ausgelöst; legt man das Bein auf die Bettdecke, verschwinden sie wieder.

Ebenso wie die Symptomatik ist auch die Körpersprache sehr variabel: Meist wird der betroffene Bereich mit der flachen Hand gerieben. Kneten, Reiben, Streichen und Schütteln sind ebenfalls häufig zu sehen.

Die Therapie ist sehr vielseitig und wird zumeist mit Hilfsmitteln wie Schröpfgläsern, Bürste, Schaber, Saugglocke, Nadelreizmatte usw. ausgeführt.

Literatur

Römer F. Praktisches Lehrbuch zum Fasziendistorsionsmodell. Wolfenbüttel: Institut für Fasziale Osteopathie; 2011

Typaldos S. Fasziendistorsionsmodell. Klinische und theoretische Anwendung des Fasziendistorsionsmodells in der medizinischen und chirurgischen Praxis. 4. Aufl. Wolfenbüttel: Institut für Fasziale Osteopathie; 2011

Frank Römer

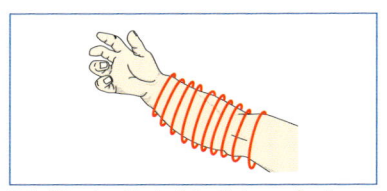

Spiralförmiger Verlauf der Unterarmfaszie.

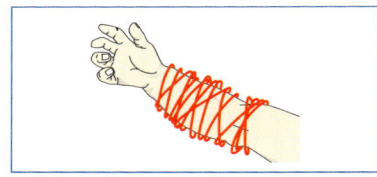

Verhakung der Unterarmfaszie.

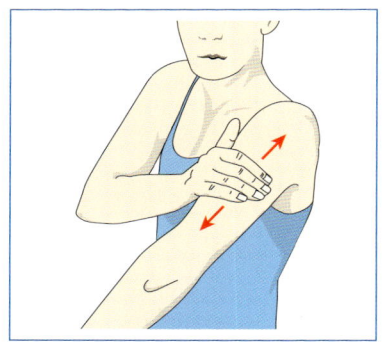

Körpersprache bei Zylinderdistorsion.

Verzeichnis der Ausbildungsinstitute und Verbände

Ausbildungsinstitute

ACON-COLLEG e. V.
Aus- und Fortbildungseinrichtung der Arbeitsgemeinschaft für Chiropraktik/Osteopathie und Neuraltherapie Deutscher Heilpraktiker (ACON) e. V.
Schillerstr. 2
53 489 Sinzig
Tel.: 0208–69 808 084
E-Mail: info@acon-colleg.de
http://colleg.acon-ev.de/

Akademie für Osteopathie und Naturheilverfahren (AON) gGmbH
Sekretariat: Sabine Greve
Alsenstr. 36
24 118 Kiel
Tel.: 0431–562 340
Fax: 0431–90 899 393
E-Mail: info@osteopathie-aon.de
http://www.osteopathieschule-aon.de/

Ärzteseminar Berlin (ÄMM) e. V./Berliner Akademie für Osteopathische Medizin (BAOM)
Köpenicker Str. 48/49
10 179 Berlin
Tel.: 030–52 279 440
Fax: 030–52 279 442
E-Mail: info@dgmm-aemm.de
http://www.dgmm-aemm.de/

Ausbildung in Osteopathie (AiO)
Sünnenkringel 22
18 374 Zingst
Tel.: 038 231–789 020
E-Mail: petra.hedtfeld@acor.de
http://www.ausbildunginosteopathie.de/
Ausbildung in: Hübbe in Eiterfeld, Rostock, Schwerin, Bayreuth, Bergkamen, Hoppegarten, Saalfeld

AVT-College für Osteopathische Medizin GmbH & Co. KG
Leibnizstr. 7
72 202 Nagold
Tel.: 07 452–8 880 920
Fax: 07 452–8 880 923
E-Mail: edu@avt-osteopathie.de
http://www.avt-osteopathie.de/

College Sutherland gGmbH/German College of Osteopathic Medicine (GCOM)
Rheingauer Str. 13
65 388 Schlangenbad
Tel.: 06 129–506 070 (berufsbegleitend)
Tel.: 06 129–506 073 (Vollzeitausbildung)
E-Mail: mail@college-sutherland.de
http://www.college-sutherland.de/

Deutsch-Amerikanische Akademie für Osteopathie (DAAO) e. V.
MWE-Sekretariat (Kurse)
Riedstr. 5
88 316 Isny-Neutrauchburg
Tel.: 07 562–97 180
Fax: 07 562–971 822
E-Mail: info@aerzteseminar-mwe.de
http://www.daao.info/

Deutsche Akademie für Osteopathische Medizin (DAOM) e. V.
Sentruper Str. 161
48 149 Münster
Tel.: 0251–49 093 194
Fax: 0251–49 093 193
E-Mail: info@daom.de
http://www.daom.de/
Ausbildung in: Münster

Deutsches Fortbildungsinstitut für Osteopathie (DFO)
Bayerwaldstr. 12
93 073 Neutraubling
Tel.: 09 401–912 309
Fax: 09 401–912 308
E-Mail: info@osteopathie-fortbildung.de
http://www.dfo-zentrum.de/

Deutsche Gesellschaft für Osteopathische Medizin (DGOM) e. V.
Sekretariat der DGOM e. V. c/o Akademie für Gesundheitsfachberufe am Diakoniekrankenhaus
Belchenstr. 1–5
68 163 Mannheim
Tel.: 0621–43 626 692
Fax: 0621–43 626 691
E-Mail: kontakt@dgom.info
http://www.dgom.info/

Ausbildungsinstitute

Deutsches Osteopathie Kolleg (DOK) GmbH
Anzengruberstr. 12
83101 Rohrdorf
Tel.: 08032–98891913
E-Mail: info@osteopathie-kolleg.com
http://www.osteopathie-kolleg.com/
Ausbildung in: Rohrdorf

Europäisches Colleg für Osteopathie (COE)
Seidl-Kreuz-Weg 11
85737 Ismaning
Tel.: 089–99679886
Fax: 089–99679887
E-Mail: vollzeit@osteo-coe.de
http://www.osteo-coe.de/
Ausbildung in: Ismaning/München

Hochschule Fresenius gGmbH
Limburger Str. 2
65510 Idstein
Tel.: 06126–93520
Fax: 06126–935210
E-Mail: idstein@hs-fresenius.de
http://www.hs-fresenius.de/
Ausbildung in Idstein, München

Institut für angewandte Osteopathie (IFAO)
Lucas-Cranach-Str. 1
54634 Bitburg
Tel.: 06561–670457
Fax: 06561–670456
E-Mail: info@ifaop.com
http://www.ifaop.com/
Ausbildung in: Düsseldorf/Neuss, Bad Dürkheim, Leipzig/Neukieritzsch, Hannover, Nürnberg, Gersfeld, Trier, Würselen und Berlin

International Academy of Osteopathy (IAO)
Hauptsitz (Belgien):
Kleindokkaai 3–5
B-9000 Gent
Postfach:
IAO
Postfach 662314
81220 München
Tel.: 0221–1308628
E-Mail: info@osteopathy.eu
http://www.osteopathie.eu/de

Osteopathie Akademie München (OAM)
Hirtenstr. 26
80335 München
Tel.: 089–5459310
Fax: 089–54593199
E-Mail: info@oam-online.de
http://www.oam-online.de/

Osteopathieschule DampWest GbR
Helios Bildungszentrum Damp
Meike Hammer
Seeuferweg 23
24351 Damp
Postadresse: Gesundheitshaus Hammer
Schloßstr. 8
48249 Dülmen
Tel.: 02594–894744
Fax: 02594–948586
E-Mail: info@osteopathieschule-dampwest.de
http://www.osteopathieschule-dampwest.de/
Ausbildung in: Damp

Osteopathie Schule Deutschland (OSD) GmbH
Mexikoring 19
22297 Hamburg
Tel.: 040–64415690
Fax: 040–644156910
E-Mail: osd@osteopathie-schule.de
http://www.osteopathie-schule.de/
Ausbildung in: Hamburg, Berlin, Bremen, Dresden, Frankfurt, Köln, Leipzig, München, Nürnberg und Stuttgart

PrivatSchule für Klassische Osteopathische Medizin (SKOM)
Wandalenweg 14–20
20097 Hamburg
Tel.: 040–230466
Fax: 040–234522
E-Mail: info@osteopathie.com
http://www.osteopathie.com/
Ausbildung in: Hamburg und Ulm/Dornstadt

Salutaris Gesundheit & Fortbildung GmbH
Nerzstr. 9
90461 Nürnberg
Tel.: 0170–2049151
E-Mail: kontakt@osteopathieausbildung.info
http://www.osteopathieausbildung.info/
Ausbildung in: Nürnberg, Berlin und Köln

STILL ACADEMY Osteopathie GmbH
Ulmenallee 23a
45 478 Mülheim an der Ruhr
Telefon Mülheim: Susanne Bahr
Tel.: 0208–30 717 152
Fax.: 0208–30 717 153
Home-Office Münster: Rita Rücker-Schäfer
Tel.: 0251–511 565
E-Mail: osteopathie@still-academy.de
http://www.still-academy.de/

TOP-PHYSIO® Schulungszentren GmbH
College Sutherland, European College of Osteopathic Medicine (ECOM), Littlejohn College für Osteopathische Medizin (LCOM), Schule für Osteopathie (SFO)
Voltastr. 3
13 355 Berlin
Tel.: 030–405 057 660
Fax: 030–405 057 662
E-Mail: schulungszentrum@top-physio.de
http://www.top-physio.de
Ausbildung in: Berlin, Hamburg, Nürnberg, Ulm (College Sutherland), Hamburg (ECOM), Hannover (LCOM)

Wiener Schule für Osteopathie (WSO)
Frimbergergasse 6
1130 Wien, Österreich
Tel.: + 43 (0)1879–38 260
Fax: + 43 (0)1879–382 619
E-Mail: office@wso.at
http://www.wso.at/

Verbände

Akademie für Osteopathie (AFO) e. V.
(2002 Zusammenschluss aus der Akademie für Osteopathie in Deutschland [AOD] und der Deutschen Akademie für Osteopathie [DAO])
Römerschanzweg 5
82 131 Gauting
Tel.: 089–89 340 068
E-Mail: info@osteopathie-akademie.de
http://www.german-afo.de/

Berufsvereinigung für heilkundlich praktizierte Osteopathie (hpO) e. V.
Schwanthalerstr. 5
80 336 München
Tel.: 089–97 897 680
Fax: 03 212–1 259 220
E-Mail: contact@hpo-osteopathie.de
http://www.hpo-osteopathie.de/

Bundesarbeitsgemeinschaft Osteopathie (BAO) e. V.
Römergasse 9
65 199 Wiesbaden
Tel.: 0611–3 418 858
Fax: 0611–3 419 073
E-Mail: info@bao-osteopathie.de
http://www.bao-osteopathie.de/

Bundesverband Osteopathie (bvo) e. V.
(früher: Deutsches Register Osteopathischer Medizin [DROM])
Markgrafenstr. 28
95 680 Bad Alexandersbad
Tel.: 09 232–8 813 420
Fax: 09 232–8 813 421
E-Mail: info@bv-osteopathie.de
http://www.bv-osteopathie.de/

Deutsch-Amerikanische Akademie für Osteopathie (DAAO) e. V.
Riedstr. 5
88 316 Isny-Neutrauchburg
DAAO-Sekretariat
Oberharprechts 11
88 260 Argenbühl
Tel.: 07 566–2414, 07 566–9 075 274
Fax: 07 566–1753
E-Mail: kontakt@daao.info
http://www.daao.info/

Deutsche Arbeitsgemeinschaft für Osteopathische Therapie (DAGOT) e. V.
Clemens-August-Str. 3
49 413 Dinklage
Tel.: 04 443–978 841
E-Mail: seebeckthomas@web.de
http://www.dagot.de/

Verbände

Deutsche Gesellschaft für Kinder-Osteopathie (DGKO) e. V.
Torsten Liem
Rabenberg 11
22 391 Hamburg
Tel.: 040–644 156 925
E-Mail: info@kinderosteopathen.de
http://www.kinderosteopathen.de/

Deutsche Gesellschaft für Osteopathische Medizin (DGOM) e. V.
Sekretariat der DGOM e. V. c/o Akademie für Gesundheitsfachberufe am Diakoniekrankenhaus
Belchenstr. 1–5
68 163 Mannheim
Tel.: 0621–43 626 692
Fax: 0621–43 626 691
E-Mail: kontakt@dgom.info
http://www.dgom.info/

Deutscher Verband für Osteopathische Medizin (DVOM) e. V.
Leibnizstr. 7
72 202 Nagold
Tel.: 07 452–8 880 920
Fax: 07 452–8 880 923
E-Mail: org@dvom.de
http://avt-osteopathie.de/dvom/

OsteopathenVereinigung Schweiz OVS
Hofzelgweg 3
8 610 Uster, Schweiz
E-Mail: info@osteopathenvereinigung.ch
http://www.osteopathenvereinigung.ch/

Osteopathic Research Institute (ORI) gGmbH
Mexikoring 19
22 393 Hamburg
Tel.: 040–328 906 960
E-Mail: osteopathicresearchinstitute@osteopathie-schule.de
http://www.osteopathie-schule.de/ueber-die-osd/osteopathic-research-institute-ggmbh.html

Österreichische Ärztegesellschaft für Osteopathie (ÄGO)
Mariannengasse 14/1
1090 Wien, Österreich
Tel.: + 43 (0)14 021 286
E-Mail: office@medosteo.at
http://www.medosteo.at/

Österreichische Gesellschaft für Osteopathie (OEGO)
Schottenfeldgasse 95/7
1070 Wien, Österreich
Tel.: + 43 (0)699–11 906 887
E-Mail: office@oego.org
http://www.oego.org/

Register der traditionellen Osteopathen in Deutschland (ROD) GmbH
Salinstraße 3
83 022 Rosenheim
Postanschrift:
Notburgastraße 2
80 639 München
Tel.: 089–17 958 054
Fax: 089–17 958 056
E-Mail: info@r-o-d.info
http://www.r-o-d.info/

Verband der Osteopathen Deutschland (VOD) e. V.
Untere Albrechtstr. 15
65 185 Wiesbaden
Tel.: 0611–58 089 750
Fax: 0611–580 897 517
E-Mail: info@osteopathie.de
http://www.osteopathie.de/

Verband der Osteopathie Schule Deutschland (VOSD) e. V.
Torsten Liem
Rabenberg 11
22 391 Hamburg
Tel.: 040–644 156 925
E-Mail: vosd@osteopathie-schule.de
http://www.osteopathie-schule.de/ueber-die-osd/vosd.html

Verband wissenschaftlicher Osteopathen Deutschlands (VWOD) e. V.
c/o Sport- u. Rehazentrum Berlin-Westend
Rüsternallee 14–16
14 050 Berlin
Tel.: 089–92 584 588
E-Mail: kontakt@vwod.de
http://www.vwod.de/

Abbildungsnachweis

S. 13 mod. n. McEwen BS. Stress, adaptation, and disease. Allostasis and allostatic load. Ann NY Acad Sci 1998; 840: 33–44

S. 13 Andrew Taylor Still seated on porch of First School of Osteopathy, n.d., Museum of Osteopathic Medicine, Kirksville, MO [1 991 1402.02]

S. 17 Schünke M, Schulte E, Schumacher U. Prometheus. LernAtlas der Anatomie. Allgemeine Anatomie und Bewegungssystem. Illustrationen von M. Voll und K. Wesker. 3. Aufl. Stuttgart: Thieme; 2011: 94, A

S. 20 Kraft K, Stange R, Hrsg. Lehrbuch Naturheilverfahren. Stuttgart: Hippokrates; 2009: 266, Abb. 17.2

S. 22 nach einer Vorlage von Prof. Renzo Molinari (GB)

S. 23 Rollin Becker [1934], Kirksville College of Osteopathy & Surgery Graduation Composite; Museum of Osteopathic Medicine, Kirksville, MO [1994.60.06], image altered

S. 28 Strunk A. Fasziale Osteopathie: Grundlagen und Techniken. 2. Aufl. Stuttgart: Haug; 2015: 77, Abb. 6.47

S. 30 Louisa Burns, n.d., Museum of Osteopathic Medicine Biographic Files

S. 32 Liem T. Praxis der Kraniosakralen Osteopathie. 3. Aufl. Stuttgart: Hippokrates; 2010: 36, Abb. 2.6

S. 34 Barop H. Lehrbuch und Atlas Neuraltherapie. 2. Aufl. Stuttgart: Haug; 2014: 103, Abb. 11.1

S. 37 Liem T. Kraniosakrale Osteopathie: Ein praktisches Lehrbuch. 6. Aufl. Stuttgart: Haug; 2013: 556, Abb. 20.10

S. 39 Schünke M, Schulte E, Schumacher U. Prometheus. LernAtlas der Anatomie. Kopf, Hals und Neuroanatomie. Illustrationen von M. Voll und K. Wesker. 3. Aufl. Stuttgart: Thieme; 2012: 452, B

S. 40 Strunk A. Fasziale Osteopathie: Grundlagen und Techniken. 2. Aufl. Stuttgart: Haug; 2015: 75, Abb. 6.46

S. 47 Ulfig N. Kurzlehrbuch Embryologie. 2. Aufl. Thieme; 2009

S. 51 Liem T. Kraniosakrale Osteopathie: Ein praktisches Lehrbuch. 6. Aufl. Stuttgart: Haug; 2013: 304, Abb. 10.4

S. 58 Liem T. Kraniosakrale Osteopathie: Ein praktisches Lehrbuch. 6. Aufl. Stuttgart: Haug; 2013: 633, Abb. 23.2

S. 59 Gautschi R. Manuelle Triggerpunkt-Therapie: Myofasziale Schmerzen und Funktionsstörungen erkennen, verstehen und behandeln. 2. Aufl. Stuttgart: Thieme; 2013: 52, Abb. 2.36

S. 61 Schünke M, Schulte E, Schumacher U. Prometheus. LernAtlas der Anatomie. Allgemeine Anatomie und Bewegungssystem. Illustrationen von M. Voll und K. Wesker. 3. Aufl. Stuttgart: Thieme; 2011: 393 F

S. 62 Viola M. Frymann demonstrating cranial, n. d., Museum of Osteopathic Medicine, Kirksville, MO [2009.65.255]

S. 64 Liem T. Kraniosakrale Osteopathie: Ein praktisches Lehrbuch. 6. Aufl. Stuttgart: Haug; 2013: 3, Abb. 1.1

S. 69 Heine H. Lehrbuch der biologischen Medizin. 4. Aufl. Stuttgart: Haug; 2015: 70, Abb. 1.27

S. 70 Schünke M, Schulte E, Schumacher U. Prometheus. LernAtlas der Anatomie. Kopf, Hals und Neuroanatomie. Illustrationen von M. Voll und K. Wesker. 3. Aufl. Stuttgart: Thieme; 2012: 293, Ba

S. 73 Schünke M, Schulte E, Schumacher U. Prometheus. LernAtlas der Anatomie. Kopf, Hals und Neuroanatomie. Illustrationen von M. Voll und K. Wesker. 3. Aufl. Stuttgart: Thieme; 2012: 340, Ba

S. 77 Liem T. Kraniosakrale Osteopathie: Ein praktisches Lehrbuch. 6. Aufl. Stuttgart: Haug; 2013: 303, Abb. 10.2

S. 80 Helsmoortel J, Hirth T, Wührl P. Lehrbuch der viszeralen Osteopathie. Stuttgart: Thieme; 2002: 173, Abb. 13.9

S. 81 Kraft K, Stange R. Lehrbuch Naturheilverfahren. Stuttgart: Hippokrates; 2009: 263, Abb. 17.1. © Dr. Jürgen Rohde

S. 87 Richter P, Hebgen E. Triggerpunkte und Muskelfunktionsketten in der Osteopathie und Manuellen Therapie. 4. Aufl. Stuttgart: Haug; 2015: 71, Abb. 7.1a-d

S. 92 nach Mitchell FL, Mitchell PK. Handbuch der MuskelEnergieTechniken: Diagnostik und Therapie. Bd. 3: Becken und Sakrum. Stuttgart: Hippokrates; 2006: 55

S. 95 Hebgen. Viszeralosteopathie – Grundlagen und Techniken. 5. Aufl. Stuttgart: Haug; 2014: 101, Abb. 10.2

S. 95 Hebgen. Viszeralosteopathie – Grundlagen und Techniken. 5. Aufl. Stuttgart: Haug; 2014: 101, Abb. 10.3

S. 95 Hebgen. Viszeralosteopathie – Grundlagen und Techniken. 5. Aufl. Stuttgart: Haug; 2014: 102, Abb. 10.4

Abbildungsnachweis

S. 97 Liem T. Kraniosakrale Osteopathie: Ein praktisches Lehrbuch. 6. Aufl. Stuttgart: Haug; 2013: 281, Abb. 9.4

S. 99 Photograph courtesy of the John Wernham College of Classical Osteopathy (Maidstone UK)

S. 100 Schünke M, Schulte E, Schumacher U. Prometheus. LernAtlas der Anatomie. Allgemeine Anatomie und Bewegungssystem. Illustrationen von M. Voll und K. Wesker. 3. Aufl. Stuttgart: Thieme; 2011: 402, Ba

S. 102 Fotolia/Juulijs

S. 104 Liem T. Kraniosakrale Osteopathie: Ein praktisches Lehrbuch. 6. Aufl. Stuttgart: Haug; 2013: 491, Abb. 17.25

S. 105 Carl Phillip McConnell, ca. 1899, Facility Composite Photo; Museum of Osteopathic Medicine, Kirksville, MO, [1975.97.09], image altered

S. 108 Fotolia/Georgios Kollidas

S. 113 Schünke M, Schulte E, Schumacher U. Prometheus. LernAtlas der Anatomie. Innere Organe. Illustrationen von M. Voll und K. Wesker. 3. Aufl. Stuttgart: Thieme; 2012: 282, Cc

S. 114 Schünke M, Schulte E, Schumacher U. Prometheus. LernAtlas der Anatomie. Kopf und Neuroanatomie. Illustrationen von M. Voll und K. Wesker. 1. Aufl. Stuttgart: Thieme; 2005: 37, Ca

S. 119 Schünke M, Schulte E, Schumacher U. Prometheus. LernAtlas der Anatomie. Kopf, Hals und Neuroanatomie. Illustrationen von M. Voll und K. Wesker. 3. Aufl. Stuttgart: Thieme; 2012: 369, Ca

S. 124 Gautschi R. Manuelle Triggerpunkt-Therapie: Myofasziale Schmerzen und Funktionsstörungen erkennen, verstehen und behandeln. 2. Aufl. Stuttgart: Thieme; 2013: 2, Abb. 1.2

S. 126 nach Weber KB, Bayerlein R. Neurolymphatische Reflextherapie nach Chapman und Goodheart. 3. Aufl. Stuttgart: Haug; 2014: 119

S. 127 nach Weber KB, Bayerlein R. Neurolymphatische Reflextherapie nach Chapman und Goodheart. 3. Aufl. Stuttgart: Haug; 2014: 120

S. 134 Liem T. Kraniosakrale Osteopathie: Ein praktisches Lehrbuch. 6. Aufl. Stuttgart: Haug; 2013: 619, Abb. 22.1

S. 141 Schünke M, Schulte E, Schumacher U. Prometheus. LernAtlas der Anatomie. Allgemeine Anatomie und Bewegungssystem. Illustrationen von M. Voll und K. Wesker. 3. Aufl. Stuttgart: Thieme; 2011: 7, Ca

S. 145 Andrew Taylor Still, ca. 1914; Museum of Osteopathic Medicine, Kirksville, MO, [2010.87.37]

S. 147 Andrew Taylor Still with femur seated outside, 1910 May 13, Museum of Osteopathic Medicine, Kirksville, MO [2 004 206.01]

S. 149 mod. n. Schünke M, Schulte E, Schumacher U. Prometheus. LernAtlas der Anatomie. Allgemeine Anatomie und Bewegungssystem. Illustrationen von M. Voll und K. Wesker. 3. Aufl. Stuttgart: Thieme; 2011: 138, Ab

S. 151 William G. Sutherland, n.d., Cranial Collection, Museum of Osteopathic Medicine, Kirksville, MO [1 994 1582.01]

S. 152 Schünke M, Schulte E, Schumacher U. Prometheus. LernAtlas der Anatomie. Kopf, Hals und Neuroanatomie. Illustrationen von M. Voll und K. Wesker. 3. Aufl. Stuttgart: Thieme; 2012: 17, Cab

S. 152 Fotolia/Georgios Kollidas

S. 155 Hermanns W. GOT – Ganzheitliche Osteopathische Therapie. 3. Aufl. Stuttgart: Haug; 2012: 40, Abb. 4.11

S. 159 nach Hermanns W. GOT – Ganzheitliche Osteopathische Therapie. 3. Aufl. Stuttgart: Haug; 2012: 61

S. 171 Anne Wales, 1926 June, Kansas City College of Osteopathy and Surgery Graduation Composite; Museum of Osteopathic Medicine, Kirksville, MO [1991.52.12], image altered

S. 172 Charlotte Weaver, ca. 1944; Permission to publish given by Hexagon Press Inc., West Chester, PA.

S. 172 Seider R. John Wernham – A. T. Stills „Enkel". DO 2005; 3: 4–5. © Dr. Roger Seider

S. 174 Gautschi R. Manuelle Triggerpunkt-Therapie: Myofasziale Schmerzen und Funktionsstörungen erkennen, verstehen und behandeln. 2. Aufl. Stuttgart: Thieme; 2013: 78, Abb. 5.2

S. 174 Strunk, A. Fasziale Osteopathie: Grundlagen und Techniken. 2. Aufl. Stuttgart: Haug; 2015: 80, Abb. 6.50

S. 175 Schünke M, Schulte E, Schumacher U. Prometheus. LernAtlas der Anatomie. Innere Organe. Illustrationen von M. Voll und K. Wesker. 3. Aufl. Stuttgart: Thieme; 2012: 150, Aa

Zeichnungen auf den Seiten 11, 13, 22, 35, 47, 52, 57, 90, 92, 106, 126, 127, 147, 159, 161, 163, 173, 176: Angelika Brauner, Hohenpeißenberg

Osteothek. Die Osteopathie im Griff!

Osteothek
Die Osteopathie im Griff

Effiziente Recherche und gezielte Unterstützung für Ihr osteopathisches Vorgehen – die Osteothek vereint das Wissen der Osteopathie medienübergreifend auf einer Plattform und zeigt Zusammenhänge aus vielen Blickwinkeln.

Ergänzen Sie Ihre osteopathische Arbeit mit einer **Bibliothek,** die jede Wissenslücke schließt, einer Sammlung von **Videos,** die das Vorgehen der Experten zeigt und vielen **Mind-Maps,** die systemische Abhängigkeiten verdeutlichen.

Die Osteothek bietet:

+ **Mediathek:** rund 200 Videos zu Tests und Techniken.
+ **Bibliothek:** 30 osteopathische Fachbücher plus alle Fachartikel der DO. Jetzt mit den Standardwerken aus dem Jolandos-Verlag, wie A. T. Still.
+ **Korrespondenzen:** 43 Mind-Maps funktionell-struktureller Abhängigkeiten ab sofort ergänzt durch 266 anatomische Abbildungen.
+ **Eine intelligente Suche,** die alle Antworten schnell und zuverlässig findet.

Weil das Ganze mehr ist, als die Summe seiner Teile!

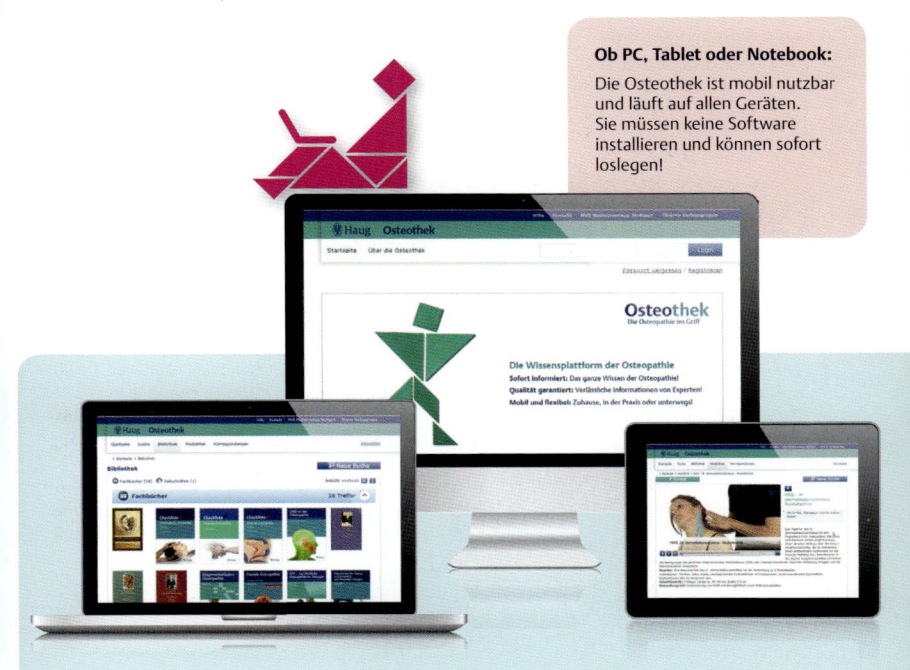

Ob PC, Tablet oder Notebook:

Die Osteothek ist mobil nutzbar und läuft auf allen Geräten. Sie müssen keine Software installieren und können sofort loslegen!

www.osteothek.de
Die Osteopathie im Griff.

Haug